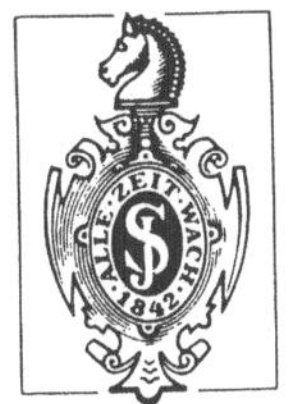

Aktuelle Therapieprinzipien in Kardiologie und Angiologie
Herausgeber: G. Bönner

M. Middeke G. Bönner (Hrsg.)

Nichtmedikamentöse Therapie kardiovaskulärer Risikofaktoren

Springer-Verlag Berlin Heidelberg GmbH

Reihenherausgeber:
Priv.-Doz. Dr. med. G. Bönner
Klinik II und Poliklinik für
Innere Medizin der Universität Köln
Klinikum Köln-Merheim
Ostmerheimer Straße 200
D-5000 Köln 91

Bandherausgeber:
Priv.-Doz. Dr. med. M. Middeke
Medizinische Poliklinik der Universität München
Pettenkoferstraße 8a
D-8000 München 2

Priv.-Doz. Dr. med. G. Bönner
Klinik II und Poliklinik für
Innere Medizin der Universität Köln
Klinikum Köln-Merheim
Ostmerheimer Straße 200
D-5000 Köln 91

ISBN 978-3-540-52134-1   ISBN 978-3-642-75412-8 (eBook)
DOI 10.1007/978-3-642-75412-8

2119/3140/543210 – Gedruckt auf säurefreiem Papier

Vorwort

Die nichtmedikamentöse Behandlung der beeinflußbaren Risikofaktoren (s. Beitrag Bönner) stellt ein machtvolles Potential zur Prävention der Herz-Kreislauf-Erkrankungen dar. Es wird immer deutlicher, welchen Einfluß unsere Lebensweise und unser Ernährungsverhalten auf die Entwicklung und Ausprägung der Risikofaktoren hat. Darüber hinaus werden die Zusammenhänge zwischen den einzelnen Risikofaktoren immer deutlicher. Man spricht inzwischen schon vom Syndrom X – einer Kombination aus Hypertonie, Hypertriglyzeridämie, Übergewicht, erniedrigtem HDL-Cholesterin, gestörter Glukosetoleranz und Hyperinsulinämie. Es liegt auf der Hand, daß mit einer Gewichtsnormalisierung und einer Änderung des Ernährungsverhaltens alle Symptome des Syndroms X elegant ohne Nebenwirkungen beseitigt werden können. Die Bedeutung der nichtmedikamentösen Maßnahmen wird in Zukunft gewiß noch größer werden. Gesellschaftliche und kulturelle Trends kommen der breiteren Anwendung dieser Maßnahmen entgegen. Für die Raucherentwöhnung ist die Bedeutung der nichtmedikamentösen Strategien evident (s. Stiefenhofer). Hier sind die medikamentösen Versuche als obsolet anzusehen.

Die Wirkungen der nichtmedikamentösen Therapie sind beim Diabetes (s. Grunewald), den Hyperlipoproteinämien (s. Tatò), der Adipositas (s. Pudel) und der Hypertonie (s. Gross, Middeke, Völker) in den letzten Jahren wissenschaftlich gut untersucht und ihr Erfolg klar belegt worden. Übergewicht und ungesundes Ernährungsverhalten sind die Bindeglieder all dieser Risikofaktoren. Hierzu wird u. a. ein erfolgreiches Expertensystem vorgestellt (s. Pudel). Die Einzelkapitel haben eine reizvolle individuelle Färbung auf solidem wissenschaftlichem Boden; nebenbei bedeuten die 660 Literaturstellen eine Fundgrube für den Interessierten. Ein „Überblick für die Praxis" ist jedem Kapitel vorangestellt.

Medikamente und nichtmedikamentöse Therapie schließen sich nicht gegenseitig aus, sondern sie ergänzen sich und sind synergistische Behandlungsformen.

M. Middeke · G. Bönner   München, März 1991

Inhaltsverzeichnis

Autorenverzeichnis

Bönner, Gerd, Priv.-Doz. Dr. med.
Klinik II und Poliklinik für Innere Medizin der Universität Köln,
Klinikum Köln-Merheim, Ostmerheimer Straße 200, 5000 Köln 91

Gross, M., Dr. med.
Medizinische Poliklinik der Universität München,
Pettenkoferstraße 8a, 8000 München 2

Grunewald, A. M., Dr. med.
Medizinische Poliklinik der Universität München,
Pettenkoferstraße 8a, 8000 München 2

Middeke, M., Priv.-Doz. Dr. med.
Medizinische Poliklinik der Universität München,
Pettenkoferstraße 8a, 8000 München 2

Pudel, V., Prof. Dr. med.
Ernährungspsychologische Forschungsstelle,
Fachbereich Medizin der Universität Göttingen,
Von-Siebold-Straße 5, 3400 Göttingen

Stiefenhofer, B., Dr. med.
Medizinische Poliklinik der Universität München,
Pettenkoferstraße 8a, 8000 München 2

Tatò, F., Dr. med.
Medizinische Poliklinik der Universität München,
Pettenkoferstraße 8a, 8000 München 2

Völker, K., Priv.-Doz. Dr. med.
Deutsche Sporthochschule Köln,
Carl-Diehm-Weg 6, 5000 Köln 41

Nichtmedikamentöse Therapie von Herz-Kreislauf-Risikofaktoren als Basis der primären und sekundären Prävention der Arteriosklerose

G. Bönner

Folgezustände der Arteriosklerose nehmen im klinischen Alltag einen immer breiteren Raum ein. Von besonderer Bedeutung sind in diesem Zusammenhang die koronare Herzkrankheit, die Zerebralsklerose, die periphere Verschlußkrankheit, die vaskulär bedingte Niereninsuffizienz und das Aortenaneurysma. Eine Reihe von Risikofaktoren für die Entwicklung einer Arteriosklerose sind inzwischen aufgedeckt worden; man kann sie in sog. unbeeinflußbare und beeinflußbare Faktoren unterscheiden. So gehören das Geschlecht, die familiäre Prädisposition und das Alter zu den unbeeinflußbaren Risikofaktoren, während Rauchen, Adipositas, Hypertonie, Hypercholesterinämie und Diabetes mellitus zu den beeinflußbaren Risikofaktoren zählen. Ihre Bedeutung in der Pathogenese der Arteriosklerose muß „regional" unterschiedlich bewertet werden. So scheint für die Zerebralsklerose die Hypertonie der gefährlichste Risikofaktor zu sein, während für die Koronarsklerose die Hypercholesterinämie und für die periphere Verschlußkrankheit das Rauchen von größter Bedeutung sind. Als weitere Risikofaktoren von nachgeordneter Bedeutung werden heute noch ein Hyperinsulinismus, ein Mangel an HDL-Cholesterin, eine Steigerung an Lipoprotein (a), Streßfaktoren und Bewegungsmangel diskutiert.

In vielen epidemiologischen Studien konnte ein direkter Zusammenhang zwischen dem Ausmaß einer Hypertonie, einer Hypercholesterinämie, eines Diabetes mellitus oder eines Nikotinkonsums einerseits und dem Auftreten von arteriosklerotischen Symptomen andererseits gesichert werden, so z. B. in der Framingham-Studie (Anderson et al. 1987), dem US-Pooling-Projekt (The Pooling Project Research Group 1978) und der MRFIT-Studie (Multiple Risk Factor Intervention Trial Research Group 1982). Diese direkte Beziehung entsprach keinem linearen Verhältnis zwischen Veränderung des Risikofaktors und kardiovaskulärem Risiko, sondern folgte einer exponentiellen Beziehung. Das bedeutet, daß sich das kardiovaskuläre Risiko mit zunehmender Höhe des Risikofaktors vervielfacht. Die Bedeutung der Adipositas für die Pathogenese der Arteriosklerose scheint ebenfalls gesichert. Dabei ist aber letztlich noch nicht ganz geklärt, ob das Übergewicht über den begleitenden Hyperinsulinismus direkt pathogen wirkt oder ob es nur sekundär über die Förderung anderer Risikofaktoren wie Diabetes mellitus, Hypertonie oder Hypercholesterinämie arterioskleroseauslösend ist. Die Bewertung der Risikofaktoren muß besonders kritisch erfolgen, wenn sich mehrere Risikofaktoren bei einem Patienten gleichzeitig nachweisen lassen. Diese multifaktorielle Risikokonstellation ist bei Männern deutlich häufiger anzutreffen als bei Frauen, wie es die Erhebungen des WHO-Projekts in Heidelberg im Jahre 1980 ergab. So sind bei 40% der Männer 2 oder mehr Risikofaktoren nachzuweisen. Eine typische Dreierkonstellation ist z. B. Rauchen, Hypertonie und Adipositas. Zusätzlich ist dieser Personenkreis noch aufgrund seines männlichen Geschlechts gefährdet. Das Arterioskleroserisiko dieser Männer ist immer gesteigert und kann nur durch konsequente Verbesserung des Risikoprofils wirkungsvoll reduziert werden. Aber gerade bezüglich dieses Punktes ergeben sich im Praxisalltag die größten Schwierigkeiten, denn diese Patienten leiden primär nicht unter den Riskofaktoren. Sie sehen vielmehr nur den Konsum und die Annehmlichkeiten und sind sich der eventuellen Gefahren kaum bewußt. Die Compliance der Patienten ist dementsprechend niedrig und wird für die nichtmedikamentösen Maßnahmen zur Bekämpfung der Risikofaktoren der Arteriosklerose je nach „Härte" des Eingriffs nur zwischen 8% und 30% angesetzt. Erst wenn subjektive Beschwerden den Patienten auf die Krankheit aufmerksam machen, steigt auch die Bereitschaft, Lebensgewohnheiten zu ändern.

Bis die Arteriosklerose aber zu den bekannten Endpunkten wie Herzinfarkt, Schlaganfall oder Niereninsuffizienz führt, muß sie weit fortgeschritten sein. Ihre Entwicklung erstreckt sich indes über einen längeren Zeitraum von mehreren Jahrzehnten (Abb. 1). So ist der Zeitpunkt des Beginns einer Arteriosklerose auch heute für den einzelnen Patienten noch nicht exakt zu definieren. Eine genetische Disposition oder aber eventuelle Risikofaktoren bereits im Kindesalter können, wie die Bogalusa-Studie (Newman et al. 1986) zeigte, schon in sehr frühen Jahren zu den typischen Erstmanifestationen der Arteriosklerose, den Lipoideinlagerungen in der Aorta, führen. In diesem Stadium sind die Patienten über Jahre, evtl. sogar Jahrzehnte beschwerdefrei. Erst im fortgeschrittenen Stadium kann es, wenn die typischen arteriosklerotischen Plaques auftreten, zu regionalen Durchblutungsstörungen kommen, die dann zu den charakteristischen Beschwerden wie Claudicatio intermittens, Angina pectoris oder zerebralen Ausfallerscheinungen führen und den Patienten auf die inzwischen weit fortgeschrittene Krankheit aufmerksam machen. In diesen Fällen ist der Zeitpunkt für den Beginn einer effektiven primären Prävention bereits verpaßt. Die rechtzeitige Erkennung arteriosklerotischer Veränderungen vor dem Erreichen hämodynamischer Störungen und besonders die frühe Erfassung aller Risikofaktoren der Arteriosklerose als sog. individuelles Risikoprofil erscheint somit unabdingbar zu sein. Noch entscheidender als die Diagnostik ist aber sicherlich die frühzeitige und konsequente Behandlung einmal aufgedeckter Risikofaktoren im Sinne einer primären Prävention. Hierzu stehen nichtmedikamentöse Maßnahmen oder pharmakotherapeutische Ansätze zur Verfügung.

Die großen Interventionsstudien (Middeke u. Holzgreve 1988; Heyden et al. 1987; Frick et al. 1987; Lipid Research Clinics Program 1984) haben gezeigt, daß sich die Risikofaktoren Hypertonie, Hypercholesterinämie und Diabetes mellitus in der Regel recht gut durch eine spezifische medikamentöse Pharmakotherapie korrigieren lassen. Rauchen und Übergewicht lassen sich nach dem heutigen Kenntnisstand hingegen kaum pharmakotherapeutisch angehen. In diesen beiden Fällen steht die verhaltenstherapeutische bzw. ernährungspsychologische Betreuung des Patienten, evtl. auch als Gruppentherapie, ganz im Vordergrund.

Das Ziel einer Behandlung ist die Risikoreduktion und das Vermeiden von Sekundärkomplikationen. Dies gelingt nicht mit einer einmaligen Normalisierung

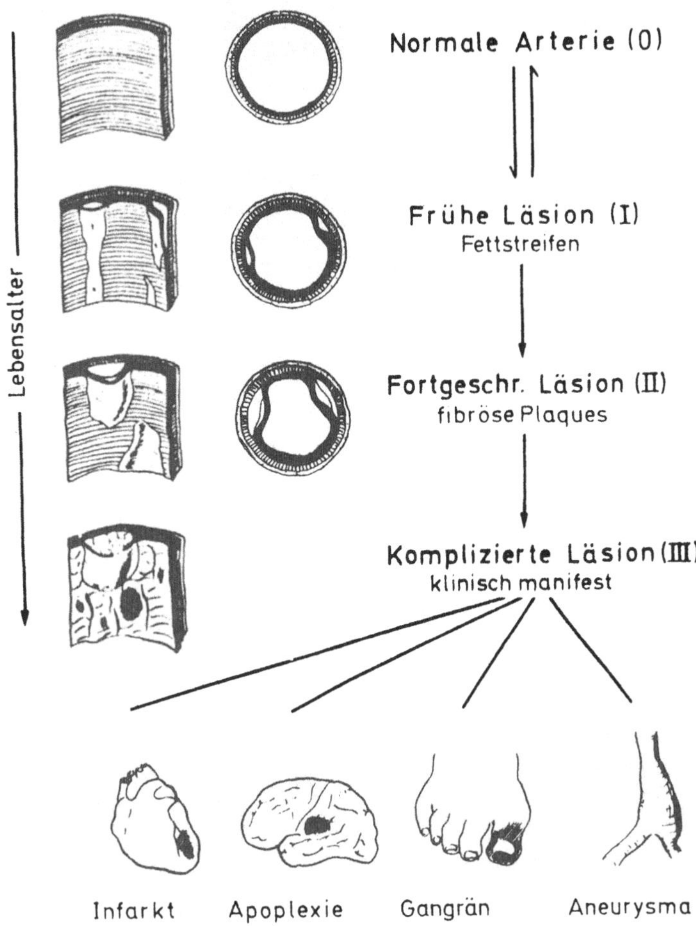

Abb. 1. Entwicklung einer Arteriosklerose im Verlauf des natürlichen Alterungsprozesses, ihre Stadieneinteilung nach der WHO und die häufigsten daraus resultierenden Folgeerkrankungen. (Nach Mörl 1979)

der Risikofaktoren, sondern es ist nach heutigem Kenntnisstand vielmehr eine andauernde Korrektur der Risikofaktoren über Jahre hinweg anzustreben. So war z. B. in der Helsinki Herzstudie (Frick et al. 1987), in der eine Hypercholesterinämie mit einem Fibratderivat behandelt wurde, die Reduktion der Herzinfarktrate erst nach ca. 4 Jahren statistisch faßbar. Ein Rückgang des kardiovaskulären Risikos nach Nikotinabstinenz konnte in einer anderen Untersuchung bei jungen Männern unter 55 Jahren bereits nach 2 Jahren beobachtet werden (Rosenberg et al. 1989). Bei älteren Männern konnte der positive Effekt der Nikotinkarenz auch nachgewiesen werden, die Beobachtungszeiträume hierfür mußten aber wesentlich weiter ausgedehnt werden (Hermanson et al. 1988). Analysiert man die Interventionsstudien zu den medikamentös behandelbaren Riskiofaktoren nicht nur nach dem Erfolg bezüglich des Risikofaktors oder eines einzelnen klinischen Ereignisses, sondern nach dem Hintanhalten der Arteriosklerose und der Lebenserwartung der Patienten, so sind die Ergebnisse, besonders in der primären Prävention, zum Teil noch nicht optimal. So hat die Behandlung einer milden Hypertonie noch wenig Erfolg bezüglich der kardialen Mortalität (besonders der Herzinfarktrate) erbracht, und die Studien zur primären Prävention bei Hypercholesterinämie konnten bisher trotz deutlicher Reduktion der Herzinfarkthäufigkeit noch keinen Rückgang der Gesamtmortalität aufzeigen (Frick et al. 1987, Lipid Research Clinics Program 1984, Oliver et al. 1978). Trotzdem sind in der Therapie der Risikofaktoren die Pharmaka heute nicht mehr wegzudenken. Zur Optimierung der Therapie und maximal möglichen Reduktion der Pharmakotherapie erscheint es aber erforderlich, als Grundlage einer jeglichen ärztlichen Intervention die nichtmedikamentöse Therapie der Risikofaktoren der Arteriosklerose durchzuführen.

Die nichtmedikamentösen Maßnahmen haben im Gegensatz zu einigen Medikamenten (z. B. einige Antihypertensiva) keine negative Auswirkungen auf andere Risikofaktoren und führen in der Regel auch nicht zu gesundheitsgefährdenden Mangelzuständen. In vielen Fällen kann sogar eine positive Wechselwirkung durch die nichtmedikamentöse Therapie der Risikofaktoren entstehen. So verbessert z. B. das Einstellen des Rauchens das Lipidprofil des Patienten, da hierunter das während des Rauchens abgesenkte HDL-Cholesterin wiederansteigt. Die Reduktion eines Übergewichts verbessert den Glukosestoffwechsel, senkt den Blutdruck und kann den Fettstoffwechsel normalisieren. Der Einstellung des Blutzuckers folgt in der Regel ein Abfall der Lipide. Umgekehrt soll eine Senkung der Lipide im Blut (besonders der Triglyceride) sich wiederum günstig auf den Zuckerstoffwechsel auswirken und evtl. das Auftreten einer Hypertonie verhindern können, wie es anhand der niedrigeren Hypertonieprävalenz bei behandelter Hypercholesterinämie vermutet werden mag. Ein zusätzlicher Vorteil der nichtmedikamentösen Therapie besteht darin, daß durch sie in zahlreichen Fällen der Einsatz der pharmakotherapeutischen Maßnahmen verzögert werden oder zumindest eine Dosisreduktion der Pharmaka erreicht werden kann, wenn ihre Anwendung unumgänglich ist.

Der nichtmedikamentösen Therapie werden in wissenschaftlichen Diskussionen jedoch auch negative Effekte nachgesagt. So sollen z. B. zu niedrige Cholesterinspiegel die Entstehung von Malignomen fördern und eine cholesterinsenkende Therapie daher eine kanzerogene Wirkung entfalten. Diese Befunde basieren aber überwiegend auf den Ergebnissen epidemiologischer Erhebungen und sind nicht sicher auf Therapiestudien übertragbar. Ein Kausalzusammenhang zwischen diesen pathologischen Veränderungen und den ärztlichen Interventionen ist aus den bisher publizierten Daten nicht abzuleiten. In den größeren Therapiestudien zur Behandlung der Hypercholesterinämie fanden sich keine Befunde, die auf einen kanzerogenen Effekt der Cholesterinsenkung hinweisen könnten. Ähnlich verhält es sich bei Befunden, die im Zusammenhang mit einer sehr strengen Kochsalzrestriktion erhoben wurden. In diesen zeitlich sehr kurzen Untersuchungen kam es bei maximaler Natriumverarmung der Kost zu Blutdrucksteigerungen und Anstiegen der Serumlipide. In längerfristigen Tierversuchen konnten diese

Befunde der kurzfristigen Versuche mit ihren extremen Untersuchungsbedingungen nicht bestätigt werden. Längerfristige Untersuchungen zu diesem Problem sind am Menschen noch nicht durchgeführt worden. Die klinische Relevanz der akuten und vom Charakter mehr experimentellen Befunde ist somit bis heute nicht belegt. In der Summe betrachtet überwiegen daher die positiven Effekte der nichtmedikamentösen Therapie der Risikofaktoren der Arteriosklerose ganz eindeutig und sollten sicherlich zum Einsatz dieser Maßnahmen auf breiter Ebene anregen. Zur Durchsetzung dieser Maßnahmen sind aufgrund der bekannten schlechten Compliance der Patienten gewiß besondere Anstrengungen der verschiedensten Instanzen erforderlich. So muß die ärztliche Ausbildung die psychologische Führung des Patienten und die Diätetik noch intensiver vermitteln. In den Praxen und Betrieben können Gruppengespräche oder Selbsthilfegruppen eingerichtet werden. Ganz im Vordergrund aller Aktionen sollten aber gesundheitspolitische Maßnahmen stehen, durch die der Bevölkerung bereits im führen Alter (bereits in der Schulzeit) das Bewußtsein um die Risikofaktoren geweckt wird und auch Möglichkeiten zum sinnvollen Umgang mit unseren Konsumgütern aufgezeigt werden.

Literatur

Anderson KM, Castelli WP, Levy D (1987) Cholesterol and mortality: 30 years of follow-up from the Framingham Study. JAMA 257:2176–2180

Frick MH, Elo O, Haapa K, Heinonen OP et al. (1987) Helsinki Heart Study: Primary-prevention trial with gemfibrozil in middle-aged men with dyslipidemia. N Engl J Med 317:1237–1245

Hermanson B, Omenn GS, Kronmal RA, Gersh BJ (1988) Beneficial six-year outcome of smoking cessation in older men and women with coronary artery disease. N Engl J Med 319:1365–1369

Heyden S, Schneider KA, Fodor GJ (1987) Failure to reduce cholesterol as explanation for the limited efficacy of antihypertensive treatment in the reduction of CHD. Klin Wochenschr 65:828–832

Lipid Research Clinics Program (1984) The lipid research clinics coronary primary prevention trial results. JAMA 251:351–374

Middeke M, Holzgreve H (1988) Review of major intervention studies in hypertension and hyperlipidemia: focus on coronary heart disease. Am Heart J 116:1708–1712

Mörl H (1979) Arterielle Verschlußkrankheit der Beine. Springer, Berlin Heidelberg New York

Multiple Risk Factor Intervention Trial Research Group (1982) The Multiple Risk Factor Intervention Trial (MRFIT). Risk factor changes and mortality results. JAMA 248:1465–1472

Newman WP, Freedman DS, Voors AW, Gard PD, Srinivasan SR, Cresanta JL, Williamson GD, Webber LS, Berenson GS (1986) Relation of serum lipoprotein levels and systolic blood pressure to early atherosclerosis. The Bogalusa Heart Study. N Engl J Med 314:138–144

Oliver MF, Heady JA, Morris JN (1978) A co-operative trial in the primary prevention of ischaemic heart disease using clofibrate: a report from the Committee of Principal Investigators. Br Heart J 40:1069–1118

Rosenberg L, Kaufmann DW, Helmrich SP, Shapiro S (1985) The risk of myocardial infarction after quitting smoking in men under 55 years of age. N Engl J Med 313:1511–1514

The Pooling Project Research Group (1978) Relationship of blood pressure, serum cholesterol, relative weight and ECG abnormalities to incidence of major coronary events. Final report of the pooling project. J Chron Dis 31:201–306

2 Diabetes mellitus

Überblick für die Praxis

Diabetes mellitus

Risikofaktor Diabetes mellitus

Der Diabetes mellitus ist ein häufiger und wichtiger Risikofaktor der Arteriosklerose, der **oft mit weiteren Risikofaktoren** wie Adipositas (Hyperinsulinismus), Hypertonie und Hyperlipoproteinämie vergesellschaftet ist. Gerade die Kombination aber ist mit einem besonders hohen Risiko an Herz-Kreislauf-Erkrankungen verbunden. So treten bei Diabetikern im Vergleich zu gesunden Personen signifikant häufiger auf (s. Übersicht):

● Myokardinfarkt:	2- bis 3mal häufiger
● Herzinsuffizienz:	4- bis 6mal häufiger
● Karotisstenosen:	2- bis 3mal häufiger
● Tod infolge zerebralem Insult:	2mal häufiger
● AVK der unteren Extremitäten:	3mal häufiger
● Ischämische Fußgangrän:	50- bis 70mal häufiger

Neben diesem Risiko der Makroangiopathie besteht beim Diabetes mellitus die Gefahr der **Mikroangiopathie,** die sich bevorzugt an der Retina (**Retinopathia diabetica,** betrifft 30% aller Diabetiker) und der Niere (**diabetische Glomerulosklerose,** betrifft 40% aller Diabetiker manifestiert.

Therapieindikation

Die nichtmedikamentösen Behandlungsmöglichkeiten stellen bei der Therapie des Diabetes mellitus die Basis aller Maßnahmen dar. Beim nichtinsulinpflichtigen Diabetiker kann ihre konsequente Durchführung oft sogar eine Pharmakotherapie für lange Zeit überflüssig machen. Nach heutigem Kenntnisstand ist der Beginn für nichtmedikamentöse Therapiemaßnahmen recht früh anzusetzen. So sollte schon bei einer **gestörten Glukosetoleranz** mit der Behandlung einer Adipositas (s. auch Kap. 5) und einer gezielten körperlichen Aktivierung begonnen werden (s. auch Kap. 6). Nach den Regeln der WHO (Test mit 75 g Glukose oral nach 12 h Nüchternperiode) liegt eine pathologische Glukosetoleranz vor, wenn bei normalem Nüchternwert der 2-h-Wert des Kapillarblutes zwischen 140 und 200 mg/dl liegt; bei einem Wert über 200 mg/dl besteht der dringende Verdacht auf einen schon manifestierten Diabetes mellitus. Bei Nüchternwerten über 120 mg/dl im Kapillarblut und 140 mg/dl im venösen Plasma besteht der Verdacht auf einen manifesten Diabetes mellitus.

Therapeutische Ansätze

Die 4 Prinzipien der nichtmedikamentösen Therapie des Diabetes mellitus für eine erfolgreiche Gefäßprotektion:

● Diät	Verbesserung der Stoffwechseleinstellung (direkte Wirkung auf die Gefäßwände, Senkung der Hypertriglyzeridämie, Reduktion erhöhter Insulinspiegel und Verbesserung der Erythrozytenverformbarkeit sowie der Plasmaviskosität)
● Gewichtsreduktion	(Verringerung der Insulinresistenz und Reduktion erhöhter Insulinspiegel, Senkung erhöhter Serumlipidwerte und Reduktion erhöhter Blutdruckwerte)
● Bewegungstherapie	(Senkung des Blutzuckers, Senkung erhöhter Insulinspiegel, Gewichtsreduktion, Senkung erhöhter Blutfette, Erhöhung des HDL-Cholesterins, Senkung erhöhter Blutdruckwerte und Verminderung der Plasmaviskosität)
● Mitbehandlung von	gleichzeitig bestehenden bzw. mit dem Diabetes assoziierten Gefäßrisikofaktoren

Die Mitbehandlung gleichzeitig bestehender anderer Risikofaktoren ist beim Diabetiker besonders wichtig. So sind die Behandlung einer Hypercholesterinämie oder das Einstellen des Rauchens wichtige Maßnahmen um der Entstehung einer koronaren Herzkrankheit oder einer peripheren arteriellen Verschlußkrankheit vorzubeugen. Die Behandlung der Hypertonie ist von besonderer Bedeutung für den Verlauf der diabetischen Nephropathie und der zerebrovaskulären Erkrankungen und sollte gerade beim Diabetiker besonders streng erfolgen. Auch in der Behandlkung dieser zusätzlichen Risikofaktoren sollten die nichtmedikamentösen Maßnahmen im Vordergrund stehen.

Diabetes mellitus

A. M. Grunewald

Herz-Kreislauf-Erkrankungen des Diabetikers

Die kardiovaskuläre Morbidität und Mortalität ist bei Diabetikern gegenüber der Normalpopulation erhöht [114]. Diabetiker haben z. B. im Vergleich zu Nichtdiabetikern ein 15fach höheres Risiko für eine Amputation der unteren Extremitäten [104]. Die Framingham-Studie zeigte bei diabetischen Männern eine doppelte, bei diabetischen Frauen gar eine 3- bis 5fach größere Inzidenz von koronarer Herzkrankheit (KHK) und Myokardinfarkt [80, 82]. Von 501 Diabetikern und 357 Kontrollpersonen in der Schwabinger Studie hatten 35,1% der Diabetiker gegenüber 26,1% der Nichtdiabetiker koronartypische EKG-Veränderungen; 13% gegenüber 7,3% wiesen eine Karotisstenose auf, und 33,1% gegenüber 13,2% hatten eine Doppler-sonographisch nachgewiesene arterielle Verschlußkrankheit (AVK). Insgesamt hatten 46,5% der Diabetiker makroangiopathische Gefäßveränderungen, während diese nur bei 31,9% der Nichtdiabetiker nachweisbar waren [64] (Abb. 1). Bei Diabetikern kommt in etwa 9% der Fälle eine spangenförmige Verkalkung, z. T. eine Verknöcherung der Tunica media (Mönckeberg-Media-

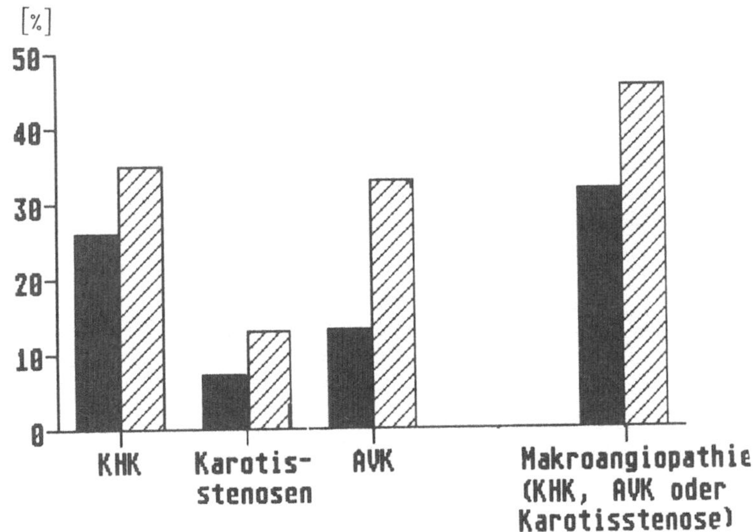

Abb. 1. Häufigkeit von Makroangiopathie bei Diabetikern und Nichtdiabetikern [☒ Diabetiker (n = 501), ■ Kontrollpersonen (n = 357)]. (Nach [64])

sklerose) der unteren Extremitätenarterien vor [66]. Diese ist durch eine fettige Degeneration bedingt und von der Arteriosklerose unabhängig.

Diabetes als kardiovaskulärer Risikofaktor

Diabetesdauer und kardiosvaskuläre Erkrankungen

Bei den kardiovaskulären Komplikationen zeigte sich wiederholt in verschiedenen Studien eine deutliche Korrelation zwischen Gefäßkomplikation und Diabetesdauer. Eine von der Schwabinger Studiengruppe über 5 Jahre hinweg durchgeführte Untersuchung an 530 Diabetikern konnte neben dem Lebensalter, dem systolischen Blutdruck und dem Serumtriglyzeridspiegel die Diabetesdauer als unabhängigen Risikofaktor für Herz-Kreislauf-Erkrankungen wie AVK, KHK und Karotisstenosen ermitteln [64]. Für die diabetische Mikroangiopathie mit ihren Folgen Retinopathie und Nephropathie gibt es in der Literatur viele Hinweise, die einen Zusammenhang zwischen Diabetesdauer und Ausprägung der Komplikationen nachweisen. Zum Nachweis und zur Stadieneinteilung der Mikroangiopathie wurde die Dicke der Basalmembran an den Glomeruli und an der Muskulatur elektronenmikroskopisch bestimmt sowie das Ausmaß der Retinopathie durch Fundoskopie und Fluoreszenzangiographie ermittelt. Die Befunde wurden mit der Diabetesdauer korreliert, und es zeigte sich in allen Fällen eine positive Beziehung [36, 87, 93, 131].

5–10% der Diabetiker entwickeln im Verlaufe ihrer Erkrankung eine „diabetische" kongestive Herzinsuffizienz. Deren Ursache ist bislang nicht ausreichend geklärt. Sehr wahrscheinlich handelt es sich hierbei um die Folge verschiedener pathogenetischer und pathomorphologischer Störungen: ein Teil der Patienten mit einer diabetischen Herzinsuffizienz hat nachweislich atherosklerotische Stenosen der Koronarien, die ursächlich für die Herzinsuffizienz in Frage kommen. Ein anderer Teil leidet an einer arteriellen Hypertonie und in deren Folge an einer hypertensiven Herzerkrankung [160]. Nur bei einem geringen Teil der diabetischen Patienten mit einer Herzinsuffizienz läßt sich keine arterielle Hypertonie und keine Koronarstenose nachweisen. Ob in diesen Fällen mikrovaskuläre Veränderungen in den Herzgefäßen vorliegen, oder ob es sich hierbei um eine Kardiomyopathie handelt, ist nicht geklärt.

Eine kongestive Herzerkrankung kommt bei Diabetikern 4- bis 6mal häufiger vor als bei Nichtdiabetikern [49, 81]. Eine Relation zur Stoffwechselkontrolle des Diabetikers konnte nicht gefunden werden [105].

Blutzuckereinstellung und mikrovaskuläre Erkrankungen

Eine umfangreiche belgische Studie konnte 1978 bei 4400 Patienten den Zusammenhang zwischen Blutzuckereinstellung, d. h. Stoffwechselkontrolle des Diabetikers, und den mikroangiopathischen Komplikationen Retinopathie und Nephropathie sowie der diabetischen Neuropathie nachweisen. Bei einer Beobachtungszeit bis zu 25 Jahren nimmt die Häufigkeit einer Retinopathie oder Nephropathie bei schlecht eingestellten Diabetikern im Vergleich zu gut eingestellten Diabetikern signifikant zu [112]. Interessant ist hierbei, daß sich die Nephropathie auch bei den schlecht eingestellten Diabetikern erst nach einer „Latenz" von 10 Jahren entwickelt (s. Abb. 2 und 3). Andere Untersucher kommen zu übereinstimmenden Ergebnissen [60, 129].

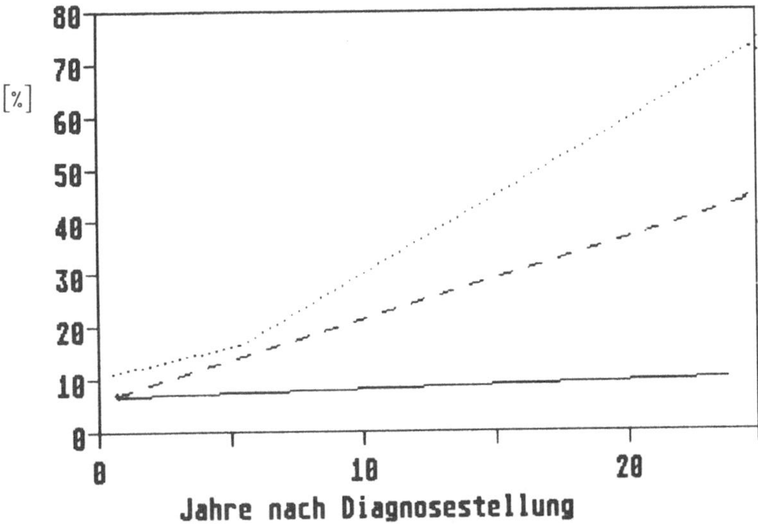

Abb. 2. Prävalenz der diabetischen Retinopathie in Abhängigkeit von der Blutzuckereinstellung (···· schlechte Blutzuckerkontrolle, ––– mäßige Blutzuckerkontrolle, ––– gute Blutzuckerkontrolle). (Nach [112])

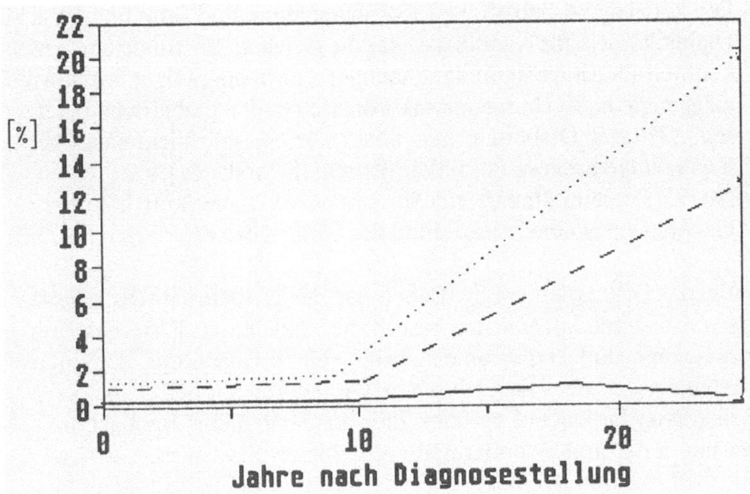

Abb. 3. Prävalenz der diabetischen Nephropathie in Abhängigkeit von der Blutzuckereinstellung (···· schlechte Blutzuckerkontrolle, ––– mäßige Blutzuckerkontrolle, ––– gute Blutzuckerkontrolle). Nach ([112])

Blutzuckereinstellung und makrovaskuläre Erkrankungen

Einen Einfluß der Stoffwechselkontrolle auf die Entstehung einer Makroangiopathie läßt sich nicht eindeutig nachweisen. In der oben genannten belgischen Arbeit konnte Pirart keinen Einfluß einer guten Stoffwechselkontrolle auf Prävalenz oder Inzidenz einer koronaren Herzkrankheit oder einer peripheren Angiopathie zeigen [112]. Das Auftreten einer KHK oder einer AVK konnte Pirart häufiger bei mildem Diabetes beobachten. Zu einem vergleichbaren Ergebnis kam Weaver 1970 [162].

Vogelberg zeigte, bei allerdings geringer Fallzahl von nur 15 diabetischen Patienten, nach Ausschluß weiterer Gefäßrisikofaktoren, daß der altersbereinigte Skleroseindex bei Vergleich von Patienten mit pathologischem Glukosetoleranztest und Patienten mit manifestem Diabetes keinen Unterschied aufweist. Er folgerte daraus, daß die Blutzuckerhöhe keinen entscheidenden Einfluß auf die Entstehung einer Makroangiopathie hat [155].

Die genannten Untersuchungen sind aber nur eingeschränkt verwertbar, da entweder eine zu geringe Fallzahl vorliegt, oder aber die Kriterien für die Unterscheidung gute vs. schlechte Stoffwechseleinstellung fragwürdig sind (z.B. unsystematische Blutzuckerbestimmung ohne konstante Relation zu den Mahlzeiten als Grundlage für die Einteilung). Auch die Kriterien zur Bestimmung einer Makroangiopathie sind nicht zureichend (keine Durchführung eines EKG bei Nichtbestehen von Angina-pectoris-Beschwerden; periphere Pulstastung ohne Doppler-Messung zum Ausschluß einer AVK).

Die Gefäße verstorbener Diabetiker weisen mikroskopisch zwar keine morphologischen Besonderheiten gegenüber den Gefäßen anderer kardiovaskulärer Risikopatienten auf, auffällig ist aber eine unterschiedliche Verteilung der Lokalisation der arteriosklerotischen Veränderungen im Vergleich zu Nichtdiabetikern:
- Die vorwiegend betroffenen Koronarstämme und -äste bei der KHK sind für Diabetiker wie für Nichtdiabetiker die gleichen. Post-mortem-Untersuchungen konnten allerdings signifikant häufiger eine hochgradige, d.h. um mehr als 75% eingeengte linke Hauptstammkoronarie bei den diabetischen Herzen nachweisen: 13% der Diabetiker gegenüber nur 6% der Nichtdiabetiker hatten eine hochgradige Stenose der linken Koronarie [160, 161].
- An den Extremitätenarterien kommt es bei Diabetikern häufiger als bei Nichtdiabetikern zu einem Verschluß der Unterschenkelarterien [10, 33].

Bei der Diskussion um die Bedeutung des Diabetes als Risikofaktor, unabhängig von den gehäuft mit ihm assoziierten bekannten Risikofaktoren Hyperlipoproteinämie und Hypertonie, gewinnt die Beobachtung der unterschiedlichen Verteilung der atherosklerotischen Veränderungen bei Diabetikern wesentliche Bedeutung: Janka et al. untersuchten aufgrund dieser Beobachtung 498 Diabetiker mit der Doppler-sonographischen Verschlußdruckmessung auf das Bestehen und die Lokalisation einer AVK. Gleichzeitig wurden systematische postprandiale Blutzuckermessungen und Routineblutbestimmungen durchgeführt. Andere Gefäßrisikoparameter wie Hypertonie, Diabetesdauer und Cholesterin- und Triglyzeridspiegel wurden berücksichtigt.

28 (5,6%) der diabetischen Patienten zeigten eine proximale, 61 (12,2%) eine distale arterielle Verschlußerkrankung. Allein für die distale AVK zeigte sich die Blutzuckereinstellung als ein von den anderen Parametern unabhängiger Gefäßrisikofaktor , während dies für die proximale AVK nicht nachgewiesen werden konnte [66].

Weitere Untersuchungen bestätigten den Einfluß der Blutzuckerhöhe auf die Atherosklerosebildung: Patienten mit bestehender pathologischer Glukosetoleranz wurden über einen Zeitraum von 10 Jahren beobachtet. Die EKG wurden bei Aufnahme der Patienten in die Studie ausgewertet und nach 10 Jahren eine Reevaluierung des Glukosetoleranztestes und der EKG-Befunde vorgenommen. Patienten, die aus einer pathologischen Belastung in einen manifesten Diabetes übergegangen waren (n = 7), hatten in 54% der Fälle koronartypische EKG-Veränderungen; Patienten, die nach 10 Jahren keine pathologische Glukosetoleranz mehr aufwiesen, hatten dagegen nur in 20% der Fälle entsprechende EKG-Veränderungen. Bestand nach 10 Jahren die pathologische Glukosebelastung weiter, ohne daß sich eine Progression zum manifesten Diabetes zeigte (n = 9), so ergaben sich in 37% der Fälle koronartypische EKG-Veränderungen [64].

Mehrere weitere Studien bestätigen die häufige Assoziation einer pathologischen Glukosetoleranz mit dem Bestehen einer koronaren Herzkrankheit [47, 52, 84].

Hyperinsulinämie und kardiovaskuläre Erkrankungen

In den letzten Jahren wird zunehmend der Einfluß einer bestehenden Hyperinsulinämie auf die Gefäßwände mit konsekutiver Atherosklerosebildung diskutiert. Der Typ-II-Diabetes entsteht bekanntlich auf dem Boden einer Insulinresistenz der Insulinrezeptoren und ist infolgedessen mit einem erhöhten Insulinspiegel im Serum assoziiert. Bei therapierten Typ-I-Diabetikern konnte ebenfalls eine im Tagesablauf durchschnittlich höhere Insulinmenge im Serum gefunden werden [164]. Ursächlich für diesen Effekt bei Typ-I-Diabetikern ist die oftmals höhere Dosierung der subkutan applizierten Insulinmenge im Vergleich zur normalerweise vorhandenen körpereigenen Insulinproduktion. Insulin stimuliert einerseits die Triglyzeridsynthese in der Leber und beeinflußt damit den peripheren Triglyzeridspiegel. Die aus einer Hypertriglyzeridämie folgende atherogene Wirkung ist häufig beschrieben worden [166]. Es konnte andererseits auch eine direkte Wirkung des Insulins auf die Gefäßwände gezeigt werden. Unter der Einwirkung von Insulin kommt es zu einer Zellproliferation der Gefäßwand und Einlagerung von Lipiden [15, 142].

Der Quotient zwischen Seruminsulin und Serumglukose wurde von verschiedenen Diabetesforschern als Maß für die Insulinresistenz eingeführt und in folgenden Analysen verwendet [110, 130]. Ein im Mittel höherer Insulin-Glukose-Quotient wurde bei Diabetikern mit nachgewiesener Atherosklerose gegenüber Diabetikern ohne Atherosklerose gefunden [120].

Die Bedeutung eines erhöhten Insulinspiegels im Serum auch bei Nichtdiabetikern als möglicher Faktor in der Entstehung von arteriosklerotischen Veränderun-

gen konnte in epidemiologischen Studien gezeigt werden [41, 163, 165]. Nichtdia-
betische Patienten mit einem vorausgegangenen Myokardinfarkt zeigten nach
oraler Glukosebelastung einen erhöhten Insulin-Glukose-Quotienten und damit
einen Hinweis auf eine Insulinresistenz mit erhöhten Seruminsulinwerten gegenüber Patienten ohne vorausgegangenen Myokardinfarkt [138]. Somit liegen bislang einige Hinweise für eine direkte atherogene Wirkung einer Hyperinsulinämie
vor.

Korrelation des Diabetes zu anderen Risikofaktoren

Der Diabetes ist positiv mit anderen kardialen Risikofaktoren korreliert. In der
Framingham-Studie hatten Diabetiker gehäuft gleichzeitig eine Hypertonie,
Übergewicht und erhöhte Triglyzeridspiegel im Serum [49]. Diese Zusammen-
hänge bestätigte auch die Schwabinger Studiengruppe [66] (Abb. 4).

Eine Hypercholesterinämie mit Werten über 250 mg/dl konnte dagegen nur bei
11% der Diabetiker dieser Studie gefunden werden und war damit nicht häufiger
als in der Normalbevölkerung [66].

In der Framingham-Studie wurde zusätzlich zwischen Männern und Frauen
unterschieden und die Serumcholesterinwerte mit den Werten der nichtdiabetischen Population Framinghams verglichen: während sich zwischen diabetischen
und nichtdiabetischen Männern kein Unterschied in den Serumcholesterinwerten
zeigte, hatten Frauen gehäuft erhöhte Cholesterinwerte [49].

Das Bestehen einer arteriellen Hypertonie bei der Grunderkrankung Diabetes
wird in der Literatur übereinstimmend mit ca. 50% angegeben [65]. Neueste
Untersuchungen ergaben Hinweise auf eine positive Assoziation zwischen Hyper-

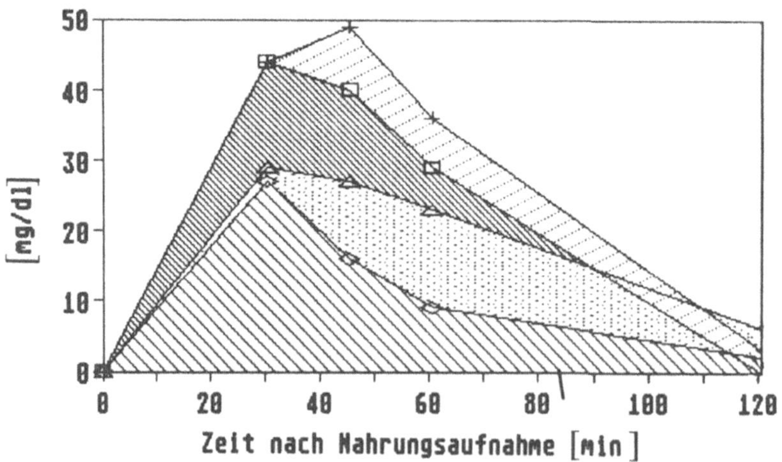

Abb. 4. Prävalenz kardiovaskulärer Risikofaktoren bei unselektierten Diabetikern (*1* Cholesterin, *2* Nikotin, *3* Triglyzeride, *4* Diabetesdauer, *5* Adipositas, *6* Hypertonie)

tonie und Hyperinsulinämie [44]. Ob das gehäufte Auftreten einer arteriellen Hypertonie im Rahmen des Diabetes mellitus auch eine Folge der Hyperinsulinämie ist, muß in weiteren Studien untersucht werden [98].

Eine enge Korrelation zwischen der diabetischen Stoffwechseleinstellung, gemessen am HbA_{1c}, und der Höhe des Serumtriglyzeridspiegels konnte nachgewiesen werden [111]. Die Bedeutung der Hypertriglyzeridämie als kardiovaskulärer Risikofaktor wird diskutiert [1, 3, 28, 123, 166].

Diabetes und hämorrheologische Veränderungen

Schließlich bleibt noch der Einfluß des Diabetes auf die hämorrheologischen Parameter zu berücksichtigen. Bei bestehendem Diabetes mellitus wurden ungünstige Veränderungen folgender Parameter gefunden:
- Vollblutviskosität [57, 92],
- Plasmaviskosität [126, 157],
- Erythrozytenaggregation [125, 126],
- Erythrozytenverformbarkeit [99, 125], und
- Blutplättchenaggregation [79].

Die meisten hämorrheologischen Untersuchungen differenzieren nicht die zusätzlich beim Diabetes bestehenden Risikofaktoren. So können arterielle Hypertonie wie auch Nikotinabusus den Hämatokrit erhöhen und über diesen Weg eine Steigerung der Vollblutviskosität erzeugen. Bei bestehender Hypertriglyzeridämie kommt es zu einer Zunahme der Plasmaviskosität und der Erythrozytenaggregation. Die Erythrozytenverformbarkeit ist bei Bestehen einer Hyperlipoproteinämie erniedrigt [156].

Um die Bedeutung der Blutzuckereinstellung auf die Hämorrheologie zu bestimmen, haben Lakomek et al. 1984 [89] bei 74 Typ-I-Diabetikern und 34 nichtdiabetischen Kontrollpersonen hämorrheologische Untersuchungen durchgeführt. Die Gruppe der untersuchten Diabetiker setzte sich aus 33 Kindern und Jugendlichen im Alter von 7–16 Jahren und 38 Erwachsenen zusammen, die Kontrollgruppe bestand aus 20 Kindern und 14 Erwachsenen. Zusätzlich wurden 3 ältere jugendliche Diabetiker im Alter von 17–19 Jahren untersucht. Das Verhalten der hämorrheologischen Parameter erlaubt es, die 3 Adoleszenten zur Vereinfachung der Gruppe der Erwachsenen zuzuordnen. Bestimmt wurden die Plasmaviskosität, die Erythrozytenaggregation und die Erythrozytenverformbarkeit. Die Ergebnisse wurden mit der Blutzuckereinstellung korreliert. Die Einteilung in eine gute und eine schlechte Stoffwechselkontrolle wurde abhängig vom postprandialen Blutzuckerwert und der Menge der Glukoseausscheidung im Urin getroffen. Der Beobachtungszeitraum betrug 4 Monate. Dabei zeigte sich, daß die Plasmaviskosität und die Erythrozytenaggregation bei den erwachsenen Diabetikern, unabhängig von der Stoffwechseleinstellung, gegenüber den Kontrollpersonen signifikant erhöht war. Bei der Gruppe der 7–16jährigen dagegen lag nur eine unwesentliche Erhöhung der Plasmaviskosität vor. Die Erythrozytenaggregation lag bei dieser Gruppe im Normbereich. Die Erythrozytenverformbarkeit war bei den gut eingestellten Diabetikern vergleichbar mit der nichtdiabetischen Kontrollgruppe. Bei den schlecht eingestellten Diabetikern dagegen zeigte sich eine reduzierte Verformbarkeit der roten Blutzellen im Vergleich mit der Kontrollgruppe, sowohl bei den Erwachsenen als auch bei den Jugendlichen und Kindern [89].

Zusätzlich wurde in dieser Studie der 2,3-Diphosphoglyzerat(2,3-DPG)-Gehalt in den Erythrozyten bestimmt. Es zeigte sich bei den schlecht eingestellten 7- bis 19jährigen Diabetikern eine deutliche Verminderung des 2,3-DPG-Gehaltes im Vergleich zur Kontrollgruppe. Die Erwachsenengruppe wurde nicht mituntersucht.

Wenngleich eine abschließende Beurteilung der Bedeutung hämorrheologischer Veränderungen noch nicht möglich ist, erlauben die erhobenen Befunde erste Spekulationen: Die infolge des erniedrigten 2,3-DPG-Gehaltes herabgesetzte O_2-Kapazität des Blutes kann bei den betroffenen Diabetikern möglicherweise zu einer chronischen Hypoxie der Kapillarwände bzw. des Gewebes führen. Eine gleichzeitig bestehende verminderte Erythrozytenverformbarkeit verschlechtert die hämorrheologische Situation in den Gefäßendbahnen und kann zu einer weiteren Verschlechterung der O_2-Versorgung beitragen. Ashton konnte zeigen, daß ein O_2-Mangel zu einer Proliferation der Retinagefäße führen kann und damit die proliferative Retinopathie begünstigt [9].

Weitere Untersuchungen über die Bedeutung der hämorrheologischen Parameter in der Diabetologie sind nötig. Die Beobachtungen lassen eine Verbesserung der hämorrheologischen Situation durch gute Stoffwechselkontrolle erwarten. Deren positive Wirkung bleibt derzeit jedoch zu beweisen [9].

Grundlagen der Therapie

Folgende Faktoren sind bei der Therapie des Diabetes zur Verhinderung kardiovaskulärer Komplikationen von Bedeutung:
1. Die Diabetesdauer als wichtiger Faktor bei der Entstehung kardiovaskulärer Komplikationen kann bei manifestem Diabetes nicht beeinflußt werden. Durch Prävention, d.h. Erzielung und Einhaltung des Idealgewichtes, insbesondere bei bereits nachgewiesenem pathologischen Glukosetoleranztest, kann die Entstehung eines manifesten Diabetes zum Teil verhindert werden.
2. Der negative Einfluß einer schlechten Blutzuckereinstellung auf mikroangiopathische Veränderungen des Diabetikers konnte nachgewiesen werden. Dagegen wurde ein sicherer Einfluß der Güte der Diabeteseinstellung auf die makroangiopathischen Veränderungen nicht ausreichend bewiesen. Die Schädigung der Mikrogefäße sowie die durch schlechte Blutzuckereinstellung begünstigte Hypertriglyzeridämie mit atherogener Wirkung auf die Makrogefäße rechtfertigen die Notwendigkeit einer guten Blutzuckereinstellung des Diabetikers.
3. Die Hyperinsulinämie hat einen direkten sowie einen indirekten Einfluß (über eine Hypertriglyzeridämie) auf die Entstehung von atheromatösen Gefäßveränderungen. Maßnahmen zur Senkung des Insulinbedarfs erscheinen sinnvoll.

4. Hämorrheologische Veränderungen mit Verschlechterung der Erythrozytenverformbarkeit und der Plasmaviskosität sind mit der Güte der Stoffwechseleinstellung verknüpft.
5. Mit dem Diabetes assoziierte Erkrankungen, insbesondere die Hyperlipoproteinämien und die Hypertonie, begünstigen die Entstehung makroangiopa-
   thischer Veränderungen. Eine Therapie der assoziierten Erkrankungen muß
   bei Diabetikern mitberücksichtigt werden (s. die Beiträge Middeke, Pudel,
   Gross u. Middeke, Völker). Salzarme Kost zur Therapie der Hypertonie ist bei
   Diabetikern von hohem Wert, da bei ihnen eine erhöhte Natriumretention
   beschrieben worden ist (s. den Beitrag Middeke).

Abbildungen 5 und 6 stellen die Zusammenhänge zwischen den verschiedenen
oben diskutierten Risikofaktoren und der diabetischen Makroangiopathie sowie
der diabetischen Mikroangiopathie noch einmal in vereinfachter Form dar.

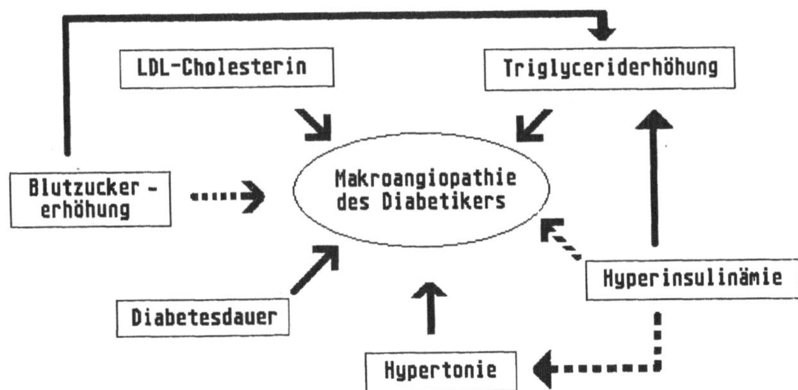

Abb. 5. Einfluß der Risikofaktoren auf die Makroangiopathie des Diabetikers (⟶ gesicherte
Einflußfaktoren, — → noch umstrittene Einflußfaktoren)

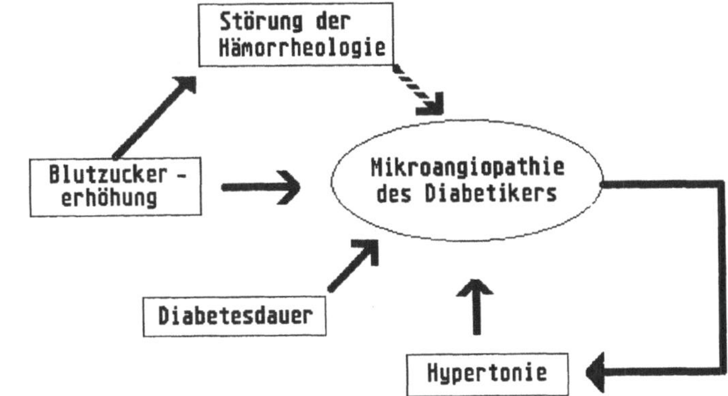

Abb. 6. Einfluß der Risikofaktoren auf die Mikroangiopathie des Diabetikers (⟶ gesicherte
Einflußfaktoren, — → noch umstrittene Einflußfaktoren)

Kohlenhydrate in der Diät (glykämischer Index)

Kohlenhydratgehalt der Nahrung

Über den Anteil der Kohlenhydrate in der Nahrung des Diabetikers gab und gibt es immer wieder unterschiedliche Auffassungen. Empfehlungen in der Vergangenheit liefen auf eine Reduktion des Anteils hinaus. Untersuchungen zeigten eine Erhöhung der Serumglukose und des Triglyzeridspiegels unter kohlenhydratreicher Diät [2]. Mittlerweile empfehlen die Amerikanische, Britische und Kanadische Diabetesgesellschaft einstimmig eine kohlenhydratreiche Diät zur Therapie des Diabetes [6, 22, 27]. Grundlage für diesen Umschwung in der Diättherapie waren Langzeituntersuchungen, die einen positiven Effekt der kohlenhydratreichen Kost auf Glukosetoleranz, Serumcholesterin und -triglyzeride zeigten [23, 24, 140]. Ein negativer Einfluß erhöhter Kohlenhydratzufuhr auf den Blutzucker konnte in einer Studie von Thompson et al. [149], die Patienten einmal eine Diät mit 45% und einmal mit 65% Kohlenhydratenergieanteil gaben, ausgeschlossen werden. Dabei zeigte sich über 24 h keine Zunahme der Glukose- oder Insulinkonzentration. Ob der erhöhte Anteil der Kohlenhydrate in der Nahrung die Insulinsensitivität der Rezeptoren erhöht und es gleichzeitig zu einer Hemmung der hepatischen Glukoneogenese in der Leber kommt, was die von Thompson et al. ermittelten Ergebnisse erklären könnte, bleibt zu untersuchen.

Derzeit wird ein Anteil der Kohlenhydrate an der Gesamtkalorienzufuhr von 50–60% empfohlen. Die Meinungen sind jedoch zum Teil kontrovers [67, 113]. Ein wichtiger Aspekt in der Diskussion ist sicherlich der durch erhöhte Kohlenhydratzufuhr bedingte geringere Anteil an Fetten in der Mahlzeit, der sich zweifelsohne günstig auf den Lipidstoffwechsel und damit auf das kardiovaskuläre Risiko auswirkt.

Glykämischer Index

Für „Unruhe" in der Diabetestherapie haben Arbeiten von Jenkins, Crapo, Anderson und anderen Untersuchern Anfang der 80er Jahre gesorgt [7, 35, 70]. Die bisherige Einteilung in einfache Kohlenhydrate mit rascher blutzuckersteigernder Wirkung und in komplexe Kohlenhydrate mit verzögerter Blutzuckerwirksamkeit wurde dabei völlig verlassen. Es zeigte sich, daß der einfache Zucker Fruktose gegenüber der Glukose eine deutlich schwächere Blutzuckerwirksamkeit aufweist [3, 35, 35a]. Die Fruktose hat sogar einen geringeren Blutzuckeranstieg zur Folge als eine kohlenhydratäquivalente Menge Bananen, Reis oder Kartoffeln [70]. Damit kann nicht mehr pauschal gelten: einfache Zucker erhöhen die Blutglukose rasch und ausgeprägt, während komplexere Kohlenhydrate zu langsameren Anstiegen führen. Eine Unterscheidung einfacher und komplexer Kohlenhydrate durch ihre Wirkung auf den Blutzucker ist nicht möglich.

Eiskrem zeigte bei gleichem Kohlenhydratgehalt eine nur 30- bis 39%ige Blutglukoseantwort im Vergleich zur Glukose [106].

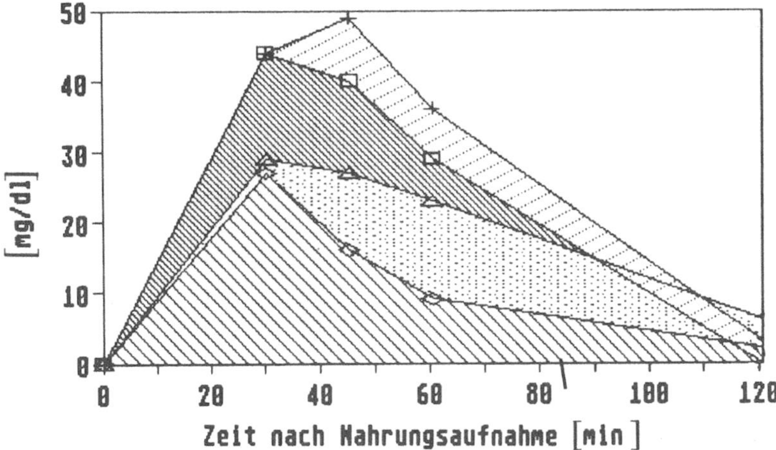

Abb. 7. Differenz des Blutzuckers zum Ausgangswert nach verschiedenen Nahrungsmitteln (+ Kartoffeln, □ Glukose, △ Brot, ◇ Reis)

Ein Vergleich der Serumglukoseantwort auf Backkartoffeln, gekochten normalen Reis und Weißbrot in einer anderen Studie zeigte zwar eine wie erwartet flachere Anstiegskurve nach Ingestion des Reis, die Kartoffeln jedoch führten zu einem Blutglukoseanstieg vergleichbar dem nach Einnahme einer kohlenhydratäquivalenten Menge reiner Glukose [35, 35a]. Der Effekt war bei Diabetikern noch stärker ausgeprägt als bei Nichtdiabetikern. So führte die Aufnahme der Kartoffeln bei Diabetikern zu einem um 48 mg/dl höheren Blutzuckeranstieg als die Aufnahme einer äquivalenten Menge Reis [35, 35a]!

Abbildung 7 zeigt die Glukoseantwort auf Belastungen mit verschiedenen kohlenhydrathaltigen Nahrungsmitteln bei einem gesunden Nichtdiabetiker. Aufgetragen für jedes einzelne Nahrungsmittel ist die Zunahme des Blutzuckers gegenüber dem Ausgangswert vor Belastung nach 0, 30, 45, 60 und 120 min.

Diese Beobachtungen führten zu der Idee, die Blutzuckerwirkung der einzelnen Nahrungsstoffe bei Nichtdiabetikern [70] und anschließend bei Diabetikern [74] über einen Zeitraum von 3–5 h zu verfolgen und sich daraus für jede Nahrung eine Blutzuckerkurve zu erstellen. Um diese Kurven einfach vergleichen zu können, wurde der glykämische Index (G.I.) definiert:

$$\text{G.I.} = \frac{\text{Fläche zwischen dem Ausgangsblutzuckerwert und der Blutzuckerkurve des getesteten Nahrungsmittels}}{\text{Fläche zwischen dem Ausgangsblutzuckerwert und der Blutzuckerkurve der Referenzsubstanz}^1} \cdot 100$$

---

[1] Als Referenzsubstanz diente bei gesunden Probanden Glukose, bei Diabetikern aber wegen besserer Tauglichkeit bei der Prüfung Weißbrot. Die Kohlenhydratmenge der Referenzsubstanz muß äquivalent sein mit der Kohlenhydratmenge des getesteten Nahrungsmittels.

Tabelle 1. Glykämischer Index bei Diabetikern. (Mod. nach [77])

Weißbrot	100	(definiert)		
Weizenvollkornbrot	100			
Roggenbrot (Vollkorn)	89			
Pumpernickelbrot	68	Kartoffeln		
		(neue Kartoffeln gekocht)	80	
		(Backkartoffeln)	128	
Makkaroni (5 min gekocht)	64	(Süßkartoffeln)	70	
		(Kartoffelbrei)	100	
Spaghetti (5 min gekocht)	45	Erbsen (getrocknet)	50	
(15 min gekocht)	61	(gefroren)	65	
Reis (braun)	81	Sojabohnen	20	
(weiß)	79			
(parboiled)	65			
		Äpfel	53	
Maiskorn	80	Bananen	84	
Cornflakes	115	Fruktose	31	
Müsli	96	Glukose	138	
Haferflocken	87			
Yoghurt	52	Eiskrem	52	

Somit konnte eine Liste der glykämischen Indizes für mehrere Nahrungsmittel aufgestellt werden (s. Tabelle 1).

Es überrascht zu sehen, daß Eiskrem mit einem glykämischen Index von 52% tatsächlich eine deutlich geringere Blutzuckerwirkung im Vergleich zu Weißbrot (100%) oder Roggenbrot (89%) hat. Weitere Untersuchungen konnten z.B. für einen Riegel „Mars" mit 60–69% einen ebenfalls überraschend niedrigen glykämischen Index nachweisen [70].

Um die Wirkung einer am glykämischen Index ausgerichteten Diättherapie auf den Stoffwechsel zu überprüfen, haben Jenkins et al. 1985 [76] in einer Diätstudie Nahrungsmittel mit einem hohen glykämischen Index gegen Nahrungsmittel mit einem geringeren Index ausgetauscht. Patienten mit einer Glukoseintoleranz und gleichzeitiger Hypertriglyzeridämie wurden über einen Monat kontrolliert. Es zeigten sich bei einer Verminderung des mittleren glykämischen Index um 11 Einheiten bei einem initialen glykämischen Index von 82 eine Senkung der Triglyzeride um 16% sowie des Serumcholesterins (Gesamtcholesterin und LDL-Fraktion) um 10%. Das HDL-Cholesterin blieb dabei konstant [68]. Bevor aber eine sichere Aussage über die Bedeutung einer am glykämischen Index orientierten Diät auf die Hyperlipoproteinämie getroffen werden kann, müssen noch weitere Untersuchungen an größeren Patientenzahlen vorgenommen werden.

Die Bedeutung des glykämischen Indexes wurde in den letzten Jahren wieder von einigen Arbeitsgruppen angezweifelt [58, 133]. Andere konnten in ihren Studien eine gute Übereinstimmung mit den von Jenkins et al. ermittelten Werten finden [35, 35a].

In weiteren Untersuchungen konnten dann durch Analyse der diskrepanten Ergebnisse der verschiedenen Arbeitsgruppen Faktoren ermittelt werden, die den glykämischen Index beeinflussen:

a) Die Zubereitung eines Nahrungsmittels hat einen entscheidenden Einfluß auf seinen glykämischen Index: Während zwischen braunem und weißem Reis kein Unterschied in der Blutzuckerwirksamkeit gezeigt werden konnte, hatte Reismehl einen deutlich höheren glykämischen Index [108]. Den gleichen Unterschied konnten Wong et al. [169] zwischen Linsen und Linsenmehl bzw. -brei feststellen, Jenkins et al. [74] zwischen Weizenbrot und Weizenteig. Es ist anzunehmen, daß eine unterschiedliche Speisenform zu einer unterschiedlich guten Verdauung und Resorption führt. Unzerkleinerter Reis oder Linsen können von den Verdauungsenzymen schlechter erreicht werden als die Mehlform beider Nahrungsmittel. Ebenso ist der Teig für die Enzyme schlechter zu durchdringen als das Brot. So wird also abhängig von der Speisenform bei völlig gleicher Stoffzusammensetzung ein unterschiedlicher glykämischer Index ermittelt.

Nicht nur die mechanische Zerkleinerung der Speisen, sondern auch der Einfluß von Hitze beim Kochen oder Backen kann einen Einfluß auf den glykämischen Index haben. Generell haben rohe Nahrungsmittel einen niedrigeren glykämischen Index als gekochte. Dies konnte für Kartoffeln [152], Gemüse [72], Haferflocken [135] und auch für Milch [151] gezeigt werden. Einerseits werden durch die Hitze und der daraus folgenden Zellschwellung die Zellwände zerstört und erleichtern damit die intestinale Verdauung. Andererseits kommt es durch Hitze zu einer Inaktivierung natürlich vorkommender Amylasehemmer in der Nahrung.

b) Unterschiede im glykämischen Index bestehen auch innerhalb einer Nahrungsmittelgruppe. Die Wahl junger Kartoffeln oder süßer Kartoffeln kann bereits zu – allerdings geringen – Unterschieden im Index führen (s. Tabelle 1) [77]. Diese Unterschiede sind sicherlich durch unterschiedliche Zusammensetzung der Kartoffelarten oder z. B. auch Reissorten bedingt.

c) Über Wechselwirkungen der einzelnen Nahrungsmittel innerhalb einer Mahlzeit und deren Einfluß auf den glykämischen Index ist wenig bekannt [128]. So weiß man, daß ein größerer Anteil an Fetten und/oder Proteinen in der Mahlzeit zu einem verminderten Blutglukoseanstieg und damit zu einem verringerten glykämischen Index führen kann [31, 32, 43, 128]. Es gibt Hinweise darauf, daß eine Mahlzeit mit Nahrungsmitteln, die einen geringen glykämischen Index aufweisen, auch die Blutzuckerkurven der nachfolgenden Mahlzeiten positiv beeinflussen [73].

d) Autonome Neuropathie:
Bedingt durch eine verlangsamte gastrointestinale Passage mit insbesondere verzögerter Magenentleerung kommt es bei Patienten mit einer autonomen Neuropathie zu einer verminderten Blutglukoseantwort.

Ballaststoffe in der Diät

Untersuchungen des Einflusses von Ballaststoffen auf die Stoffwechselkontrolle des Diabetikers zeigten einen durch verzögerte Magenentleerung und gleichzeitig verzögerte intestinale Resorption abgeflachten Blutzuckerverlauf im Vergleich zu faserarmer Kost [45, 90]. Es konnte sowohl eine Erniedrigung des Insulinspiegels als auch eine Senkung des gastralen inhibitorischen Polypeptides (GIP) gezeigt werden [68, 103]. GIP führt normalerweise durch Glukose angeregt zu einer Steigerung der Insulinsekretion. Wird durch Fasern in der Nahrung der Glukoseanstieg verzögert, so kommt es auch zu einer verminderten Freisetzung von GIP und somit zu einer verminderten Insulinfreisetzung.

Durch den Einsatz von faserreicher Kost konnte eine Verbesserung der Glukosetoleranz bei diabetischen Patienten erzielt werden [18]. Langzeituntersuchungen bis zu 1 Jahr mit einer täglichen Menge von 15–25 g Guar (aus Hülsenfrüchtensamen extrahiertes Polysaccharid, das als gallertige Substanz in der Nahrungsmittelindustrie Verwendung findet) zeigten eine anhaltende Besserung der Stoffwechselsituation bei diabetischen Patienten, gemessen an einer verminderten Glukosurie und niedrigere postprandiale Blutzuckerwerte [8, 69]. Anderson u. Ward konnten sogar mit einer hochdosierten Faserdiät und einem hohen Anteil von 71% Kohlenhydraten in der Diät die Insulindosis ihrer insulinabhängigen Typ-II-Diabetiker senken. Einzelne Patienten mit Insulindosierungen bis zu 30 IE am Tag konnten ihr Insulin sogar ganz absetzen [7]. Andere Untersucher bestätigten diesen günstigen Effekt [132].

Desweiteren konnte durch die Zufuhr von Ballaststoffen wie Guar oder Pektin eine Bindung von Gallensäure im Dünndarm nachgewiesen werden, die allerdings weit unter der bindenden Wirkung von Cholestyramin liegt [83]. Verschiedene Untersucher konnten daher auch eine geringe Senkung des LDL-Cholesterins im Serum durch den Einsatz von Ballaststoffen wie Pektin nachweisen [5, 51].

Eine positive Wirkung auf Blutglukose und Blutfette ist im wesentlichen nur den viskosen und wasserlöslichen Faserstoffen, wie den beiden Substanzen Guar und Pektin, zuzuschreiben. Beide sind vorwiegend in Gemüse und in Früchten zu finden und tragen sicherlich im wesentlichen auch zu deren niedrigem glykämischem Index bei (s. oben). Andere, insbesondere die wasserunlöslichen Fasern aus Getreide, haben keine nachweisliche Wirkung auf den Blutzuckerspiegel oder die Blutfette. Wie weiter oben bereits erwähnt, haben brauner Reis, d. h. faserreicher Reis, und normaler Reis keine unterschiedliche Blutzuckerantwort zur Folge [108]. Das gleiche gilt für das faserarme Weißbrot und das faserreiche Vollkornbrot: der Blutzuckerverlauf und damit auch der glykämische Index sind bei beiden Brotsorten identisch [71].

Gewichtsreduktion

Diabetiker haben deutlich häufiger Übergewicht als Nichtdiabetiker. In der Framingham-Studie, die über 16 Jahre lang 5209 Bewohner der Stadt auf kardiovaskuläre Risiken untersuchte, hatten 20,5% der diabetischen Männer und 42,1% der diabetischen Frauen ein Übergewicht von mehr als 20%. In der Gesamtpopulation hatten dagegen nur 9,8% der Männer und 18,9% der Frauen ein entsprechendes Übergewicht [49] (s. Abb. 8).

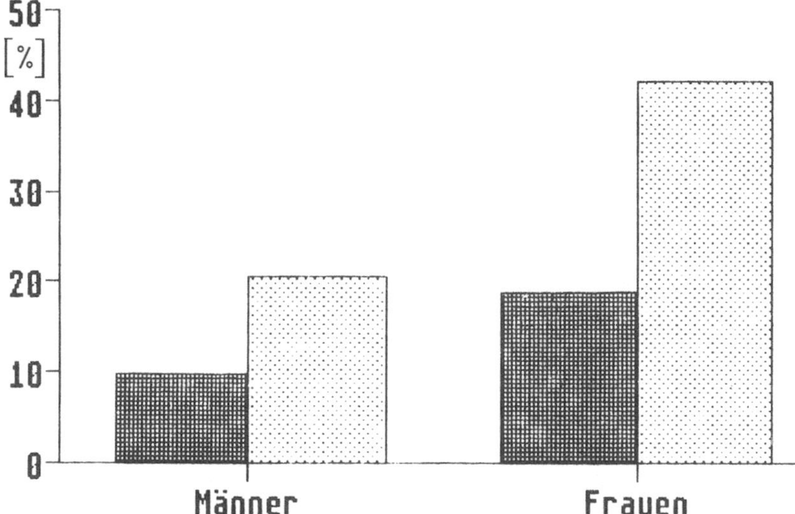

Abb. 8. Anteil Übergewichtiger (< 120% des Broca-Indexes) in % bei Diabetikern und in der Gesamtbevölkerung im Vergleich (Framingham-Studie; ■ Gesamtbevölkerung, □ Diabetiker). (Nach [49])

Smith u. Levine fanden in ihren Untersuchungen bei 80% ihrer diabetischen Patienten ein Übergewicht. 40% der Diabetiker hatten mehr als 20% Übergewicht [134].

Ob das Übergewicht selbst eine Rolle in der Entstehung atheromatöser Gefäßveränderung spielt, ist fraglich. In einer prospektiven belgischen Studie an 4400 untersuchten Diabetikern konnte der Adipositas keine eigenständige Rolle als Risikofaktor zuerkannt werden [112]. Andererseits führt die hohe Assoziation des Übergewichtes mit den kardiovaskulären Risikofaktoren Hyperlipoproteinämie, Diabetes und arterielle Hypertension zu einer höheren Inzidenz an kardiovaskulären Erkrankungen bei Übergewichtigen. Die Mortalität von Diabetikern mit einem Übergewicht von 20–30% ist rund 3mal höher als bei normalgewichtigen Diabetikern; bei einem Übergewicht von über 40% liegt die Mortalität bereits 6mal höher [18]. Dabei konnte gezeigt werden, daß die Fettverteilung eine nicht unbedeutende Rolle spielt. Patienten mit Fettanlagerung besonders an Oberbauch und Oberkörper sind stärker bedroht durch kardiovaskuläre Erkrankungen als Patienten mit bevorzugtem Fettansatz an Unterbauch oder Peripherie [88].

Eine Reduktion des Gewichtes ist als therapeutisches Konzept zur Senkung kardiovaskulärer Risikofaktoren des übergewichtigen Diabetikers anzustreben:
a) Allein durch Gewichtsreduktion konnte eine verbesserte Glukosetoleranz und eine Reduktion erhöhter postprandialer sowie Nüchternblutzuckerwerte nachgewiesen werden [38, 54]. Dieser Effekt war bereits bei nur mäßiggradiger Adipositas und bei Gewichtsabnahme um nur wenige kg nachweisbar [38, 116]. Eine Normalisierung der diabetischen Stoffwechsellage und sogar Heilung ist durch Gewichtsreduktion möglich [100].

b) Gleichzeitig mit der Verbesserung der Glukosetoleranz zeigte sich nach Gewichtsreduktion eine Senkung des Plasmainsulinspiegels in Richtung auf Normalwerte bei vorher bestehendem Hyperinsulinismus [139]. Bedingt ist diese Insulinspiegelabsenkung durch eine Steigerung der Insulinsensitivität nach Gewichtsreduktion [173]. Somit kann ein möglicher atherogener Einfluß eines Hyperinsulinismus auf die Gefäßwand [15, 142] verhindert werden.

c) Eine wirksame Senkung eines erhöhten arteriellen Blutdrucks infolge Gewichtsreduktion ist bekannt [101, 115].

d) Erhöhte Triglyzeride und erhöhtes LDL-Cholesterin im Serum werden durch Gewichtsreduktion gesenkt. Es kommt gleichzeitig zu einem Anstieg der HDL-Cholesterinfraktion [34, 122].

e) Es gibt erste Hinweise für einen positiven Effekt der Gewichtsreduktion auf die diabetische Nephropathie. Vasquez et al. [153] konnten eine Senkung der Eiweißausscheidung im Urin bei proteinurischen Diabetikern nach Gewichtsreduktion feststellen. Welche Bedeutung dieses Phänomen auf das Fortschreiten der Nephropathie haben kann, d.h. ob dem beobachteten Effekt eine protektive Bedeutung zukommt, ist nicht untersucht.

f) Eine geringere Mortalität normgewichtiger Patienten im Vergleich zu Übergewichtigen, insbesondere durch eine Verringerung kardiovaskulärer Erkrankungen, konnte durch umfangreiche statistische Datenauswertungen von Lebensversicherungsgesellschaften nachgewiesen werden [40]. In einer Studie des Verbandes amerikanischer und kanadischer Lebensversicherungen wurden die Daten von knapp 4,6 Mio. Versicherten ausgewertet. Dabei zeigte sich für Versicherte mit einem gering unter dem Broca-Index (Körpergröße in cm – 100 in kg) liegenden Gewicht die niedrigste Sterblichkeit [25].

Unterschiedliche diätetische, verhaltenstherapeutische und chirurgische Maßnahmen sind von medizinischer Seite zur Therapie des Übergewichtes eingesetzt worden. Appetitzügler wurden medikamentös eingesetzt, neuere nebenwirkungsfreie sind in pharmakologischer Erprobung. Selbsthilfeorganisationen, wie die „Weight watchers", erteilen Ratschläge und tragen zur Willensstärkung des Übergewichtigen bei.

Jede Therapie führt initial zum Erfolg, wenn der Übergewichtige gewillt ist. Solange eine regelmäßige ärztliche Betreuung vorhanden ist, zeigt das Gewichtsprotokoll zufriedenstellende Ergebnisse. Doch kaum ein Arzt wird sich täglich um den Gewichtsverlauf seiner übergewichtigen Patienten kümmern können. So gibt es praktisch keine Arbeit, in der ein anhaltender Erfolg der Gewichtsreduktion dokumentiert ist [14, 39, 48, 62, 144, 145, 168].

Mit Ausnahme der chirurgischen Maßnahmen führen alle sonstigen Maßnahmen bei der Mehrheit der Patienten zu unbefriedigenden Langzeitergebnissen. Chirurgische Maßnahmen, wie jejunoilealer oder gastraler Bypass, sind zwar effektiv zur Bekämpfung des Übergewichtes durch Reduktion der Nahrungsresorption, massive Komplikationsmöglichkeiten rechtfertigen jedoch nicht deren Durchführung [78, 172].

Für die schlechten Langzeitergebnisse in der konservativen Therapie des Übergewichtes gibt es verschiedene Erklärungsversuche:

a) Untersuchungen an eineiigen Zwillingen, an adoptierten Kindern und allgemeine Familienuntersuchungen ergaben Hinweise auf eine genetische Ursache des Übergewichtes [21, 50, 146–148].
b) Ernährungsstudien haben gezeigt, daß ein Teil der Übergewichtigen weniger essen als Normgewichtige und doch ihr Gewicht halten [85]. Dies weist auf eine unterschiedliche Energieausnutzung der Nahrung bei Übergewichtigen hin. Es konnte sogar gezeigt werden, daß eine Reduktion der Nahrungszufuhr durch eine verbesserte Energieausnutzung der Nahrung kompensiert wird, so daß eine Kalorienreduktion nicht die erwartete Gewichtsreduktion zur Folge hatte [42, 107].
c) Andere Übergewichtige haben ein gestörtes Regulationssystem für ihr Körpergewicht [85].
d) Psychologische Faktoren spielen sicherlich eine bedeutende Rolle.

Weitere Untersuchungen werden durchgeführt, die auch eine gastrointestinale oder zentrale hormonelle Störung mit fehlender oder verminderter zentraler Registrierung der Sättigung diskutieren.

Welches ist die beste Diät für eine effektive und komplikationslose Gewichtsreduktion?

Es gibt keine rationale Begründung für eine einseitige Kost. Da kurzzeitige Erfolge durch praktisch jede Diät erreicht werden können, ist eine geschmacklose oder monotone Kost nicht erforderlich. Die Schwierigkeit der Diättherapie liegt darin, den einmal erreichten Erfolg auch zu halten. Bei einer einseitigen Kost aber wird man nicht mit einer anhaltenden Compliance des Patienten rechnen dürfen. Daher ist eine ausgewogene Diät anzustreben.

Auch eine Diät mit extrem niedriger Kalorienzufuhr ist nur über eine begrenzte Zeit durchführbar und bei nicht ausreichender Flüssigkeitszufuhr nicht ungefährlich. Wie oben ausgeführt kommt es bei Kalorienreduktion zu einer verbesserten Ausnutzung der in der Nahrung enthaltenen Energie. Um diesen Effekt zu überwinden, ohne jedoch gleichzeitig eine den Patienten stark belastende Therapie durchzuführen, ist eine Reduktion der Kalorienzufuhr um 25–50% der Normalmenge ausreichend und wird sicher zur Gewichtsreduktion führen [30]. Eine konstante Gewichtsabnahme von ca. 0,5 bis 1 kg pro Woche ist anzustreben. Dabei sollte auf ausreichende Flüssigkeitszufuhr geachtet werden.

Um den erzielten Erfolg zu halten, sind weiter unterstützende Maßnahmen erforderlich. Selbsthilfegruppen oder auch eine gleichzeitig mit der Diät begonnene Verhaltenstherapie, die den Patienten zu Selbstbeobachtung und Selbstbewertung anhält, sind empfehlenswert [26, 46, 118, 143, 167].

Der behandelnde Arzt kann durch wiederholtes Gespräch mit dem Patienten über sein Gewicht und durch regelmäßige Kontrollen mittels vom Patienten zu führendem Ernährungs- und Gewichtsprotokoll dem Übergewichtigen die große Bedeutung der Gewichtskontrolle immer wieder verdeutlichen [101]. Nur durch kontinuierliche Betreuung und Motivierung ist ein dauerhafter Erfolg zu erwarten (zum Ernährungsverhalten s. auch Beitrag Pudel).

Sport als therapeutisches Prinzip?

Welche Bedeutung haben Sport und Bewegung bei der Therapie des Diabetes und seiner Folgeerkrankungen? Nicht jeder Untersucher befürwortet den therapeutischen Einsatz von körperlicher Aktivität bei Diabetikern, und nicht jeder Diabetiker darf uneingeschränkt Sport betreiben. Dies liegt einerseits an den möglichen negativen Konsequenzen auf bereits vorbestehende Komplikationen des Diabetes und andererseits an den möglichen metabolischen Konsequenzen bei ungenügender Stoffwechselkontrolle.

Hypoglykämien als Folge der gesteigerten Glukoseverwertung in der Muskulatur im Rahmen der sportlichen Betätigung sind keine Ausnahme [13, 86, 121]. Die zur Wiederauffüllung der Glykogenspeicher in Muskulatur und Leber notwendigen Mengen Glukose können auch noch nach Beendigung der körperlichen Aktivität zu einer Blutzuckerabsenkung führen. So sind die Glykogenspeicher der Muskulatur auch bei ausreichender Kohlenhydratzufuhr erst nach 12–14 h wieder gefüllt [95, 96]. Die Glykogenspeicher der Leber benötigen eine noch längere Erholungszeit [37, 61], die Ausgangswerte sind nach 14 h noch nicht erreicht und können nach vorhergegangener völliger Entleerung erst nach 24 h wieder aufgefüllt sein [37, 61]. Ohne ausreichende Zufuhr von Kohlenhydraten kommt es wesentlich langsamer zu einer Erholung der Speicher [94].

Gerade bei ungenügend eingestellten bzw. kontrollierten Typ-I-Diabetikern kann die vorhandene Insulinmenge im Blut zu gering sein, um den Minimalbedarf bei muskulärer Tätigkeit zu decken. Glukose kann dann nicht adäquat in die Muskulatur eingebaut werden, gleichzeitig führt die ungehemmte hepatische Glukoneogenese aber zu einer Steigerung des Blutzuckers. Folglich steigt in diesem Falle unter körperlicher Betätigung der Blutglukosespiegel weiter an, anstatt wie erwartet abzufallen. Zusätzlich besteht unter Insulinmangel eine gesteigerte Lipolyse zur Energiegewinnung über die Fettspeicher. In deren Folge steigt die Serumkonzentration der in ZNS, quergestreifter Muskulatur und Niere verwertbaren Ketonkörper an, und der Typ-I-Diabetiker ist durch eine Ketoazidose bedroht.

Vorbestehende mikroangiopathische Komplikationen des Diabetes können aggraviert werden. Insbesondere körperliche Belastungen, die zu einer Erhöhung des intrathorakalen Drucks führen, wie Gewichtheben, Stemmen, Ringen, aber im übrigen auch das Blasen eines Blasinstrumentes, man denke nur an die hohen Druckbelastungen beim Oboen-, Fagott-, Saxophon- oder Trompetenspiel, können bei bestehender Retinopathie zu Netzhautablösungen oder Hämorrhagien führen und somit plötzliche Visusverschlechterungen verursachen.

Bei Diabetikern mit einer proteinurischen Nephropathie konnte unter sportlicher Betätigung eine vorübergehende Zunahme der Proteinausscheidung im Urin beobachtet werden [102, 154]. Welche Bedeutung dieser Beobachtung zukommt, ist nicht entschieden. Bedenkt man, daß auch Gesunde eine, wenn auch geringe Proteinausscheidung, im Urin nach extensiver körperlicher Belastung aufweisen können, ohne daß damit eine Tendenz zur Entwicklung einer Nephropathie bekannt wäre, so sind weitere Untersuchungen zu diesem Phänomen bei Diabetikern zur Beurteilung erforderlich.

Erwähnt seien auch die Risiken der körperlichen Belastung bei bereits bestehender Neuropathie des Diabetikers. Eine periphere sensomotorische Polyneuropathie mit Minderung von Tiefensensibilität, Schmerz, Temperatur und Lagesinn begünstigt bekanntlich die Entstehung von Ulzera und Arthropathien. Eine Verletzung wird durch verminderte Schmerzempfindung oftmals verkannt und führt bei Diabetikern häufiger zu Komplikationen, wie z. B. Infektionen.

Eine autonome Neuropathie führt zu einer eingeschränkten körperlichen Belastbarkeit [141]. Bei beginnender kardialer autonomer Neuropathie kommt es zu einer abnormen Beschleunigung der Herzfrequenz unter ergometrischer Belastung [19, 141]. Die maximale Reaktion des Herzens auf ergometrische Belastungen ist deutlich reduziert [55, 56, 98]. Besteht neben der kardialen autonomen Neuropathie gleichzeitig auch eine koronare Herzerkrankung, so besteht eine besondere Gefahr bei Diabetikern: schmerzlose Ischämien und insbesondere stumme Myokardinfarkte werden nicht registriert. Nach Untersuchungen von Soler et al. [136] verlaufen 30% aller diagnostizierten Herzinfarkte bei Diabetikern stumm. Nichterkennung einer Ischämie, d. h. Fehlen von Angina-pectoris-Beschwerden als Warnsymptom, begünstigt das Entstehen von Myokardinfarkten unter Belastung. Verzögerte Diagnosestellung eines schmerzlosen Myokardinfarktes und daraus folgende verzögerte medizinische Überwachung erhöhen wiederum signifikant die Mortalität (47%) verglichen mit schmerzhaften Myokardinfarkten (35%) [136]. Gehäufte Fälle eines plötzlichen Herztodes sind bei Diabetikern beschrieben, insbesondere bei bestehender autonomer kardialer Neuropathie [109].

Aus den möglichen negativen Auswirkungen der körperlichen Belastung für den Diabetiker ergeben sich bereits folgende Konsequenzen:

a) Eine ärztliche Untersuchung des Diabetikers vor Beginn regelmäßiger sportlicher Betätigung ist zu fordern. Zu dem Untersuchungsprogramm sollte gehören: Hb_{A1} bzw. Hb_{A1c}, Plasmaglukose und -lipide sowie Glukose und Ketonkörper im Urin zur Kontrolle der Stoffwechseleinstellung; Fundoskopie zur Beurteilung der Netzhaut und zum Ausschluß einer Retinopathie; 24-h-Urinmessung auf Eiweiß, Kreatinin und Harnstoffkontrolle im Serum zum Ausschluß einer Nephropathie; Blutdruckkontrolle und EKG, im Zweifel auch ein Belastungs-EKG, um die kardiale Durchblutungssituation auch unter Belastung beurteilen zu können.
Muskeleigenreflexe und ggf. auch Vibrationsempfindlichkeitsmessung mittels neurologischer Stimmgabel, sollten sich anamnestisch Hinweise (s. unten) auf eine Neuropathie ergeben (Parästhesien, Taubheitsgefühl). Folgende Übersicht zeigt ein Untersuchungsprogramm für den sportlich aktiven Diabetiker:

Stoffwechselkontrolle:	Blutzucker/-fette u. a.
Kardiale Untersuchung:	Blutdruckmessung, EKG, ggf. Belastungs-EKG
Renale Abklärung:	Retentionswerte, Urinstatus
Augenuntersuchung:	Fundoskopie
Neurologische Abklärung:	Muskeleigenreflexe, Sensibilität, Motorik

b) Der Diabetiker sollte angehalten werden, regelmäßige Selbtmessungen von Blutzucker, Urinzucker und Ketonkörpern im Urin durchzuführen. Er muß über die Gefahren des Sportes bei zu hohen Blutzuckerwerten oder bei positivem Ketonkörpernachweis aufgeklärt sein. So sollte bei Blutzuckerwerten über 250 mg/dl oder Nachweis von Ketonkörpern im Urin zuerst eine Verbesserung der Stoffwechseleinstellung erreicht werden. Ein erhöhter Blutdruck sollte gut eingestellt sein, ggf. ist auch die Selbstmessung des Blutdruckes erforderlich.

c) Der Diabetiker muß auch über die Möglichkeit von Unterzuckerungen während und auch noch nach der körperlichen Betätigung aufgeklärt sein. Er sollte lernen, durch Kohlenhydratzufuhr oder Reduktion seiner zuckersenkenden Medikamente vor und ggf. nach Belastung diese Unterzuckerungen abzufangen.

Neben den Kontraindikationen bzw. Gefahren, die die sportliche Betätigung bei Diabetikern mit sich bringt, werden die möglichen positiven Auswirkungen in der Literatur diskutiert:

Eine positive Wirkung der körperlichen Betätigung auf den momentanen Blutzucker ist hinreichend bekannt und dokumentiert [13, 86]. Durch Einbau von Glukose während sportlicher Belastung in die Muskulatur mit nur relativ geringem Bedarf an Insulin kommt es zu weitgehend insulinunabhängiger Senkung des Blutzuckers [12, 158].

Allerdings konnten bisherige Untersuchungen keinen Langzeiteffekt der Bewegungsübungen auf die Stoffwechseleinstellung bei Typ-I-Diabetikern erbringen [159]. Typ-I-Diabetiker wurden in einer Studie täglich über 12 Wochen gleichmäßig sportlich trainiert. Dabei wurden die Blutwerte (Blutzucker und Hb_{A1}) und die Nahrungsaufnahme der Probanden kontinuierlich überwacht. Obgleich es nach jeder Übung zu nachweislicher Senkung des Blutzuckers kam, konnte die Langzeiteinstellung des Diabetes nicht verbessert werden. Der Grund lag in der gesteigerten Nahrungsaufnahme der Probanden nach den Übungen, so daß es hierdurch wieder zu einem entsprechenden und zum Teil überschießenden Blutzuckeranstieg kam [174].

Eine andere Studie mit Typ-II-Diabetikern zeigte dagegen nach regelmäßigen körperlichen Übungen eine deutliche Senkung des Hb_{A1} im Verlauf der Untersuchung [127]. Inwieweit die Studienbedingungen mit der meist besseren ärztlichen Betreuung und darausfolgenden höheren Patientencompliance die Ergebnisse dieser Untersuchung beeinflußt haben, ist nicht zu ermitteln.

Vorerst ist aus diesen Untersuchungen zu folgern, daß man Sport zur Senkung des Blutzuckers zwar einsetzen kann, jedoch nicht erwarten darf, daß eine Verbesserung der dauerhaften Blutzuckereinstellung hierdurch zwangsweise erfolgt. Vielmehr muß gleichzeitig eine gute Diabetikerschulung den sportlich aktiven Diabetiker anlernen, diesen blutzuckersenkenden Effekt auch dauerhaft gewinnbringend einzusetzen.

Positive Wirkung auf die Gewichtsreduktion durch körperliche Betätigung wurde beschrieben. Langzeituntersuchungen existieren jedoch nicht [53, 117]. Gleichzeitig wird auch durch körperliche Aktivität die Insulinsensitivität der Insulinrezeptoren verbessert [16, 121, 137].

Dies hat eine Senkung des Insulinspiegels zur Folge und kann damit das kardiovaskuläre Risiko durch Hyperinsulinismus senken [15, 142]. Dieser Effekt wurde bislang nur direkt nach sportlicher Betätigung nachgewiesen [20], und längerfristige positive Auswirkungen des Sports auf die Insulinsensitivität der Insulinrezeptoren bleiben zu beweisen. Dennoch erscheint schon jetzt die „Bewegungstherapie" für den Typ-II-Diabetiker, dessen Erkrankung Folge der Insulinresistenz der Rezeptoren ist, ein nicht zu vernachlässigendes Therapiekonzept.

Eine positive Wirkung der körperlichen Aktivität auf die mit dem Diabetes assoziierten Störungen Hyperlipoproteinämie und arterielle Hypertonie ist mehrfach beschrieben worden (s. hierzu auch Beitrag Völker). LDL- und VLDL-Cholesterin sowie Triglyzeridkonzentrationen im Serum sinken bei Wettläufern und ähnlich aktiven Sportlern ab [63, 91], das gefäßprotektive HDL-Cholesterin steigt an [119, 170, 171]. Hierzu sind jedoch entsprechend hohe und langdauernde Belastungen erforderlich, wie sie normalerweise wohl nicht vom Patienten abverlangt werden können. Nichtregelmäßige Belastung führt jedoch zu keiner wirksamen bzw. ausreichenden Senkung der Plasmalipide und kann darüber dann auch nicht gefäßprotektiv wirken.

Für Übergewichtige konnte Horton [59] eine positive Wirkung der körperlichen Aktivität auf die Höhe des Blutdruckes nachweisen.

Hämorrheologische Untersuchungen konnten zeigen, daß körperliche Aktivität über längere Zeiträume einen positiven Effekt auf die Fließeigenschaften des Blutes hat. Insbesondere die Plasmaviskosität ist nachweislich vermindert [29]. Bei maximaler Akutbelastung am Fahrradergometer aber zeigten sich gegensinnige Auswirkungen auf Plasmaviskosität, Hämatokrit, Erythrozytenverformbarkeit und Erythrozytenaggregation bei gesunden Probanden [124]. Eine sichere Erklärung für dieses Phänomen gibt es noch nicht. Ähnliche Ergebnisse erhielten Benner u. Geeren [11] auch bei geringerer körperlicher Belastung an Patienten mit atherosklerotischen Veränderungen.

Damit ist auch aus hämorrheologischer Sicht eine körperliche Belastung kardiovaskulärer Risikopatienten nicht empfehlenswert.

Betrachtet man Wirkung und Nebenwirkung der körperlichen Aktivität des Diabetikers, so kommt man zu folgendem Schluß:
- Eine sorgfältige Abwägung der Risiken nach eingehender ärztlicher Untersuchung ist vor Beginn einer Bewegungstherapie erforderlich; im Zweifel, d. h. bei bereits bestehenden Komplikationen, die aggraviert werden könnten (s. oben), ist eher von stärkeren Belastungen abzuraten,
- Ein positiver Effekt der Bewegungstherapie ist nur in geringem Maße auf die Hyperlipoproteinämie und die Hypertonie zu erwarten. Ein unmittelbarer positiver Effekt der Bewegungstherapie auf den Blutzucker und auf die Insulinresistenz ist bewiesen, nicht aber ein Langzeiteffekt.

Diabetikerschulung und Compliance des Patienten

Bei der diätetischen Beratung des diabetischen Patienten stößt man immer wieder auf einen Widerspruch: auf der einen Seite die wissenschaftlichen Diskussionen um die Wirksamkeit verschiedener Diäten, auf der anderen Seite der Patient, der oftmals selbst einfache Prinzipien der Diät nicht achten mag. So ist es in allererster Linie in der Praxis immer wieder wichtig, den Patienten auf die Diät anzusprechen und ihm die Notwendigkeit einer Einhaltung dieser Prinzipien vor Augen zu führen. Man sollte dem Patienten verdeutlichen, mit welchen einfachen, nichtmedikamentösen Mitteln er Einfluß nehmen kann auf seinen Krankheitsverlauf.

„Lieber sterbe ich ein paar Jahre früher, als ein Leben lang diese Diät einzuhalten!" so erklärt der Diabetiker gern seine Noncompliance.

Aber ein schlecht eingestellter Blutzucker führt vor allen Dingen zu einer Verschlechterung der Lebensqualität, und dies unter Umständen über Jahrzehnte hinweg! Mit einer Claudicatio intermittens leben zu müssen, an einer schmerzhaften Polyneuropathie zu leiden, die den Patienten nachts aus dem Schlaf quält oder gar mit einer Visusminderung zu leben, das ist nicht erstrebenswert!

Gern wird auch die eigene Compliance zu den ärztlichen Therapieempfehlungen als hoch eingeschätzt, obgleich die Untersuchungen ergeben, daß dies nicht der Fall ist. Oder die Therapiemaßnahmen werden vom Patienten zu seinen Gunsten aber zuungunsten der Blutzuckereinstellung verändert [150].

Die Möglichkeit, eine Diabetikerschulung zu besuchen, sollte heute jeder Diabetiker haben. Die Diabetikerschulung soll:
- dem Diabetiker zeigen, wie er sich mit verschiedenen Situationen zurechtfinden kann, ohne daß die Erkrankung ihn hindert und ohne daß er die Erkrankung vernachlässigt (er soll z.B. aus dem Speisenangebot in der Kantine oder im Restaurant die für ihn akzeptablen Speisen auswählen können; er soll beim Sport seine Ernährung anpassen können, um somit Hypoglykämien zu vermeiden; richtiges Verhalten bei Flugreisen mit Zeitverschiebung, bei Nachtdiensten oder bei längeren Autofahrten muß erlernt werden),
- ihm die Bedeutung einer guten Stoffwechselkontrolle für seine Gesundheit und seine Lebensqualität verdeutlichen,
- ihn durch möglichst viele praktische Übungen aufmuntern, die gelernten Prozeduren auch zu Hause wie selbstverständlich durchzuführen.

Zu den in der Diabetikerschulung durchzuführenden Übungen sollten zählen:
- die Harn-/Blutzuckerselbstmessung sowie die verantwortliche Reaktion auf Zeichen oder Nachweis eines Unter- oder Überzuckers,
- die Diätberechnung und Diätverteilung über den Tag, am sinnvollsten durch gemeinsames Kochen, Kochpläne, Rezepte und durch gemeinsames Berechnen von eigenen Rezepten; auch gemeinsame Einkaufsgänge sind sinnvoll: was darf ich kaufen, was nicht, woran erkenne ich die glukosehaltigen Nahrungsmittel, wieviel kcal, wieviele Broteinheiten haben die einzelnen Fertiggerichte?
- Auch über theoretische Grundlagen des Diabetes, besonders über die Diabetesentstehung, sollte der Diabetiker aufgeklärt sein. Wie wichtig ist es für den Übergewichtigen zu verstehen, warum sein Diabetes so eng mit seinem Übergewicht zusammenhängt, daß er eine deutliche Verbesserung seiner Stoffwechselsituation durch Gewichtsreduktion erzielen kann! Die Pathomechanismen der möglichen Folgeerkrankungen eines schlecht eingestellten Diabetes kann der

Schulungsleiter durch vereinfachte Darstellung erklären und somit die Notwendigkeit einer guten Stoffwechselkontrolle verständlich machen.
– Schließlich soll dem Diabetiker in der Gruppe die Möglichkeit gegeben werden, Erfahrungen auszutauschen und mit anderen Diabetikern zu reden, damit er sieht, daß er beileibe mit seiner Erkrankung nicht allein ist!

Für den niedergelassenen Arzt ergeben sich für die Diabetikerbetreuung folgende Aufgaben, um die Compliance des Patienten zu verbessern:

Nur wenn der Patient merkt, wie wichtig dem Arzt Diät und Diäteinhaltung sind, wenn er regelmäßig zur Führung eines Ernährungs- und Gewichtsprotokolls angehalten wird, wenn er immer wieder über Diätmaßnahmen und Bedeutung der Stoffwechselkontrolle aufgeklärt wird, wird er die Bedeutung der diätetischen Maßnahmen erfassen und weitgehend einhalten. Der behandelnde Arzt sollte einfache Graphiken und Berechnungstabellen zur Veranschaulichung der diätetischen Maßnahmen und deren Einfluß auf diabetische Komplikationen bereithalten. Auf die individuellen Beschwerden und Probleme des Patienten (z. B. auch Potenzstörungen) sollte eingegangen werden, um ihm das Gefühl der guten ärztlichen Betreuung zu vermitteln.

So tragen Diabetikerschulung im Diabetikerzentrum und kontinuierliche Betreuung des Patienten durch den niedergelassenen Arzt gleichermaßen zu einer verbesserten Compliance des diabetischen Patienten bei.

Praktische Hinweise

Die nichtmedikamentöse Therapie des Diabetikers besteht aus folgenden 4 Punkten:
1. Diät,
2. Gewichtsreduktion bei Übergewicht,
3. körperliche Betätigung (Sport),
4. Behandlung zusätzlicher bzw. assoziierter Gefäßrisikofaktoren.

Diabetesdiät

Die Verteilung der Nahrungsbestandteile in der Diät sieht für Diabetiker wie für Nichtdiabetiker gleich aus. Der Anteil der einzelnen Nahrungsbestandteile an der Gesamtenergiezufuhr (in kcal) sollte etwa wie folgt aussehen:

Proteine 12–15%, Fette 30%, Kohlenhydrate 55–58%.

Komplexe Kohlenhydrate sind den schnell resorbierbaren Mono- und Disacchariden vorzuziehen. Eine reichliche Zufuhr von Ballaststoffen führt zusätzlich zu einer verzögerten Aufnahme von Kohlenhydraten und damit zu einem gleichmäßigeren Blutzuckerspiegel. Ballaststoffe bedingen eine geringere Energiedichte der einzelnen Lebensmittel, sättigen eher und erleichtern damit gleichzeitig die Gewichtsreduktion.

Unverdauliche **komplexe Kohlenhydrate** und **Ballaststoffe** sind enthalten in
- Vollkorngetreideprodukten (unpolierter Reis, Brot),
- rohem Obst,
- rohem Gemüse.

Um der verzögerten Insulinfreisetzung gerecht zu werden, sind 5–7 Mahlzeiten am Tag günstig, da hierdurch eine gleichmäßige Verteilung der Kohlenhydrate ermöglicht und starke Schwankungen des Blutzuckers vermieden werden. Sinnvoll ist es, zum Frühstück, Mittagessen und Abendessen je $^1/_4$ der Gesamttageskalorienzufuhr einzunehmen. Das verbleibende Viertel wird auf die Zwischenmahlzeiten am späten Vormittag, am Nachmittag und am späteren Abend aufgeteilt.

Individuell notwendige Anpassungen dieser Verteilungsregel ergeben sich aus dem Blutzucker-Tagesverlauf.

Die erforderliche Tagesenergiezufuhr eines jeden Patienten errechnet sich aus dem Energiebedarf, der vom Körpergewicht und der körperlichen Belastung abhängig ist. Dazu muß man das Sollgewicht und den Energiebedarf kennen:
- Das Sollgewicht nach dem Broca-Index errechnet sich wie folgt:
  Körpergröße (cm) – 100 = Sollgewicht (kg).
- Der Gesamtenergieumsatz pro Tag ist die Summe aus Grundumsatz (Abb. 9) und Leistungszuwachs (Abb. 10 und Tabelle 1).

So hat z.B. eine 35jährige Frau einen Grundumsatz von 1400 kcal pro Tag (Abb. 9). Ist sie z.B. Verkäuferin, gehört also der Klasse der Mittelschwerarbeiter an, so hat sie bei einem Sollgewicht von 60 kg einen zusätzlichen Leistungszuwachs von etwa 950 kcal/Tag (Abb. 10 und Tabelle 1). Ihr Gesamtenergieumsatz beträgt damit 1400 + 950 = 2350 kcal/Tag.

Mit Hilfe von Nährwerttabellen (z.B. **Kleine Nährwerttabelle** der Deutschen Gesellschaft für Ernährung; im Buchhandel erhältlich) läßt sich der Energiegehalt der Mahlzeiten leicht errechnen.

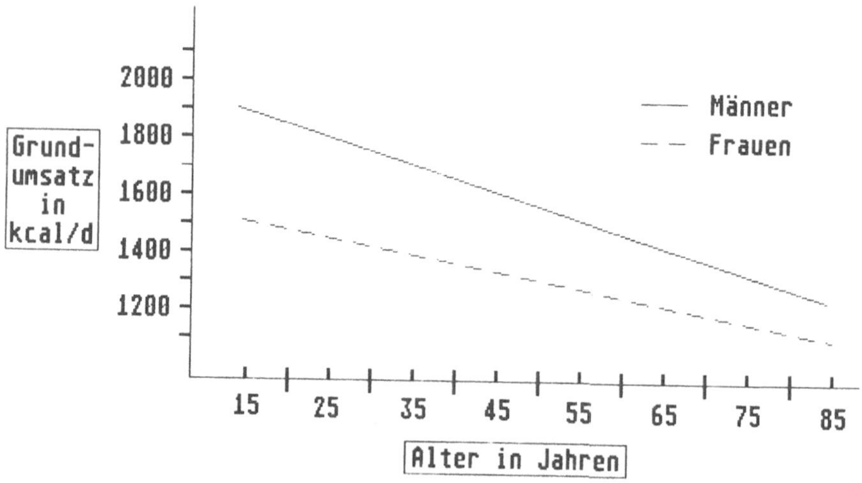

Abb. 9. Grundumsatz (in Abhängigkeit von Alter und Geschlecht)

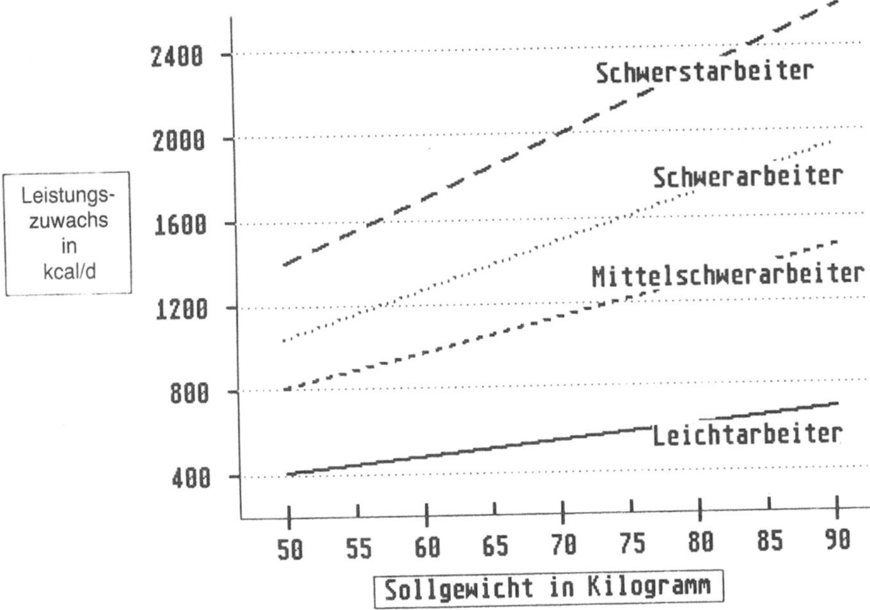

Abb. 10. Leistungszuwachs (in Abhängigkeit vom Sollgewicht)

Tabelle 1. Beispiele für die einzelnen Berufsschweregruppen

Leichtarbeiter	Büroangestellte, Taxifahrer, Feinmechaniker, Laboranten, Fließband-arbeiter,
Mittelschwerarbeiter	Verkäufer/in, Maler, Hauswirtschafter, Mechaniker, Schneider, Hausfrau, Briefträger, Schlachter,
Schwerarbeiter	Maurer, Bauzimmerer, Dachdecker, Masseur/in, landwirtschaftliche Tätigkeiten, Leistungssportler
Schwerstarbeiter	Hochofenarbeiter, Steinbrucharbeiter, Stahlarbeiter, Holzfäller, Hochleistungssportler

Gewichtsreduktion bei Übergewicht

Vorteile der Gewichtsreduktion sind:
- Verringerung der Insulinresistenz, dadurch Besserung der diabetischen Stoffwechsellage, evtl. Rückführung von Insulin- zu Tabletten- oder reiner Diättherapie oder sogar zu normaler Glukosetoleranz bei Typ-II-Diabetikern.
- Günstiger Einfluß auf diabetesassoziierte Gefäßrisikofaktoren, d. h. Senkung von Blutfetten und erhöhten Blutdruckwerten.

Bei Übergewicht hat sich eine einheitliche Tageskost von 1000–1200 kcal bewährt. Körperlich aktive Jugendliche können 1500–1800 kcal am Tag erhalten.

Niedrigere Energiezufuhr führt oftmals zur einseitigen Ernährung und wird vom Patienten bereits nach kurzer Zeit nicht mehr toleriert. Eine Nulldiät ist wegen hohen Risiken (Todesfälle durch Herzrhythmusstörungen wie Kammerflimmern) und der fehlenden Möglichkeit, ein besseres Ernährungsverhalten zu erlernen, gegenüber einer Reduktionskost von 1000–1200 kcal abzulehnen.

Bewegung/Sport als Therapiemaßnahme

Die möglichen **positiven Einflüsse** der körperlichen Betätigung auf Gefäßrisiko-faktoren bei Diabetikern sind:
- Senkung des Blutzuckers,
- Gewichtsreduktion durch erhöhten Kalorienbedarf,
- Verbesserung der Insulinsensitivität der Insulinrezeptoren,
- Senkung der Serumlipide,
- Blutdrucksenkung,
- positive hämorrheologische Auswirkungen.

Eingeschränkt wird der mögliche positive Effekt der körperlichen Betätigung als Therapie der diabetisch bedingten Herz-Kreislauf-Erkrankungen durch
- bereits herabgesetzte Koronarreserve oder Claudicatio intermittens des Diabe-tikers,
- bestehende neuropathische Veränderungen und
- mögliche Stoffwechselentgleisungen.

Vor Beginn der sportlichen Betätigung ist daher eine ärztliche Untersuchung und Aufklärung des Diabetikers unabdingbar.

Der Patient muß z. B. auch über das richtige diätetische Verhalten, über die Möglichkeit von Hypoglykämien, aber auch von Entgleisungen bei vorher schlecht eingestellten Blutzuckerwerten aufgeklärt werden. Er muß lernen, seine Füße regelmäßig auf mögliche Verletzungen zu untersuchen.

An folgende **Gefahren** ist zu denken:
- **Fehlende Schmerzempfindung** an den Fußzehen bei der peripheren Polyneuro-pathie kann zu unbemerkten Verletzungen führen.
- Durch **Schmerzlosigkeit koronarer Ischämien** können kardiale Ereignisse unbe-merkt bleiben und so eine rechtzeitige medizinische Intervention ausbleiben.
- Die kardiale autonome Neuropathie kann zur Fixierung der Herzfrequenz und zu **Orthostasestörungen** führen.
- Bei vorbestehender Retinopathie können **Glaskörperblutungen** durch erhöhte arterielle Blutdruckwerte während körperlicher Betätigung ausgelöst werden.
- Zusätzlich kann es bei schlecht eingestelltem Diabetes mit ausgeprägtem Insu-linmangel und Blutzuckerwerten über 350 mg/dl zur **hyperglykämisch-ketoti-schen Stoffwechselentgleisung** kommen.

- Andererseits kann der gut eingestellte Diabetiker unter körperlicher Belastung durch weitgehend insulinunabhängigen Einbau von Glukose in die Muskulatur leicht in einen **hypoglykämischen Zustand** gelangen.
- **Hypoglykämien** können bei bestehender autonomer Neuropathie unbemerkt bleiben.

Regelmäßiges körperliches Training sollte möglichst zur gleichen Tageszeit stattfinden. Damit kann die jeweils erforderliche Energiezufuhr bzw. die erforderliche Insulinreduktion besser vorausgesehen und eingeplant werden.

Als **regelmäßige körperliche Aktivität** kommen z. B. in Betracht: Schwimmen, Radfahren, Laufen, Tennis, Tischtennis, Skifahren (besonders Skilanglauf), Heimtrainer.

Sportarten in der Gruppe sind gegenüber Einzelkämpfersportarten zu bevorzugen: plötzlich auftretende Hypoglykämien mit Schocksymptomatik, z. B. bei Surfern oder Drachenfliegern, können einen fatalen Ausgang nehmen!

Die **Anpassung der Diabetestherapie** erfolgt entweder über vermehrte Kohlenhydrataufnahme (schnell resorbierbare und verwertbare Kohlenhydrate) oder über reduzierte Insulin- bzw. Antidiabetikadosis:

- Abhängig von der geplanten Belastung werden 1–3 BE (d. h. 12–36 g Kohlenhydrate) 15 min vor der körperlichen Aktivität aufgenommen. Bei Belastungen über 1 h hinaus werden weitere 1–3 BE für jede folgende Stunde mittels schnell resorbierbarer Kohlenhydrate zugeführt.

Oder:
- Die Insulindosis wird um 25% (bis 50%) bei länger anhaltender körperlicher Belastung reduziert (z. B. Skiwochenende).

Dabei ist darauf zu achten, daß auch noch nach der sportlichen Aktivität der Blutzucker sinken kann. Deshalb sollte der Blutzucker auch noch 2–3 h nach der körperlichen Belastung geprüft werden; ggf. sollte die abendliche Insulindosis erniedrigt oder zusätzlich Broteinheiten ergänzt werden.

Patientenaufklärung und -betreuung

Alle therapeutischen Vorschläge haben keinen Sinn, wenn der Patient entweder nicht motiviert ist, sich daran zu orientieren, oder wenn er nicht genügend informiert ist, um diese Maßnahmen sinnvoll einsetzen zu können.

Wiederholte Teilnahme an Diabetesschulungskursen, Besuch von Selbsthilfegruppen sowie die kontinuierliche Betreuung des Diabetikers durch den behandelnden Arzt sind die wichtigsten Voraussetzungen für eine erfolgreiche Therapie und Compliance des Patienten.

Das Führen von Ernährungsprotokoll und Gewichtsprotokoll sowie das Erlernen der Harn- und Blutzuckerselbstbestimmung sind dabei wichtige Grundlagen einer guten Stoffwechseleinstellung. Wichtig ist es, gemeinsam mit dem Patienten die Protokolle sowie die Harn- und Blutzuckerkurven durchzusprechen, um ihm die Bedeutung dieser Maßnahmen deutlich zu machen.

Literatur

1. Aberg H, Lithell H, Selinus I et al. (1985) Serum triglycerides are a risk factor for myocardial infarction but not for angina pectoris: results from a 10-year follow-up of Uppsala Primary Preventive Study. Atherosclerosis 54:89–97
2. Ahrens EH, Hirsch J, Ottle K et al. (1961) Carbohydrate-induced and fat induced lipemia. Trans Assoc Am Physicians 74:134
3. Akgun S, Ertel NH (1980) A comparison of carbohydrate metabolism after sucrose, sorbitol and fructose meals in normal and diabetic subjects. Diabetes Care 3:582–585
4. Albrink MJ, Lavietes PH, Man EB (1963) Vascular disease and serum lipids in diabetes mellitus: Observation of 30 years (1931–1961). Ann Intern Med 58:305–323
5. Albrink MJ, Newman T, Davidson PC (1979) Effect of high- and low-fiber diets on plasma lipids and insulin. Am J Clin Nutr 32:1486–1491
6. American Diabetes Association (1979) Principle of nutrition and dietary recommendations for individuals with diabetes mellitus. Diabetes Care 2:520–523
7. Anderson JW, Ward K (1979) High carbohydrate, high fiber diets for insulin treated men with diabetes mellitus. Am J Clin Nutr 32:2312–2321
8. Aro A, Uusitupa M, Vontilainen E, Hersio K, Korhonen T, Siitonen O (1981) Improved diabetic control and hypocholesterolemic effect induced by long term dietary supplementation with guar gum in type 2 (insulin-dependent) diabetes. Diabetologia 21:29–33
9. Ashton N, Pedler C (1962) Studies on developing retinal vessels. IX. Reaction of endothelial cells to oxygen. Br J Ophthal 46:257
10. Bell ET (1950) Incidence of gangrene of extremities in non-diabetic and diabetic persons. Arch Pathol 49:469–475
11. Benner KU, Geeren M (1981) The influence of physical exercise on the fluidity of blood in healthy subjects and patients suffering from arterial occlusive disease. Clin Hemorheol 1:296
12. Berger M, Hagg SA, Ruderman NB (1975) Glucose metabolism in perfused skeletal muscle: interaction of insulin and exercise on glucose uptake. Biochem J 146:231–238
13. Berger M, Berchtold P, Cüppers H-J et al (1977) Metabolic and hormonal effects of muscular exercise in juvenile type diabetics. Diabetologia 13:355–365
14. Bernstein RS, Itallie TB van (1979) An overview of therapy for morbid obesity. Surg Clin North Am 59:985–994
15. Biermann EL (1979) Atherosclerosis and lipoproteins in diabetes mellitus. Diabetes 28:580–585
16. Björntorp P, de Jounge K, Sjostrom L, Sullivan L (1970) The effect of physical training on insulin production in obesity. Metabolism 19:631–637
17. Blackburn GL, Read JL (1984) Benefits of reducing revisited. Postgrad Med J 60:13–18
18. Blackburn NA, Redfern JS, Jarvis et al. (1984) The mechanism of action of guar gum in improving glucose tolerance in man. Clin Sci 66:329–336
19. Blum I, Barkan A, Kuritzky A, Doron M, Karp M (1980) Cardiac denervation and other multisystem manifestations caused by isolated autonomic neuropathy in a young diabetic patient. Am J Med Sci 280:87–93
20. Bogardus C, Thuillez P, Ravussin E, Vasquez B, Narimiga M, Azhar S (1983) Effect of muscle glycogen depletion on in vivo insulin action in man. J Clin Invest 72:1605–1610
21. Bouchard C, Sabard R, Despres J, Tremblay A, Leblanc C (1985) Body composition in adopted and biological siblings. Hum Biol 57:61–75
22. British Diabetic Association (1982) Dietary recommendations for diabetics for the 1980's – a policy statement by the British Diabetic Association. Hum Nutr Appl Nutr 36A:378–394
23. Brunzell JD, Lerner RL, Hazard WR, Porte D, Bierman EL (1971) Improved glucose tolerance with high carbohydrate feeding in mild diabetes. N Engl J Med 284:521–524
24. Brunzell JD, Lerner RL, Porte D, Bierman EL (1974) Effect of a fat free high carbohydrate diet on diabetic subjects with fasting hyperglycemia. Diabetes 23:138–142
25. Build study 1979 (1980) Society of Actuaries and Association of Life Insurance Medical Directors of America (eds). Recording a. Statistical Corp, USA
26. Burnett KF, Taylor CB, Agras WS (1985) Ambulatory computerassisted therapy for obesity: a new frontier for behavior therapy. J Consult Clin Psychol 53:698–703

27. Canadian Diabetes Association (1981) Guidelines for the nutritional management of diabetes mellitus: a special report from the Canadian Diabetes Association. J Can Diet Assoc 42:10–118
28. Carlson LA, Bottiger LE, Ahfeldt P-E (1979) Risk factors for myocardial infarction in the Stockholm prospective study: A 14-year follow up focussing on the role of plasma triglycerides and cholesterol. Acta Med Scand 206:351–360
29. Charm E, Kurland G (1980) Blood and plasma viscosity and exercise. Viskositas 2/2:1
30. Clausen JD, Silfen M, Coombs J, Ayers W, Altschul AM (1980) Relationship of dietary regimens to success, efficiency and cost of weight loss. J Am Diet Assoc 77:249–257
31. Collier G, O'Dea K (1983) The effect of coningestion of fat on the glucose, insulin and gastric inhibitory polypeptide responses to carbohydrate and protein. Am J Clin Nutr 37:941–944
32. Collier G, McLean A, O'Dea K (1984) Effect of coningestion of fat on the metabolic responses to slowly and rapidly absorbed carbohydrates. Diabetologia 26:50–54
33. Conrad MC (1967) Large and small artery occlusion in diabetics and non-diabetics with severe vascular disease. Circulation 36:83–91
34. Coronas R, Duran S, Gomez P, Romero H, Sastre A (1982) Modified total fasting and obesity: results of a multicentric study. Int J Obes 6:463–471
35. Crapo PA, Insel J, Sperlin M, Kolterman OG (1982) Comparison of serum glucose, insulin and glucagon responses to different types of complex carbohydrate in non-insulin-dependent diabetic patients. Am J Clin Nutr 34:184–190
35a. Crapo PA, Scarlett JA, Kolterman OG (1982) Comparison of the metabolic responses to fructose and sucrose in sweetened foods. Am J Clin Nutr 36:256–261
36. Danowski TS, Fisher ER, Khurana RC, Nolan S, Stephen T (1972) Muscle capillary basement membrane in juvenile diabetes mellitus. Metabolism 21:1125–1132
37. Devlin JT, Horton ES (1985) Effects of prior high-intensity exercise on glucose metabolism in normal and insulinresistant men. Diabetes 34:973–979
38. Doar JWH, Thompson ME, Wilde CE, Sewell PFJ (1975) Influence of treatment with diet alone on oral glucose tolerance test and plasma sugar and insulin levels in diabetes with maturity-onset diabetes mellitus. Lancet I:1263–1266
39. Drenick EJ, Johnson D (1978) Weight reduction by fasting and semi-starvation in morbid obesity: long-term follow-up. Int J Obes 2:123–132
40. Dublin LI, Marks HH (1951) Mortality among insured overweights in recent years. Trans Assoc Life Insur Med Dir Am 35:235–266
41. Ducimetiere P, Eschwege L, Papoz JL, Claude RJR, Rosselini G (1980) Relationship of plasma insulin levels to the incidence of myocardial infarction and coronary heart disease mortality in a middle-aged population. Diabetologia 19:205–210
42. Editorial (1979) Do the lucky ones burn off their dietary excesses? Lancet II: 115–116
43. Fagans JS, Floyd JC, Knopl RF, Conn JW (1967) Effect of amino acids and protein on insulin secretion in man. Recent Prog Horm Res 23:617–656
44. Ferrannini E, Buzzigoli G, Bonnadonna R et al. (1987) Insulin resistance in essential hypertension. N Engl J Med 317:350–357
45. Floune B, Vidon N, Florent CH, Berrier JJ (1984) Effect of pectin on jejunal glucose absorption and unstirred layer thickness in normal man. Gut 25:936–941
46. Foreyt JP, Goodrick GK, Giotto AM (1981) Limitations of behavioral treatment of obesity: review and analysis. J Behav Med 4:159–174
47. Fuller JH, McCartney P, Colwell LM (1976) Blood sugar as a predictor for coronary heart disease. Diabetologica 11:343
48. Garb JR, Stunkard AJ (1974) Effectiveness of self-help group in obesity control. Arch Intern Med 134:716–720
49. Garcia MJ, McNamara PM, Gordon T, Kannell WB (1974) Morbidity and mortality in diabetics in the Framingham Population: Sixteen year follow-up study. Diabetes 23:105–111
50. Garn SM, Clark DC (1976) Trends in fatness and the origins of obesity. Pediatrics 57:443–456
51. Gatti E, Catenazzo G, Camisasca E, Torri A, Denegri E, Sirtori CR (1984) Effects of guar-enriched pasta in the treatment of diabetes and hyperlipidemia. Ann Nutr Metab 28:1–10

52. Gordon T, Garcia-Palmieri MR, Kagan A, Kannel WB, Schiffmann J (1974) Differences in coronary heart disease in Framingham, Honolulu and Puerto Rico. J Chronic Dis 27:329–344
53. Gwinup G (1975) Effect of exercise alone on the weight of obese women. Arch Intern Med 135:676–680
54. Hadden DR, Montgomery DAD, Skelly RJ, Trimble ER, Weaver JA, Wilson EA, Buchanan KD (1975) Maturity onset diabetes mellitus: response to intensive dietary management. Br Med J 3:276–278
55. Hilsted J, Galbo H, Christensen NJ (1979) Impaired cardiovascular responses to graded exercise in diabetic autonomic neuropathy. Diabetes 28:313–319
56. Hilsted J, Galbo H, Christensen NJ, Parving HH, Benn J (1982) Haemodynamic changes during graded exercise in patients with diabetic autonomic neuropathy. Diabetologia 22:318–323
57. Hoare EM, Barnes AJ, Dormandy JA (1976) Abnormal blood viscosity in diabetes mellitus and retinopathy. Biorheology 13:21
58. Hollenbeck CB, Coulston AM, Reaven GM (1986) Glycemic effects of carbohydrates: a different perspective. Diabetes Care 9:641–647
59. Horton ES (1981) The role of exercise in the treatment of hypertension in obesity. Int J Obes [Suppl 1] 5:165–171
60. Howard-Williams J, Hillson R, Bron A, Awdry P, Mann J, Hockaday T (1984) Retinopathy is associated with higher glycaemia in maturity onset-type diabetes. Diabetologia 27:198–202
61. Hultman E, Nilsson LH (1971) Liver glycogen in man: effect of different diet and muscular exercise. In: Pernow B, Saltin B (eds) Muscle Metabolism During Exercise. Plenum New York, pp 143–151
62. Huse DM, Branes LA, Colligan RC, Nelson RA, Palumbo PJ (1982) The challenge ob obesity in childhood. Mayo Clin Proc 57:279–284
63. Huttunen JK, Lanisimies E, Voutilainen E et al. (1979) Effect of moderate physical exercise on serum lipoprotein. Circulation 60:1220–1229
64. Janka H-U (1986) Herz-Kreislauferkrankungen bei Diabetikern: Schwabinger Studie/Hans Uwe Janka. Urban & Schwarzenberg, München
65. Janka HU, Standl E, Bloss A, Oberparleiter F, Mehnert H (1978) zur Epidemiologie der Hypertonie bei Diabetikern. Dtsch Med Wochenschr 103:1549
66. Janka HU, Standl E, Mehnert H (1980) Peripheral vascular disease in diabetes mellitus and its relation to cardiovascular risk factors: screening with the Doppler ultrasonic technique. Diabetes Care 3/2:207–213
67. Jarrett RG (1981) More about carbohydrates. Diabetologica 21:427–429
68. Jenkins DJA, Leeds AR, Gassull MA, Cochet B, Alberti KGMM (1977) Decrease in postprandial insulin and glucose concentrations by guar and pectin. Ann Intern Med 86:20–23
69. Jenkins DJA, Wolever TMS, Taylor R, Reynolds D, Nineham R, Hockaday TDR (1980) Diabetic glucose control, lipids, and trace elements on long term guar. Br Med J 1:1353–1354
70. Jenkins DJA, Wolever TMS, Taylor RH et al. (1981) Glycemic index of foods: A physiological basis for carbohydrate exchange. Am J Clin Nutr 34:362–366
71. Jenkins DJA, Wolever TMS, Taylor RH, Barker HM, Fielden H, Gassull MA (1981) Lack of effect of refinning on the glycemic response to cereals. Diabetes Care 4:509–513
72. Jenkins DJA, Thorne MJ, Camelon K et al (1982) Effect of processing on digestibility and the blood glucose response: a study of lentils. Am J Clin Nutr 36:1093–1101
73. Jenkins DJA, Wolever TMS, Taylor RH et al. (1982) Slow release dietary carbohydrate improves second meal tolerance. Am J Clin Nutr 35:1339–1346
74. Jenkins DJA, Wolever TMS, Jenkins AL et al. (1983) The glycemic index of foods tested in diabetic patients. A new basis for carbohydrate exchange favouring the use of legumes. Diabetologia 24:257–264
75. Jenkins DJA, Wolever TMS, Jenkins AL, Lee R, Wong GS, Josse RG (1983) Glycemic response to wheat products: Reduced response to pasta but no effect of fiber. Diabetes Care 6:155–159

76. Jenkins DJA, Wolever TMS, Kalmusky J et al. (1985) Low glycemic index carbohydrate foods in the management of hyperlipidemia. Am J Clin Nutr 42:604–617
77. Jenkins DJA, Wolever TMS, Jenkins AL (1988) Starchy foods and glycemic index. Diabetes Care 11:149–159
78. Joffe SN (1981) Current status of jejunoileal bypass for obesity. Lancet I, 1:93
79. Juhan I, Buonocore M, Jouve R, Vague P, Moulin JP, Vialettes B (1982) Abnormalities of erythrocyte deformability and platelet aggregation in insulin-dependent diabetics corrected by insulin in vivo and in vitro. Lancet 6/1:535
80. Kannel W, McGee D (1978) Diabetes and cardiovascular disease. The Framingham Study. JAMA 241:2035–2038
81. Kannel WB, Hjortland M, Castelli WP (1974) Role of diabetes in congestive heart failure: the Framingham Study. Am J Cardiol 34:29–34
82. Kannel W, Doyle I, Ostfeld A, Jenkins D, Kuller L, Podell R, Stamler J (1984) Optimal resources for primary prevention of atherosclerotic diseases. Circulation 70:155A–205A
83. Kay RM, Truswell AS (1977) Effects of citrus pectin on blood lipids and fecal steroid excretion in man. Am J Clin Nutr 30:171
84. Keen H, Rose G, Pyke DA, Boyns D, Chlouverakis C, Mistry S (1965) Blood sugar and arterial disease. Lancet II:505
85. Keen H, Thomas BJ, Jarrett RJ, Fuller JH (1979) Nutrient intake, adiposity, and diabetes in man. Br Med J I:655–658
86. Kemmer FW, Berchtold P, Berger M, Starke A, Cüppers H-J, Gries FA, Zimmerman H (1979) Exercise-induced fall of blood glucose in insulin-treated diabetics unrelated to alteration of insulin mobilization. Diabetes 28:1131–1137
87. Kilo C, Vogler N, Williamson JR (1972) Muscle capillary basement membrane changes related to aging and to diabetes mellitus. Diabetes 21:881–905
88. Kissebah AH, Vydelingum N, Murray R, Evans DJ, Hartz A, Kalkhoff RK, Adams P (1982) Relation of body fat distribution to metabolic complications of obesity. J Clin Endocrinol Metab 54/2:254–260
89. Lakomek M, Schröter W, Tillmann W (1984) Verformbarkeit und Aggregation der Erythrozyten bei Diabetes mellitus im Kindesalter. In: Ehrly AM (Hrsg) Therapie mit hämorheologisch wirksamen Substanzen. Verhandlungsbericht der 2. Jahrestagung der Deutschen Gesellschaft für klinische Hämorheologie (DGKH). Zuckschwerdt, München Bern Wien, S. 98–104
90. Leeds AR, Ralphs DNL, Ebied F, Metz G, Dilawari JB (1981) Pectin in the dumping syndrom: reduction of symptoms and plasma volume changes. Lancet I:1075–1078
91. Lipson LC, Bonow RW, Schäfer EJ, Brewer H, Lindgren FT (1980) Effect of exercise conditioning on plasma high-density lipoprotein and other lipoproteins. Atherosclerosis 37:529–538
92. Lowe GDO, Lowe JM, Drummond MM et al. (1980) Blood viscosity in young male diabetics with and without retinopathy. Diabetologia 18:359
93. Lundbaek K (1977) Diabetische Angiopathie und Neuropathie. In: Oberdisse K (Hrsg) Diabetes mellitus B. Springer, Berlin Heidelberg New York, S 175–187
94. Maehlum S, Hermansen L (1978) Muscle glycogen concentrations during recovery after prolonged severe exercise in fasting subjects. Scand J Clin Lab Invest 38:557–560
95. Maehlum S, Horstmark AT, Hermansen L (1977) Synthesis of muscle glycogen during recovery after prolonged severe exercise in diabetic and non-diabetic subjects. Scand J Clin Lab Invest 37:309–916
96. Maehlum S, Fehlig P, Wahren J (1978) Splanchnic glucose and muscle glycogen metabolism after glucose feeding during post-exercise recovery. Am J Physiol 235:E255–260
97. Manicardi V, Bosi E, Rossi G et al. (1984) Cardiovascular responses to graded exercise and autonomic neuropathy in Typ 1 (insulin-dependent) diabetic patients. Diabetologia 27:307 A
98. Manicardi V, Camellini L, Bellodi G, Coscelli C, Ferranini E (1986) Evidence for an association of high blood pressure and hyperinsulinemia in obese man. J Clin Endocrinol Metab 62:1302–304
99. McMillan DE (1976) Plasma protein changes, blood viscosity and diabetic microangiopathy. Diabetes 25:858

100. Mehnert H (1984) Diätetische Behandlung. In: Mehnert H, Schöffling K (Hrsg) Diabetologie in Klinik und Praxis, 2. Aufl. Thieme, Stuttgart New York, S 165–219

101. Middeke M, Beck B (1989) Erfolgreiche ambulante Gewichtsreduktion bei mittelschwerer Hypertonie – eine retrospektive Untersuchung. Z Allg Med 65:598–601

102. Mogensen CE, Vittinghus E (1975) Urinary albumin excretion during exercise in juvenile diabetes. Scand J Clin Lab Invest 35:295–300

103. Morgan LM, Gondler TJ, Tsiolakis D, Marks V, Albert KGMM (1979) The effects of unabsorbable carbohydrate on gut hormones: Modification of postprandial GIP secretion by guar. Diabetologia 17:85–89

104. Most R, Sinnock P (1983) The epidemiology of lower extremity amputation in diabetic individuals. Diabetes Care 6:87–91

105. Mustonen JN, Uusitupa MIJ, Tahvanainen K et al. (1988) Impaired left ventricular systoloic function during exercise in middle-aged insulin-dependent und noninsulin-dependent diabetic subjects without clinically evident cardiovascular disease. Am J Cardiol 62/17:1273–1279

106. Nathan DM, Godline JE, Gauthier-Kelly C, Kawahara D, Grinvalsky M (1984) Ice cream in the diet of insulin-dependent diabetic patients. JAMA 251:2825–2827

107. Neumann RO (1902) Experimentelle Beiträge zur Lehre von dem täglichen Nahrungsbedarf des Menschen unter besonderer Berücksichtigung der notwendigen Eiweißmenge. Arch Hyg 45:1–87

108. O'Dea K, Nestel PJ, Antonoff L (1980) Physical factors influencing postprandial glucose and insulin responses to starch. Am J Clin Nutr 33:760–765

109. Page M, Watkins PJ (1978) Cardiorespiratory arrest and diabetic autonomic neuropathy. Lancet I/7:14–16

110. Perley M, Kipnis DM (1966) Plasma insulin responses to glucose and tolbutamide of normal weight and obese diabetic and non diabetic subjects. Diabetes 15:867–873

111. Peterson CM, Koenig RJ, Jones RL, Saudek CD, Cerami A (1977) Correlation of serum triglyceride levels and hemoglobin A_{1c} concentrations in diabetes mellitus. Diabetes 26:507–509

112. Pirart J (1978) Diabetes mellitus and its degenerative complications: a prospective study of 4400 patients observed between 1947 and 1973. Diabetes Care 1/3:168–188, 1/4:252–263

113. Reaven GM (1980) How high the carbohydrate? Diabetologia 19:409–410

114. Reaven M (1988) Dietary therapy for non-insulin-dependent diabetes mellitus. N Engl J Med 9:862–864

115. Reisin E, Abel R, Modan M, Silverberg DS, Eliahou HE, Modan B (1978) Effect of weight loss without salt restriction on the reduction of blood pressure in overweight hypertensive patients. N Engl J Med 298:1–6

116. Rendell M, Ross DA, Drew HM, Zarriello J (1981) Endogenous insulin secretion measured by C-peptide in maturity-onset diabetes controllable by diet alone. Arch Intern Med 141:1617–1622

117. Richter EA, Ruderman NB, Schneider SH (1981) Diabetes and exercise. Am J Med 70:201–209

118. Rosenstock IM (1985) Understanding and enhancing patient compliance with diabetic regimens. Diabetes Care 8:610–616

119. Ruderman NB, Ganda OP, Johansen K (1979) The effect of physical training on glucose tolerance and plasma lipids in maturity-onset diabetes mellitus. Diabetes [Suppl 1] 28:89–92

120. Santen RJ, Willis PW, Fajans SS (1972) Atherosklerosis in diabetes mellitus. Correlation with serum lipids levels, adiposity and serum insulin level. Arch Intern Med 130:883–843

121. Sate Y. Iguchi A, Sakamoto N (1984) Biochemical determination of training effects using insulin clamp technique. Horm Metab Res 16:483–486

122. Saudek CD, Young NL (1981) Cholesterol metabolism in diabetes mellitus: the role of diet. Diabetes [Suppl 2] 30:76–78

123. Sauten RJ, Willis PW, Fajans SS (1972) Atherosclerosis in diabetes mellitus. Arch Intern Med 130:833–843

124. Schmidlechner C, Ernst E, Magyarosy I, Drexel H (1984) Rheologische Parameter unter maximaler körperlicher Kurzzeitbelastung bei Gesunden. In: Ehrly AM (Hrsg) Therapie mit hämorheologisch wirksamen Substanzen. Zuckschwerdt, München Bern Wien, S 166–169

125. Schmid-Schönbein H, Volger E (1976) Red-cell aggregation and red-cell deformability in diabetes. Diabetes 25:897
126. Schmid-Schönbein H, Gallasch G, Gosen J von, Volger E, Klose HJ (1976) Red-cell aggregation in blood flow. II. Effect on apparent viscosity of blood. Klin Wochenschr 54:159
127. Schneider SH, Amoroso LF, Khachsdurian AK, Ruderman NB (1984) Studies on the mechanism of improved glucose control during regular exercise in type 2 (non-insulin-dependent) diabetes. Diabetologia 26:355–360
128. Schrezenmeir J, Tato F, Tato S et al. (1989) Comparison of glycemic response and insulin requirements after mixed meals of equal carbohydrate content in healthy, type-1, and type-2 diabetic man. Klin Wochenschr 67:985–994
129. Schulze J, Beer EM, Hanefeld M (1989) Diabetes-Interventionsstudie (DIS): Prävalenz und 5-Jahresverlauf von pathologischen Augenhintergrundsveränderungen bei Typ-II-Diabetikern. Aktuel Endokrinol Stoffw 10:133
130. Seltzer NJ, Allen W, Herron AL, Brennan MT (1967) Insulin secretion in response to glycemic stimulus: relation of delayed initial release to carbohydrate intolerance in mild diabetes mellitus. J Clin Invest 46:1954–1962
131. Siees E, Nähtke H, Dexel T, Haslbeck M, Mehnert H, Wieland O (1979) Dependency of muscle capillary membrane thickness on the duration of diabetes. Diabetes Care 2:472–478
132. Simpson RW, Mann JI, Eaton J, Moore RA, Carter R, Hockaday TDR (1979) Improved glucose control in maturity onset diabetes treated with high carbohydrate-modified fat diet. Br Med J I:1752–1756
133. Simpson RW, McDonald J, Wahlqvist ML, Atley L, Outch K (1985) Food physical factors have different effects in nondiabetics and diabetics. Am J Clin Nutr 42:462–469
134. Smith M, Levine R (1964) Obesity and diabetes. Med Clin North Am 48:1387–1397
135. Snow P, O'Dea K (1981) Factors affecting the rate of hydrolysis of starch in food. Am J Clin Nutr 34:2721–2727
136. Soler NG, Bennet MA, Pentecost BL, Fitzgerald MG, Malins JM (1975) Myocardial infarction in diabetes. Q J Med 44/173:125
137. Soman VJ, Koivisto VA, Deibert D, Felig P, DeFronzo RA (1979) Increased insulin sensitivity and insulin binding to monocytes after physical training. N Engl J Med 301:1200–1204
138. Sorge F, Schwartzkopff W, Neuhaus GA (1976) Insulin response to oral glucose in patients with a previous myocardial infarction and in patients with peripheral vascular disease. Diabetes 25:586–594
139. Stanik S, Marcus R (1980) Insulin secretion improves following dietary control of plasma glucose in severely hyperglycemic obese patients. Metabolism 29:346–350
140. Stone DB, Connor WE (1965) Prolonged effects of a low cholesterol, high carbohydrate diet upon the serum lipids in diabetic patients. Diabetes 12:127–132
141. Storstein L, Jervell J (1979) Response to bicycle exercise testing in long-standing juvenile diabetes. Acta Med Scand 205:227–230
142. Stout RW (1979) Diabetes and atherosclerosis – the role of insulin. Diabetologia 16:141
143. Stunkard AJ (1975) From explanation to action in psychosomatic medicine: the case of obesity. Psychosom Med 37:236
144. Stunkard AJ (1978) Behavioral treatment of obesity – current status. Int J Obes 2:237–248
145. Stunkard AJ, Penick SB (1979) Behavior-modification in the treatment of obesity – problem of maintaining weight-loss. Arch Gen Psychiatry 36:801–806
146. Stunkard AJ (1975) From explanation to action in psychosomatic medicine: the case of obesity. Psychosom Med 37:236
147. Stunkard AJ, Sorenson TIA, Hanis C, Teasdale TW, Chakraborty R, Schull WJ, Schulsinger F (1986) An adoption study of human obesity. N Engl J Med 314:193–198
148. Tattersall RB, Pyke DA (1972) Diabetes in identical twins. Lancet II:1120–1125
149. Thompson RG, Hayford JT, Danney MM (1978) Glucose and insulin responses to diet. Effect of variations in source and amount of carbohydrate. Diabetes 27:1020–1026
150. Toeller M (1986) Das Problem der Patienten-Compliance. Med Welt 37:1013–1017
151. Uusitupa M, Aro A, Korhonen T, Tuunainen A, Sarlund H, Penttila I (1984) Blood glucose and serum insulin responses to breakfast including guar-gum and cooked or uncooked milk in type II (non-insulin-dependent) diabetic patients. Diabetologia 26:453–455

152. Vaaler S, Hanssen KF, Aagenaes O (1984) The effect of cooking upon the blood glucose response to ingested carrots and potatoes. Diabetes Care 7:221–223
153. Vasquez B, Flock EV, Savage PJ, Nagulesparan M, Bennion LJ, Baird HR, Bennett PH (1984) Sustained reduction of proteinuria in type 2 (non-insulin dependent) diabetes following diet-induced reduction of hyperglycemia. Diabetologia 26:127–133
154. Viberti GC, Jarrett RJ, McCartney M, Keen H (1978) Increased glomerular permeability to albumin induced by exercise in diabetic subjects. Diabetologia 14:293–200
155. Vogelberg KH, Berchtold P, Stolze T (1976) Die Bedeutung von Diabetes mellitus und Hyperlipoproteinämie als Risikofaktoren der peripheren arteriellen Verschlußkrankheit in Abhängigkeit vom Alter. (Jahrestagung der Deutschen Gesellschaft für Angiologie, Hannover)
156. Volger E (1979) Hemorheological abnormalities in different states of diabetic retinopathy. Effect of metabolic control and subsequent diseases. Bibl Anat 18:60–66
157. Volger E (1983) Klinische Hämorheologie und Diabetes mellitus. In: Ehrly AM (Hrsg) Klinische Hämorheologie: Eine Bestandsaufnahme. Verhandlungsbericht der 1. Jahrestagung der Deutschen Gesellschaft für klinische Hämorheologie (DGKH). Zuckschwerdt, München Bern Wien, S 62–72
158. Vranic M, Kawamori S, Pek S, Kovacevic N, Wrenshall GA (1976) The essentiality of insulin and the role of glucagon in regulating glucose utilization and production during strenous exercise in dogs. J Clin Invest 57:245–255
159. Wallberg-Henricksson H, Gunnarsson R, Henriksson J, DeFronzo R, Felig P, Östman J, Wahren J (1982) Increased peripherae insulin sensitivity and muscle mitochondrial enzymes but unchanged blood glucose control in type I diabetics after physical training. Diabetes 31:1044–1050
160. Waller BF, Palumbo PJ, Lie JT et al. (1980) Status of the coronary arteries at necropsy in diabetes mellitus with onset after age 30 years. Am J Med 69:498–506
161. Waller BF, Palumbo PJ, Lie JT et al. (1981) The heart in diabetes mellitus as viewed from a morphologic perspective. In: Scott RC (ed) Clinical cardiology and diabetes, vol 1, part 1: Fundamental considerations in cardiology and Diabetes. Futura, Mount Kisco/NY, pp 83–125
162. Weaver JA, Bhatia SK, Boyee D et al. (1970) Cardiovascular state of newly discovered women. Br Med J I:783–786
163. Welborn TA, Wearne K (1979) Coronary heart disease incidence and cardiovascular mortality in Busselton with reference to glucose and insulin concentrations. Diabetes Care 2:154–160
164. Werther GA, Jenkins PA, Turner RC, Baum JD (1980) Twentyfour-hour metabolic profiles in diabetic children receiving insulin injections once or twice daily. Br Med J II:414–418
165. West KM (1978) Specific morbid effects (complications): atherosclerosis and related disorders. In: West KM (ed) Epidemiology of diabetes and its vascular lesions. Elsevier, New York, 353–402
166. West KM, Ahuja MMS, Bennett PH et al. (1983) The role of circulating glucose and triglyceride concentrations and their interactions with other "risk factors" as determinants of arterial disease in nine diabetic population samples from the WHO Multi National Study. Diabetes Care 6:361–369
167. Wilson GT, Brownell KD (1980) Behavior therapy for obesity: an evaluation of treatment outcome. Adv Behav Res Ther 3:49–86
168. Wing RR, Jeffery RW (1979) Outpatient treatments of obesity. A comparison of methodology and clinical results. Int. J Obes 3:261–279
169. Wong S, O'Dea K (1983) Importance of physical form rather than viscosity in determining the rate of starch hydrolysis in legumes. Am J Clin Nutr 37:66–70
170. Wood PD, Haskell W (1979) Effect of exercise on plasma high density lipoproteins. Lipids 14:417–427
171. Wood PD, Haskell W, Klein H, Lewis S, Stern MP, Farquhar JW (1976) Distribution of plasma lipoproteins in middleaged male runners. Metabolism 25:1249–1257
172. Yates BT (1980) Survey comparison of success, morbidity, mortality, fees and psychological benefits and costs of 3146 patients receiving jejunoileal or gastric bypass. Am J Clin Nutr 33:518–522

173. Yki-Järvinen H, Koivisto VA (1983) Effects of body composition on insulin sensitivity. Diabetes 32:965–969
174. Zinman B, Zuniga-Guajardo S, Kelly D (1984) Comparison of the acute and long-term effects of exercise on glucose control in type I diabetes. Diabetes Care 7:515–519

3 Hyperlipoproteinämie

Überblick für die Praxis

Hyperlipoproteinämie

Risikofaktor Hyperlipoproteinämie

Die Hyperlipoproteinämien stellen die wichtigsten Risikofaktoren für die Arteriosklerose dar, wobei der LDL-Erhöhung und dem HDL-Mangel die größte Bedeutung zukommt. Die großen epidemiologischen Studien wie die **MRFIT-** oder die **Framingham-Studie** belegen eindeutig die Bedeutung der Hypercholesterinämie für das Auftreten der koronaren Herzkrankheit und die koronare Mortalität der Bevölkerung. Entsprechend konnte in Interventionsstudien zur Hypercholesterinämie gezeigt werden, daß eine Senkung des Cholesterins um 1% mit einem Rückgang der koronaren Mortalität von etwa 2–4% verbunden ist. Die Bedeutung der Hypertriglyzeridämie ffür die Athrogenese ist noch nicht endgültig geklärt. Doch können erhöhte Triglyzeridwerte bei bestimmten familiären Hyperlipidämien und in Kombination mit erniedrigtem HDL-Cholesterin, ein gesteigertes Risiko für die Arterioskleroseentwicklung bedeuten.

Therapieindikation

Nach den Empfehlungen der European-Atherosclerosis-Society und der Nationalen Cholesterin-Initiative gelten heute folgende Normalwerte:

	Normal		Kontrollbedürftig	Pathologisch	
Gesamtcholesterin	bis	200 mg/dl	200–250 mg/dl	über	250 mg/dl
Triglyzeride	bis	200 mg/dl	200–500 mg/dl	über	500 mg/dl
LDL-Cholesterin	bis	135 mg/dl	135–180 mg/dl	über	180 mg/dl
HDL-Cholesterin	über	35 mg/dl	für Männer	unter	35 mg/dl
	über	45 mg/dl	für Frauen	unter	45 mg/dl

Das individuelle atherogene Risiko und somit die Behandlungsindikation hängt jedoch nicht nur von der absoluten Höhe der Lipide ab. Das therapeutische Vorgehen richtet sich zusätzlich nach

- dem Lipoproteinmuster (Phänotyp nach Fredrickson),
- der Ätiologie der Hyperlipidämie (alimentär, primär-familiär oder sekundär),

● dem Ausmaß der arteriosklerotischen Veränderungen
  – beim Patienten (z. B. Z. n. Infarkt) oder
  – **bei Familienmitgliedern**
  und schließlich nach
● dem Vorhandensein weiterer Risikofaktoren wie Rauchen, Hypertonie, Diabetes mellitus oder anderen Störungen im Lipoproteinprofil (HDL-Mangel, hohes Lp(a).

Bei **zusätzlichen Risikofaktoren** oder bei einer **relevanten koronaren Herzkrankheit** in der Anamnese sollte man nach heutigem Diskussionsstand schon früh mit therapeutischen Maßnahmen beginnen, da so die Progression der Arteriosklerose verhindert oder zumindest verzögert werden kann. Bei **sekundären Hypercholesterinämien** ist zuerst die Grundkrankheit zu behandeln.

Therapie

Ist die Therapieindikation gegeben, sollte die Behandlung immer mit nichtmedikamentösen Maßnahmen beginnen. Das Ziel der Behandlung ist die Senkung der atherogenen Lipoproteine VLDL, IDL und LDL und die Anhebung von HDL (Gewichtsreduktion, Sport). Nichtmedikamentöse Möglichkeiten zur Beeinflussung von Lp(a) sind zum jetzigen Zeitpunkt nicht bekannt.

Die beiden Übersichten beinhalten die heute verfügbaren, nichtmedikamentösen Maßnahmen bei Hypercholesterinämie und Hypertriglyzeridämie:

	Normal	Kontrollbedürftig	Pathologisch
Gesamtcholesterin	bis 200 mg/dl	200–250 mg/dl	über 250 mg/dl
Triglyzeride	bis 200 mg/dl	200–500 mg/dl	über 500 mg/dl
LDL-Cholesterin	bis 135 mg/dl	135–180 mg/dl	über 180 mg/dl
HDL-Cholesterin	über 35 mg/dl	für Männer	unter 35 mg/dl
	über 45 mg/dl	für Frauen	unter 45 mg/dl

Therapie bei Hypertriglyzeridämie (Typ IV, Typ V):
● Gewichtsreduktion,
● Gesamtfettzufuhr < 30% der Gesamtkalorien (bei Neigung zu hohem LDL und IDL),
● Meidung schnell resorbierbarer Kohlenhydrate,
● Alkoholabstinenz,
● evtl. mehrfach ungesättigte ω-3-Fettsäuren (cave: LDL-Anstieg),
● Sport.

Hyperlipoproteinämien

F. Tatò

Hyperlipidämie als Risikofaktor

Die zentrale Bedeutung der Serumlipide und insbesondere des Serumcholesterins für die Entstehung der Arteriosklerose wurde im Verlauf der letzten 40 Jahre allmählich deutlich. Große epidemiologische Studien [47] wie die schon in den 50er Jahren begonnene Framingham-Studie [26], die Sieben-Länder-Studie [63] oder die mit 361 662 Männern durchgeführte MRFIT-Studie („Multiple Risk Factor Intervention Trial"; [81]) fanden übereinstimmend eine kurvilineare Beziehung zwischen der Höhe des Serumcholesterins und dem Risiko für die koronare Herzkrankheit (KHK) (Abb. 1). Ein entsprechender Zusammenhang konnte auch für die deutsche Bevölkerung durch die 1979 begonnene PROCAM-Studie (Prospektive Cardiovaskuläre Münster) [7] belegt werden, an der 19 698 Männer und Frauen im Alter zwischen 16 und 65 Jahren teilnahmen. Eine Vielzahl experimenteller Arbeiten konnte sowohl im Tierversuch als auch beim Menschen den direkten Zusammenhang zwischen Serumcholesterin und Arteriosklerose weiter erhärten und trug zu einem zunehmenden pathophysiologischen Verständnis der

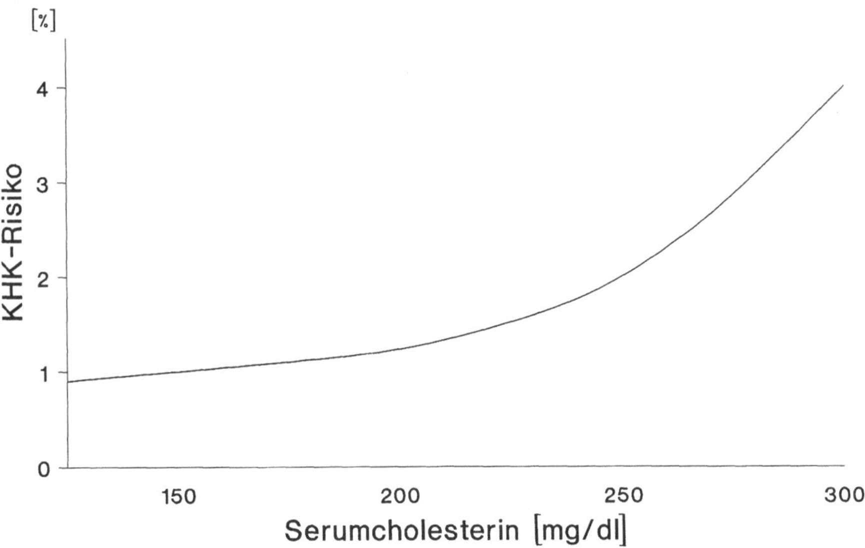

Abb. 1. Zusammenhang zwischen Risiko für koronare Herzerkrankung (*KHK-Risiko)* und Serumcholesterin. (Nach [26])

Atherogenese bei [94]. Unter den verschiedenen Lipoproteinen (s. unten) wurde das cholesterinreiche LDL als wichtigster atherogener Faktor identifiziert [40]. Beim Menschen lieferte besonders die Erforschung der familiären Hypercholesterinämie ein ideales Modell zur Untersuchung des Zusammenhanges zwischen LDL-Cholesterin und Atherogenese [41].

Als weiteres atherogenes Lipoprotein gewann in den letzten Jahren das Lipoprotein(a) [Lp(a)] zunehmend an Bedeutung [107]. Lp(a) entspricht in seiner Struktur einem LDL-Partikel, an dessen Apolipoprotein B-100 ein dem Plasminogen verwandtes Glykoprotein [(Apolipoprotein(a)] gebunden ist. Die stark genetisch determinierte Höhe des Lp(a)-Spiegels zeigt eine deutliche, positive Korrelation mit dem KHK-Risiko [99, 107].

Während LDL und Lp(a) für die Ablagerung von Cholesterin in der Gefäßwand verantwortlich sind, scheint HDL die Fähigkeit zu besitzen, dieses Cholesterin wiederaufzunehmen und zur Leber zurückzutransportieren [30, 34]. Dadurch kommt dem HDL eine schützende Rolle in der Atherogenese zu. Die Framingham-Studie [45] fand eine ausgeprägte inverse Korrelation zwischen Höhe des

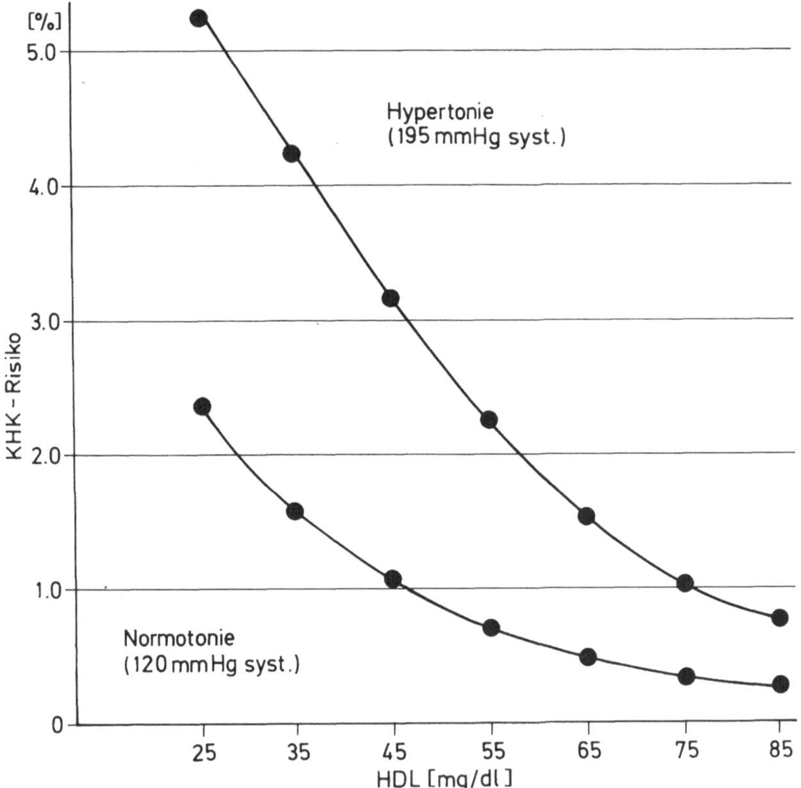

Abb. 2. Inverse Beziehung zwischen dem Risiko für koronare Herzkrankheit *(KHK-Risiko)* und der HDL-Cholesterin-Konzentration mit Blut von Männern zwischen 50 und 70 Jahren mit Hyper- und Normotonie. (Nach [45])

HDL-Cholesterins und dem KHK-Risiko (Abb. 2). Auch in der PROCAM-Studie erwies sich ein HDL-Cholesterin unter 35 mg/dl als der Parameter mit der stärksten Voraussagekraft für ein erhöhtes KHK-Risiko [7].

Trotz der Kenntnisse über die enge Verknüpfung von Serumlipiden und Atherosklerose wurde dieser Problematik erst in den letzten Jahren von Seiten der Ärzte und auch der breiten Öffentlichkeit zunehmend Aufmerksamkeit gewidmet. Ausschlaggebend für diese Entwicklung war der Abschluß einiger wichtiger Interventionsstudien. Es gibt über 10 bisher veröffentlichte Studien, die die Auswirkung einer diätetischen und/oder medikamentösen Lipidsenkung auf das Koronarrisiko oder den Verlauf einer bekannten koronaren Herzerkrankung untersuchten [12]. Übereinstimmend konnten diese Studien den Nachweis erbringen, daß eine Senkung des Serumcholesterins tatsächlich die Häufigkeit und den Verlauf der koronaren Herzerkrankung günstig beeinflußt.

In der 3806 Männer umfassenden LRC-Studie („Lipid Research Clinics Primary Prevention Trial"; [75]) wurde während einer Beobachtungszeit von 7 Jahren der Einfluß einer Cholesterinsenkung mit dem Anionenaustauscherharz Cholestyramin auf das koronare Risiko untersucht. Eine Serumcholesterinsenkung um 1% führte hierbei zu einer Verringerung des Risikos um 2%.

In der „Helsinki Heart Study" [37] sank die Häufigkeit von koronarer Herzerkrankung sogar um etwa 3% pro 1% Cholesterinsenkung durch Behandlung mit dem Fibrat Gemfibrozil. Die „Cholesterol-Lowering Atherosclerosis Study" (CLAS; [13]) erbrachte erstmals Hinweise für eine Regression von angiographisch gesicherten Koronarstenosen. In dieser Studie wurde durch Kombinationstherapie mit Cholestipol und Niacin eine Senkung des LDL-Cholesterins auf sehr niedrige Werte erreicht (von durchschnittlich 171 mg/dl auf 97 mg/dl).

Aus den oben genannten Interventionsstudien läßt sich auch eine erhebliche Reduktion des KHK-Risikos durch Anhebung des HDL-Cholesterins belegen. In einer zusammenfassenden Auswertung von 4 prospektiven amerikanischen Studien („Framingham Heart Study", „LRC Primary Prevention Trial", „LRC Prevalence Mortality Follow-up" und MRFIT-Studie; [44]) wurde eine Senkung der kardiovaskulären Mortalität zwischen 2 und 3,7% bei Männern und 3 und 4,7% bei Frauen pro 1% Anstieg des HDL-Cholesterins errechnet.

Während aus allen Interventionsstudien ohne Zweifel hervorgeht, daß die Senkung des Serumcholesterins das kardiovaskuläre Risiko verringert, konnte eine Verminderung der Gesamtmortalität durch den Einsatz lipidsenkender Medikamente bisher nicht eindeutig bewiesen werden. Sowohl in der LRC-Studie als auch in der „Helsinki Heart Study" und in der WHO-Studie ([22]; Einsatz von Clofibrat) fand sich eine höhere Mortalität aus nichtkardiovaskulärer Ursache in der behandelten Gruppe.

Eine Verringerung der Gesamtmortalität fand sich lediglich im „Coronary Drug Project" ([19]; Therapie mit Niacin). Im Unterschied zu den oben genannten Interventionsstudien zur primären Prävention nahmen an dieser Studie 8341 Männer im mittleren Lebensalter mit bereits gesicherter koronarer Herzerkrankung teil. Diese Studie hat zusätzlich mit 15 Jahren die längste Nachbeobachtungszeit, so daß sich möglicherweise die Besserung der Gesamtsterblichkeit erst nach einem längeren Zeitraum bemerkbar macht.

Ein weiterer Kritikpunkt ist, daß bisher alle großen Interventionsstudien nur bei Männern im mittleren Lebensalter durchgeführt wurden. Welche Rolle eine Senkung der Serumlipide für Frauen und alte Menschen spielt, ist daher zum jetzigen Zeitpunkt nicht geklärt.

Die Ergebnisse dieser Interventionsstudien trugen entscheidend zum wachsenden Bewußtsein für die Bedeutung der Hyperlipidämien als kardiovaskulärer Risikofaktor bei. Während vor wenigen Jahren Serumcholesterinwerte von 300 mg/dl als „normal" angesehen wurden, setzt sich heute die Forderung nach wesentlich strengeren Maßstäben in der Beurteilung der Serumlipide immer mehr durch [31, 32]. Man kann davon ausgehen, daß nach diesen Maßstäben in der Bundesrepublik Deutschland etwa die Hälfte der 25- bis 30jährigen und über 80% der älteren Erwachsenen Serumlipidwerte über den idealen 200 mg/dl aufweisen [67]. Angesichts der zum Teil erheblichen Nebenwirkungen von lipidsenkenden Medikamenten sowie ihrer hohen Kosten und der noch unvollständigen Kenntnisse bezüglich einer tatsächlichen Verringerung der Gesamtsterblichkeit sollte die medikamentöse Lipidsenkung weiterhin einer sonst therapieresistenten Minderheit von Patienten vorbehalten bleiben. Im Kampf für die Prävention kardiovaskulärer Erkrankungen gewinnen damit besonders alle nichtmedikamentösen Möglichkeiten zur Lipidsenkung eine herausragende medizinische Bedeutung.

Stoffwechsel der Lipoproteine

Die Serumlipide, also das Cholesterin und die Triglyzeride, werden in Form von Lipoproteinen im Blut transportiert. Lipoproteine bestehen aus einem Lipidkern und einer Hülle aus Phospholipiden und Proteinen, den sogenannten Apolipoproteinen. In Hinblick auf die Herkunft der Lipide unterscheidet man die exogenen, mit der Nahrung aufgenommenen Lipide und die endogenen, von der Leber synthetisierten Lipide [54] (Abb. 3).

Die mit der Nahrung aufgenommenen Fette gelangen in Form von sehr triglyzeridreichen Chylomikronen über den Ductus thoracicus in die Blutbahn. Das an der Oberfläche der Chylomikronen liegende Apolipoprotein CII aktiviert die Lipoproteinlipase [28]. Durch Einwirkung dieses Enzyms verlieren die Chylomikronen einen Großteil ihrer Triglyzeride und versorgen dadurch die Peripherie mit energieliefernden Fettsäuren. Die an Triglyzeriden verarmten sog. Chylomikronenremnants werden von der Leber aufgenommen und dadurch der Blutbahn entzogen. Beim Gesunden sind im Nüchternzustand keine Chylomikronen mehr im Blut nachweisbar. Diese exogenen Serumlipide gelten nicht als atherogen.

Die endogenen Lipide werden nach Synthese durch die Leber in Form von triglyzeridreichen VLDL („very low density lipoproteins") an die Blutbahn abgegeben [54]. Der Stoffwechsel der VLDL verläuft zunächst ähnlich wie der der Chylomikronen. Auch die VLDL geben durch Einwirkung der Lipoproteinlipase Fettsäuren an die peripheren Gewebe ab. Dadurch entstehen die kleineren, dichteren und mit Cholesterin angereicherten IDL („intermediate density lipoproteins"). Die IDL, auch VLDL-Remnants genannt, enthalten an der Oberfläche Apolipoprotein E (ApoE). Ein Teil dieser ApoE-haltigen Lipoproteine wird

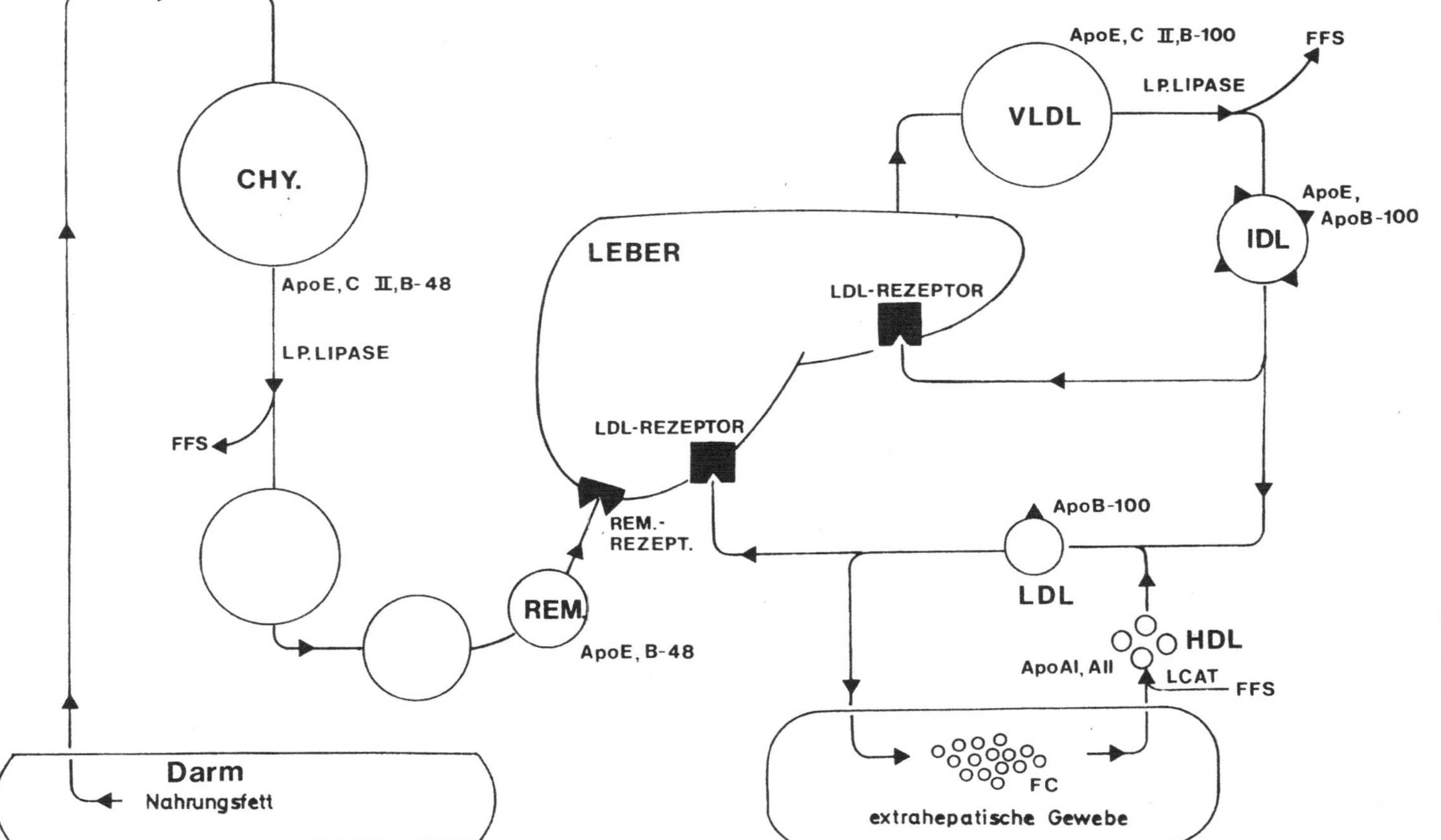

Abb. 3. Schematische Darstellung des exogenen und endogenen Lipoproteinstoffwechsels beim Menschen (Einzelheiten im Text; *CHY.* Chylomikronen, *REM.* Chylomikronen-remnants, *VLDL* „very low density lipoprotein", *IDL* „intermediate density lipoprotein", *LDL* „low density lipoprotein", *HDL* „high density lipoprotein", *FC* freies Cholesterin, *FFS* freie Fettsäuren, *LP.LIPASE* Lipoproteinlipase, *LCAT* Lezithin-Cholesterin-Acyltransferase)

schnell von zellulären LDL-Rezeptoren erkannt und von der Leber innerhalb von Minuten bis Stunden aufgenommen und verstoffwechselt [56]. Patienten mit Dysbetalipoproteinämie sind homozygot für die sogenannte E2-Variante des ApoE (E2/E2). ApoE2 hat eine verminderte Affinität zum LDL-Rezeptor und führt dadurch zu einem verzögerten Abbau von IDL [76].

Ein anderer Teil der VLDL-Remnants entwickelt sich nach Verlust von ApoE und weiterer Anreicherung mit Cholesterin zum besonders atherogenen LDL („low density lipoprotein") [101]. Jede LDL-Partikel besitzt als Ligand für die LDL-Rezeptoren nur noch ein Molekül Apoprotein B-100 (ApoB). Die Affinität der LDL-Partikel zum LDL-Rezeptor ist wesentlich niedriger im Vergleich zu den ApoE-haltigen IDL. Dadurch hat LDL eine Verweildauer von etwa 3 Tagen im Blut. Die Höhe des LDL-Spiegels wird entscheidend von der individuellen Anzahl an LDL-Rezeptoren bestimmt [55]. Die LDL-Rezeptoraktivität nimmt aus physiologischen Gründen im Alter ab und ist bei der familiären Hypercholesterinämie aufgrund einer Mutation im LDL-Rezeptorgen vermindert [41].

Bei der Umwandlung von VLDL zu LDL spielt das HDL („high density lipoprotein") eine wichtige Rolle [30]. Das zum Teil in der Leber und zum Teil im Darm synthetisierte native HDL aktiviert über Apolipoprotein AI das Enzym Lezithin-Cholesterin-Acyltransferase (LCAT). Freies Cholesterin, das von Zelloberflächen oder anderen Lipoproteinen stammt, wird durch dieses Enzym mit einer Fettsäure verestert und als Cholesterinester von HDL aufgenommen. Das scheibchenförmige native HDL verwandelt sich dadurch über HDL 3 zum größeren, cholesterinreicheren HDL 2. Die so aufgenommenen Cholesterinester können nun von HDL auf VLDL, IDL oder LDL übertragen werden. Gleichzeitig geben diese Lipoproteine Phospholipide und Apolipoproteine an das HDL ab [34]. Dadurch ermöglicht HDL die Aufnahme von Cholesterin aus der Peripherie in Lipoproteine, die über den LDL-Rezeptor aus der Blutbahn entfernt werden können. Dieser Mechanismus des „Rücktransports von Cholesterin" ist eine Erklärung für die schützende Rolle von HDL in der Atherogenese.

Definition der Hyperlipidämien und Therapieindikationen

Eine Hyperlipidämie ist bedingt durch eine pathologische Erhöhung eines oder mehrerer Lipoproteine. Je nachdem welche Lipoproteine erhöht sind, unterscheidet man den sog. Phänotyp der Hyperlipidämie. Entsprechend der Einteilung nach Fredrickson u. Lees [36] gibt es 5 Hyperlipoproteinämietypen (Tabelle 1).

Der Fredrickson-Typ einer Hyperlipidämie ist primär nur eine Beschreibung des Lipoproteinmusters im Blut, welches durch eine Reihe verschiedener Stoffwechselerkrankungen bedingt sein kann. Dennoch ist der Typ der Hyperlipidämie von großer praktischer Bedeutung, da sich die Behandlung einer Fettstoffwechselstörung primär nach dem Lipoproteinmuster richten muß. Die Therapie unterscheidet sich grundlegend, je nachdem ob eine Erhöhung von LDL (Typ II a oder II b), VLDL (Typ IV) oder Chylomikronen (Typ I oder V) im Vordergrund steht.

Bezüglich der Ätiologie unterscheidet man 3 große Gruppen der Hyperlipidämien: sekundäre, nutritiv bedingte und genetisch bedingte Hyperlipidämien. Die

Tabelle 1. Einteilung der Hyperlipidämien. (Nach Fredrickson u. Lees [36])

Fredrickson-Typ	Erhöhte Lipoproteine	Erhöhte Lipide	Triglyzeride/Cholesterin
Typ I	Chylomikronen	Triglyzeride	
Typ IIa	LDL	Cholesterin	
Typ IIb	LDL und VLDL	Cholesterin und Triglyzeride	$< 5:1$
Typ III	IDL	Cholesterin und Triglyzeride	$< 5:1$ (oft 1:1)
Typ IV	VLDL	Triglyzeride, evtl. auch Cholesterin	$> 5:1$
Typ V	VLDL und Chylomikronen	Triglyzeride und Cholesterin	$> 5:1$ (oft $> 10:1$)

Tabelle 2. Wichtige Ursachen sekundärer Hyperlipidämien

	Chylomikronen	VLDL	LDL	IDL
Diabetes mellitus	+	+++	+	
Hypothyreose				+++
Urämie		+++		
Nephrotisches Syndrom		++		+++
Akute Hepatitis		+++		
Cholestase				Lp-X
Anorexia nervosa			++	
Alkohol	+	+++		
Glukokortikoide		+	++	
Orale Kontrazeptiva		++		
β-Blocker		+		
Thiaziddiuretika		+	+	

wichtigsten Ursachen sekundärer Hyperlipidämien sind in Tabelle 2 zusammengefaßt. Bei allen Patienten mit einer Hyperlipidämie sollten diese Ursachen ausgeschlossen und wenn möglich behandelt werden.

Die meist mit Übergewicht einhergehenden, rein ernährungsbedingten, Fettstoffwechselstörungen machen einen großen Anteil der milden Hyperlipidämien aus. Die in den Industriestaaten üblichen Ernährungsgewohnheiten haben zur Folge, daß ein Großteil der Bevölkerung Serumcholesterinwerte aufweist, die bereits mit einem deutlichen atherogenen Risiko verbunden sind und als behandlungsbedürftig gelten müssen.

Die heute bekannten genetisch bedingten Hyperlipidämien sind in Tabelle 3 zusammengefaßt. Schwere Hypercholesterinämien sind in der Regel genetisch bedingt, jedoch können auch bei diesen Erkrankungen alle Schweregrade der Fettstoffwechselstörung auftreten. Prinzipiell ist der Einfluß der Ernährung auf die Serumlipide bei diesen genetischen Fettstoffwechselstörungen qualitativ nicht

Tabelle 3. Genetisch bedingte Hyperlipidämien (mit Literaturangaben)

Erkrankung	Fredrickson-Typ
a) Monogenetische Erkrankungen:	
Familiäre Hypercholesterinämie [41]	II a, seltener II b
Familiärer ApoB-Defekt [102]	II a
Familiäre Typ-III-Hyperlipoproteinämie [16]	III
Gemischte Familiäre Hyperlipidämie [49]	II a, II b, IV, V
Familiäre Hypertriglyzeridämie [20]	IV
Familiärer Lipoproteinlipasemangel [84]	I
Familiärer Apoprotein-CII-Mangel [14]	I, V
b) Polygenetische Hyperlipidämie	II a, II b

anders als bei Gesunden. Auf dem Boden dieser Erkrankungen machen sich Diätfehler jedoch häufig viel stärker bemerkbar. Mit Ausnahme der homozygoten familiären Hypercholesterinämie sind daher auch alle genetischen Fettstoffwechselstörungen einer diätetischen Behandlung gut zugänglich, und oft läßt sich auch hier der Einsatz von Medikamenten vermeiden oder begrenzen.

Es stellt sich nun die Frage, wo man die Grenze zwischen normalen und pathologischen Serumlipiden setzt. Die Beziehung zwischen kardiovaskulärem Risiko und Serumcholesterinwert läßt sich als kontinuierliche Kurve darstellen (Abb. 1). Daraus ergibt sich die Schwierigkeit, eine mehr oder weniger willkürliche Grenze zwischen „normal" und „pathologisch" zu legen. Bei näherer Betrachtung des Zusammenhanges zwischen Serumcholesterinwert und koronarer Herzerkrankung fällt jedoch auf, daß bis zu einem Gesamtcholesterinwert von 200 mg/dl die Kurve nur sehr flach ansteigt. Über 200 mg/dl führt jede weitere Cholesterinerhöhung zu einem zunehmend steileren Anstieg des Erkrankungsrisikos. Bei 250 mg/dl hat sich im Vergleich zu 200 mg/dl das Risiko bereits verdoppelt. Aus diesem Kurvenverlauf leiten sich die heute empfohlenen Therapieindikationen für die Hypercholesterinämie ab [24, 31, 32] (Tabelle 4). Gesamtcholesterinwerte bis 200 mg/dl sind wünschenswert, zwischen 200 und 250 mg/dl grenzwertig und über 250 mg/dl eindeutig zu hoch. Zieht man das LDL-Cholesterin zur Klassifizierung herbei, gilt ein LDL-Cholesterin unter 135 mg/dl als niedriges Risiko, zwischen 135 und 180 mg/dl als grenzwertig hohes Risiko und über 180 mg/dl als hohes Risiko. Wendet man diese strengen Empfehlungen auf unsere Bevölkerung an, so stellt

Tabelle 4. Therapierichtlinien für die Hypercholesterinämie

Gesamt-cholesterin [mg/dl]	LDL-Cholesterin [mg/dl]	Risiko	Therapieindikationen
Bis 200	Bis 135	Niedrig	Keine
200–250	135–180	Mittel	Vorzeitige Atherosklerose, weitere Risikofaktoren, familiäre Belastung
> 250	> 180	Hoch	Immer

man fest, daß etwa 50% der jungen Erwachsenen und bis zu 90% der älteren Menschen Serumcholesterinwerte aufweisen, die oberhalb der idealen 200 mg/dl liegen. Angesichts dieser Situation ist es unerläßlich, Therapieempfehlungen von einer individuellen Risikoabschätzung abhängig zu machen, die sich nicht nur nach dem Serumcholesterin richten kann. Patienten mit Cholesterinwerten zwischen 200 und 250 mg/dl (LDL-Cholesterin 135–180 mg/dl) sollten demnach nur behandelt werden, wenn bereits eine vorzeitige Atherosklerose besteht sowie bei familiärer Belastung und bei zusätzlichen kardiovaskulären Risikofaktoren. Eine Erniedrigung des HDL-Cholesterins unter 35 mg/dl sollte in diesem Zusammenhang als ein zusätzliches Risiko gewertet werden, und in Zukunft wird die Bestimmung von Lp(a) als weiterer unabhängiger Risikofaktor sicherlich an Bedeutung gewinnen. Patienten mit wiederholten Serumcholesterinwerten über 250 mg/dl (LDL-Cholesterin über 180 mg/dl) gelten grundsätzlich als gefährdet und somit therapiebedürftig.

Schwieriger als für die Hypercholesterinämie ist die Definition der Behandlungsindikationen für die Hypertriglyzeridämie. Das liegt daran, daß die Rolle der Hypertriglyzeridämie als Risikofaktor für die Atherosklerose nicht eindeutig definiert ist. In zahlreichen epidemiologischen Studien fanden sich bei Patienten mit kardiovaskulären Erkrankungen durchschnittlich höhere Triglyzeridwerte als bei Gesunden [2, 42, 46]. Hohe Triglyzeridwerte sind jedoch häufig assoziiert mit anderen eigenständigen Risikofaktoren wie Übergewicht, Diabetes mellitus, arterielle Hypertonie und niedrige HDL-Spiegel. Berücksichtigt man diese Faktoren, konnte in vielen Studien kein direkter Zusammenhang zwischen Triglyzeridspiegel und kardiovaskulärem Risiko ermittelt werden [59].

Auch bei den familiären Hyperlipidämien, die mit einer Hypertriglyzeridämie einhergehen, gibt es deutliche Unterschiede im atherogenen Risiko. Dieser ist bei der gemischten familiären Hyperlipidämie [49] und bei der Dysbetalipoproteinämie [16] deutlich erhöht, bei der familiären Hypertriglyzeridämie [17, 20] und der Hyperlipoproteinämie Typ I (Lipoproteinlipasemangel oder ApoCII-Defekt; [14, 84]) hingegen in der Regel normal.

Aus dem bisher Gesagten ergeben sich die Therapierichtlinien für die Hypertriglyzeridämien [21] (Tabelle 5).

Eine Hypertriglyzeridämie wird definiert als eine Erhöhung der Serumtriglyzeride über die 95. Perzentile. Damit liegt die obere Normgrenze zwischen 200 und 250 mg/dl. Triglyzeridwerte zwischen 250 und 500 mg/dl sind therapiebedürftig, wenn bereits eine kardiovaskuläre Erkrankung besteht oder wenn sich aus der Familienanamnese Hinweise ergeben für das Vorliegen einer genetischen Fettstoffwechselstörung, die mit einem erhöhten atherogenen Risiko einhergeht.

Tabelle 5. Therapierichtlinien für die Hypertriglyzeridämie

Triglyzeride [mg/dl]	Therapieindikationen
Bis 200	Keine
200–500	Vorzeitige Atherosklerose, weitere Risikofaktoren und familiäre Belastung
> 500	Immer

Auch Triglyzeridwerte über 500 mg/dl müssen nicht mit einem erhöhten atherogenen Risiko verbunden sein. Patienten mit so hohen Triglyzeridwerten sind jedoch vor allem bei einem weiteren Anstieg auf über 1000 mg/dl durch das Risiko einer akuten Pankreatitis gefährdet. Triglyzeridspiegel über 500 mg/dl gelten deshalb immer als therapiebedürftig.

Die nichtmedikamentöse Cholesterinsenkung

Theoretische Grundlagen

Nichtmedikamentöse Maßnahmen sind die Basis jeder Hyperlipidämiebehandlung. Mit einer optimalen cholesterinsenkenden Diät läßt sich bei vielen Patienten eine Serumcholesterinsenkung von über 20% erreichen [21, 95]. Damit liegt die Wirksamkeit der Diät in der Größenordnung vieler lipidsenkender Medikamente. Im folgenden Abschnitt werden die pathophysiologischen Vorstellungen erläutert, die der modernen Diättherapie zugrunde liegen.

Nahrungsfett

Die Nahrungsfette unterscheiden sich durch die Zusammensetzung ihrer Fettsäuren. Fettsäuren können entweder gesättigt (keine Doppelbindung im Kohlenstoffgerüst), einfach ungesättigt (eine Doppelbindung) oder mehrfach ungesättigt sein (mehrere Doppelbindungen).

Die gesättigten Fettsäuren sind der stärkste cholesterinsteigernde Faktor in der Nahrung [57, 64]. Über welche Mechanismen gesättigte Fettsäuren zu einer Erhöhung des LDL-Cholesterins führen, ist noch nicht endgültig geklärt. Neuere Untersuchungen deuten darauf hin, daß gesättigte Fettsäuren zusammen mit dem Nahrungscholesterin zu einer gesteigerten Produktion von LDL-Cholesterin und zu einer Verminderung der LDL-Rezeptoraktivität an der Zelloberfläche führen [113].

Im Unterschied zu den gesättigten Fettsäuren führen mehrfach ungesättigte Fettsäuren zu einer Senkung von Gesamt- und LDL-Cholesterin [1, 64]. Bei den mehrfach ungesättigten Fettsäuren unterscheidet man aufgrund der Lage der Doppelbindungen sogenannte ω-6- und ω-3-Fettsäuren [43]. Langkettige ω-3-Fettsäuren finden sich vor allem in Fischölen. Die Wirkung dieser marinen Fettsäuren auf den Lipidstoffwechsel unterscheidet sich grundlegend von der Wirkung der ω-6-Fettsäuren (s. S. 58).

Zunächst zur Rolle der in den üblichen Fetten enthaltenen mehrfach ungesättigten ω-6-Fettsäuren. Die cholesterinsenkende Wirkung dieser mehrfach ungesättigten Fettsäuren im Verhältnis zur cholesterinsteigernden Wirkung der gesättigten Fettsäuren läßt sich mit einer von Keys et al. [64] entwickelten Formel beschreiben:

$$\Delta \text{Chol} = 2{,}7\,S - 1{,}3\,P$$

(Δ *Chol* Änderung des Serumcholesterins, *S* Menge an gesättigten Fettsäuren in der Nahrung, *P* Menge an mehrfach ungesättigten Fettsäuren in der Nahrung).

Daraus geht hervor, daß die cholesterinsenkende Wirkung der mehrfach ungesättigten Fettsäuren halb so stark ist wie die cholesterinsteigernde Wirkung der gesättigten Fettsäuren. Eine Erhöhung der mehrfach ungesättigten Fettsäuren in der Diät kann aus diesem Grund nur dann zu einer effektiven Lipidsenkung beitragen, wenn gleichzeitig die gesättigten Fettsäuren reduziert werden.

Die Cholesterinsenkung durch mehrfach ungesättigte Fettsäuren ist vor allem durch einen Abfall des LDL-Cholesterins bedingt. Zusätzlich führen diese Fettsäuren auch zu einer leichten Senkung von VLDL und HDL [25, 70, 100, 108]. Da das LDL-Cholesterin in der Regel stärker gesenkt wird als das HDL-Cholesterin, führen diese Fettsäuren dennoch zu einem günstigeren Verhältnis zwischen LDL und HDL [109].

Einfach ungesättigte Fettsäuren haben eine relativ neutrale Wirkung auf den Serumcholesterinspiegel [9, 65]. Der Ersatz von gesättigten Fettsäuren durch einfach ungesättigte Fettsäuren (z. B. durch Benützung von Olivenöl) führt daher auch zu einer Cholesterinsenkung, die jedoch nicht so ausgeprägt ist wie mit mehrfach ungesättigten Fettsäuren. Mögliche Vorteile von einfach ungesättigten gegenüber mehrfach ungesättigten Fettsäuren sind eine weniger ausgeprägte HDL-senkende Wirkung [100] und eine Verringerung der Oxidierbarkeit von LDL [85]. Oxidativ verändertes LDL spielt eine Schlüsselrolle in der Entstehung des atherosklerotischen Plaque [103]. Solange keine Langzeiterfahrungen mit sehr hohen Dosen an mehrfach ungesättigten Fettsäuren vorliegen, warnen daher manche Autoren vor einer Steigerung des Konsums dieser Fettsäuren auf über 10% der Energiezufuhr und empfehlen einen vermehrten Einsatz der seit Jahrhunderten erprobten einfach ungesättigten Ölsäure.

Fleisch, Wurstwaren und fette Milchprodukte sind die wichtigsten Fettquellen in unserer Ernährung. Diese Nahrungsmittel sind zugleich sehr reich an gesättigten Fettsäuren. Die deutliche Reduktion der Gesamtfettzufuhr ist dadurch die wirkungsvollste diätetische Maßnahme zur Cholesterinsenkung.

Der Fettgehalt der Nahrung sollte auf unter 30% der gesamten Energiezufuhr gesenkt werden. Durch Benützung von Ölen, die reich an einfach und mehrfach ungesättigten Fettsäuren sind, sollte gleichzeitig der Anteil an gesättigten Fettsäuren von den heute üblichen 15–20% auf unter 10% der Kalorien gesenkt werden.

Nahrungscholesterin

Nahrungscholesterin führt zu einer Erhöhung des LDL-Cholesterins im Blut [66, 78]. Dieser cholesterinsteigernde Effekt scheint besonders durch eine Reduktion der LDL-Rezeptoraktivität bedingt zu sein [53, 74], und es gibt Hinweise, daß sich Nahrungscholesterin und gesättigte Fettsäuren in ihrer Wirkung gegenseitig verstärken [113]. Insgesamt ist die auf das Nahrungscholesterin zurückzuführende Serumcholesterinerhöhung relativ gering im Vergleich zur Wirkung der gesättigten Fettsäuren [66]. In der Serumcholesterinantwort auf eine cholesterinreiche Diät werden jedoch immer wieder große individuelle Unterschiede beobachtet [35, 80]. Die empfohlene Höchstmenge an Nahrungscholesterin pro Tag beträgt 300 mg. Cholesterin stammt in unserer Ernährung vor allem aus Eiern (30%), Fleisch (25%), Fleischwaren (18%) und Butter (7%). Mit Ausnahme der Eier sind

Tabelle 6. Empfohlene Nährstoffzusammensetzung für die cholesterinsenkende Diät

Nährstoffe	Anteil der Gesamtenergiezufuhr
Gesamtfettzufuhr	< 30%
Gesättigte Fettsäuren	< 10%
Mehrfach ungesättigte Fettsäuren	10%
Einfach ungesättigte Fettsäuren	10–15%
Cholesterin	200–300 mg pro Tag
Kohlenhydrate	50–60%
Eiweiß	10–20%
Ballaststoffgehalt	> 35 g pro Tag

somit die Hauptquellen für Cholesterin und gesättigte Fettsäuren weitgehend identisch. Bei Einhaltung einer fettarmen Diät, die gleichzeitig wenig gesättigte Fettsäuren enthält, sind nur noch 2 Nahrungsmittel aufgrund ihres hohen Cholesteringehaltes zu meiden: Eier und Innereien.

Kalorienzufuhr

Übergewicht führt zu tiefgreifenden Veränderungen im Lipoproteinstoffwechsel. Untersuchungen haben gezeigt, daß übergewichtige Patienten einen höheren Umsatz an atherogenen Lipoproteinen (VLDL, IDL und LDL) aufweisen als normalgewichtige Individuen [29, 48]. Dieser erhöhte Lipoproteinumsatz, der auch mit normalen Serumlipiden einhergehen kann, ist möglicherweise eine Erklärung für die eigenständige Rolle der Adipositas als kardiovaskulärem Risikofaktor. Liegt bereits eine Fettstoffwechselstörung vor, führt Übergewicht zu einer Verstärkung des Stoffwechseldefektes, der sich sowohl als Hypercholesterinämie als auch als Hypertriglyzeridämie äußern kann. Aus diesem Grund führt bei übergewichtigen Patienten die Gewichtsreduktion in vielen Fällen schon zu einer deutlichen Besserung der Serumlipide [112]. Es hat sich auch gezeigt, daß die gleiche cholesterinsenkende Diät bei übergewichtigen Patienten wesentlich weniger wirksam ist als bei normalgewichtigen [98, 112]. Ein weiterer positiver Effekt der Gewichtsreduktion ist die Anhebung des HDL-Spiegels [62, 73, 111]. Gewichtsreduktion führt zu einer höheren Aktivität der Lipoproteinlipase im Fettgewebe. Dadurch kommt es zu einem gesteigerten Katabolismus von Chylomikronen und VLDL. Beim Abbau dieser Lipoproteine werden Cholesterinester und Phospholipide auf HDL übertragen. Dieser Mechanismus wird für den nach Gewichtsreduktion beobachteten Abfall der Serumtriglyzeride und Anstieg von HDL2 verantwortlich gemacht. Gewichtsreduktion führt weiterhin zur Bildung größerer, als weniger atherogen geltender LDL-Partikel.

Fischöle

Epidemiologische Beobachtungen haben gezeigt, daß in Bevölkerungsgruppen, die große Mengen an Fisch verzehren, wie Eskimos [8] und japanische Fischer [58], die Sterblichkeit an kardiovaskulären Erkrankungen außerordentlich niedrig ist. Obwohl diese Menschen eine relativ fett- und cholesterinreiche Ernährung haben, wurden niedrigere Serumlipide als bei vorwiegend fleischessenden Völkern festgestellt. Die Erklärung für die günstigen Eigenschaften der fischreichen Ernährung scheint der hohe Gehalt an den in Fischölen enthaltenen langkettigen, mehrfach ungesättigten ω-3-Fettsäuren zu sein. Aus diesen Beobachtungen entwickelte sich das wachsende Interesse für die antiatherogenen Eigenschaften der ω-3-Fettsäuren.

Zahlreiche Ernährungsversuche haben gezeigt, daß ω-3-Fettsäuren im Vergleich zu den mehrfach ungesättigten ω-6-Fettsäuren eine wesentlich stärkere triglyzeridsenkende Wirkung besitzen [43]. Über nicht endgültig geklärte Mechanismen kommt es zu einer deutlichen Verminderung der hepatischen VLDL-Triglyzerid- und ApoB-Synthese [83]. Diese Wirkung konnte sowohl bei Gesunden [15, 52] als auch bei allen bisher untersuchten Formen der Hyperlipidämie nachgewiesen werden [33, 87, 115]. Das Ausmaß der Triglyzeridsenkung ist dosisabhängig, wobei ein konstanter Effekt ab einer Menge von etwa 3 g ω-3-Fettsäuren pro Tag verzeichnet wird.

Die Wirkungen von Fischöl auf das LDL-Cholesterin sind weniger einheitlich. An Gesunden konnte mit sehr hohen Dosen ω-3-Fettsäuren (bis 30 g pro Tag) eine im Vergleich zur VLDL-Senkung geringe Erniedrigung des LDL-Cholesterins erzeugt werden. Derartige experimentelle Dosen von ω-3-Fettsäuren sind jedoch für eine Langzeittherapie schon aus geschmacklichen Gründen nicht praktikabel und wären zusätzlich eine erhebliche Kalorienbelastung. Versuche mit niedrig dosiertem Fischöl (1,5–5 g pro Tag) an Patienten mit verschiedenen Hyperlipidämien haben hingegen widersprüchliche Ergebnisse erbracht. In zahlreichen Studien kam es unter diesen Bedingungen zu einer Erhöhung des LDL-Cholesterins [51]. Neuere Untersuchungen deuten darauf hin, daß die Wirkung auf das LDL-Cholesterin einerseits von der verabreichten Dosis und andererseits von der zugrundeliegenden Fettstoffwechselstörung abhängt. Gerade die ohnehin mit einem hohen kardiovaskulären Risiko behafteten Patienten mit gemischter familiärer Hyperlipidämie oder Typ-II-Diabetes reagieren auf niedrig dosierte ω-3-Fettsäuren mit einer unerwünschten Erhöhung des LDL-Cholesterins [61, 87, 96].

Auf das HDL-Cholesterin haben Fischöle keinen wesentlichen Einfluß, in den meisten Studien blieb das HDL unverändert oder wurde geringfügig erhöht [51].

Neben diesen Wirkungen auf den Lipidstoffwechsel haben ω-3-Fettsäuren einige andere Eigenschaften, die zu einer antiatherogenen Wirkung beitragen können. Diese Fettsäuren greifen in den Prostaglandinstoffwechsel ein, indem sie mit Arachidonsäure als Vorstufe für die Prostaglandinsynthese konkurrieren. Von besonderem Interesse ist die Entstehung von Thromboxan A_3 und Prostazyklin I3 aus Omega-3-Fettsäuren. Thromboxan A_3 besitzt nicht die starke thrombozytenaggregierende Wirkung des normalerweise überwiegenden Thromboxan A_2, während Prostazyklin I_3 vergleichbar dem Prostazyklin I_2 deutlich vasodilatatorisch und thrombozytenaggregationshemmend wirkt. ω-3-Fettsäuren greifen weiterhin im Leukotrienstoffwechsel ein und können dadurch entzündungshemmende Wirkungen ausüben. Die Beeinflussung der Granulo- und Monozytenfunktion könnte zu einer verzögerten Entstehung atherosklerotischer Plaques beitragen [72]. Schließlich gibt es Hinweise für eine Blutdrucksenkung und Verbesserung der Fließeigenschaften des Blutes durch Fischöle [71].

Tierexperimentelle Arbeiten deuten darauf hin, daß Fischöle auch bei unveränderten Serumlipiden einen antiatherogenen Effekt ausüben können [91]. Am Menschen fand sich eine umgekehrte Korrelation zwischen kardiovaskulärem Risiko und Fischkonsum bereits bei einer so geringen wöchentlichen Fischmenge, daß keine Beeinflussung der Serumlipide zu erwarten ist [69].

Aus diesen Erkenntnissen erscheint eine Erhöhung des Fischkonsums für die allgemeine Bevölkerung wünschenswert zu sein. In Hinblick auf die noch nicht vollständig geklärte Wirkung von ω-3-Fettsäuren auf den LDL-Stoffwechsel bei Patienten mit einer Hyperlipidämie ist der Einsatz von Fischölen und Fischölkonzentraten als lipidsenkende Therapieform nicht allgemein zu empfehlen.

Ballaststoffe

Es gibt epidemiologische Hinweise, daß der zunehmend niedrige Ballaststoffgehalt der Ernährung in industrialisierten Ländern eine Ursache für die bei uns sehr hohe Inzidenz an koronarer Herzerkrankung, Diabetes mellitus, Hypertonie, Übergewicht und Kolonkarzinomen [18] ist. Zahlreiche auf dem Boden dieser „Ballaststoffhypothese" durchgeführte Untersuchungen konnten günstige Einflüsse von Ballaststoffen auf den Kohlenhydrat- und Lipidstoffwechsel nachweisen [6].

Man unterscheidet zwischen wasserlöslichen Ballaststoffen wie Guar und Pektin und unlöslichen Ballaststoffen wie Zellulose, Lignin und viele Hemizellulosen. Wasserlösliche Ballaststoffe sind vor allem unverdauliche pflanzliche Speicherpolysaccharide (enthalten z. B. in Hafer und Bohnen), während die unlöslichen Ballaststoffe besonders pflanzliche Strukturfasern darstellen (enthalten z. B. in Weizenkleie) [4]. Im Hinblick auf den Lipidstoffwechsel können vor allem die wasserlöslichen Ballaststoffe zu einer Senkung von VLDL und LDL bei unverändertem HDL führen [60]. Zur Wirkung der unlöslichen Ballaststoffe finden sich unterschiedliche Angaben, wobei insgesamt die lipidsenkende Wirkung wesentlich geringer zu sein scheint [5].

Es werden verschiedene Mechanismen für die Stoffwechselwirkungen von Ballaststoffen diskutiert. Diese Substanzen führen zu einer verzögerten Nährstoffresorption, senken den postprandialen Blutzucker- und Insulinspiegel und beeinflussen die Ausschüttung gastrointestinaler Hormone. Zu günstigen Wirkungen auf die Serumlipide scheint weiterhin die vermehrte intestinale Ausscheidung von Gallensäuren sowie der Abbau dieser Substanzen zu cholesterinsenkenden kurzkettigen Fettsäuren beizutragen [4]. Eine ballaststoffreiche Diät erleichtert weiterhin durch bessere Sättigung die Kalorienreduktion.

Eiweiß

In mehreren tierexperimentellen Studien (vor allem an Kaninchen) wurde eine cholesterinsenkende Wirkung von pflanzlichem Eiweiß im Vergleich zu Kasein festgestellt [92]. Bei diesen Studien wurden jedoch sehr hohe Eiweißmengen gefüttert, und Kaninchen scheinen auf Veränderungen der Eiweißzusammensetzung empfindlicher zu reagieren als Menschen [50]. Es gibt bisher nur wenige Hinweise, daß pflanzliches Eiweiß in physiologischen Mengen den Lipidstoffwechsel des Menschen günstiger beeinflußt als tierisches Eiweiß [88]. Die empfohlene Eiweißzufuhr sollte bei 10–20% der Kalorien liegen (Tabelle 6).

Sport

Vermehrte körperliche Aktivität ist eine wichtige allgemeine Maßnahme zur Vorbeugung kardiovaskulärer Erkrankungen. Die Wirkungen von Sport auf den Lipidstoffwechsel beinhalten eine Senkung der Serumtriglyzeride, eine Erhöhung von HDL2 und eine Verschiebung zu größeren LDL-Partikeln bei unverändertem LDL-Cholesterin [68, 77, 111]. Diese Veränderungen der Lipoproteine scheinen im wesentlichen durch die durch Sport bedingte Reduktion der Körperfettmasse und der damit verbundenen erhöhten Aktivität der Lipoproteinlipase im Fettgewebe bedingt zu sein (s. S. 58; [62, 110]). Da eine reine Fett- und Kalorienrestriktion jedoch auch einen senkenden Effekt auf HDL hat, ist gerade die HDL-Steigerung nach Gewichtsreduktion durch Sport höher als nach Gewichtsreduktion durch Diät allein [111]. Sogenannte aerobe Ausdauersportarten wie z. B. Marathonlauf sind hierbei günstiger als anaerobe Kurzzeitbelastungen.

Einschränkend muß man sagen, daß der durch Sport induzierte HDL-Anstieg in der Regel gering ist und erst ab einem erheblichen Grad der sportlichen Betätigung zu verzeichnen ist [106]. So ist ein positiver Effekt einer körperlichen Aktivität auf den Fettstoffwechsel und letztlich auch auf die Infarktinzidenz erst bei einer Leistung von über 2000 kcal pro Woche zu verzeichnen. Dies entspricht einer täglichen Laufleistung von ca. 30 min Joggen bei einer Herzfrequenz von 130 min^{-1}. Durch 40–50 min Jogging 5mal pro Woche über 1 Jahr fand sich in einer kürzlich veröffentlichen Studie an 155 Männern [77] ein Anstieg von HDL2-Cholesterin um durchschnittlich 2,6 mg/dl. Eine weitere Studie erzielte schon durch 2 h Jogging pro Woche nach 4 Monaten immerhin einen Anstieg des HDL-Cholesterins um 4,6 mg/dl. Berücksichtigt man, daß pro 1% Steigerung des HDL-Cholesterins das KHK-Risiko um 3–4% sinkt [44], sollten auch diese relativ kleinen Veränderungen nicht unterschätzt werden.

Praktisches Vorgehen

Wurde bei einem Patienten die Indikation zu einer cholesterinsenkenden Therapie gestellt, sollte die Diät immer an erster Stelle stehen. In vielen Fällen wird die Diät als alleinige Therapieform völlig ausreichen. Bei schweren Hypercholesterinämien, die den Einsatz von cholesterinsenkenden Medikamenten erfordern, läßt sich ohne gleichzeitige Diät erfahrungsgemäß kein ausreichender Erfolg erzielen. Auch in diesen Fällen sollte daher vor Beginn der medikamentösen Therapie eine 4- bis 6wöchige rein diätetische Behandlungsphase vorgeschaltet werden. Dadurch lassen sich die Patienten leichter von der Wirksamkeit der Diät überzeugen, und man erreicht eine bessere Compliance.

Nach der ersten Diätberatung ist es empfehlenswert, den Patienten während der Anfangszeit ein Ernährungsprotokoll führen zu lassen. Diätprobleme werden dadurch besser bewußt, und die Motivation wird oft gesteigert.

Bei der Diätberatung des Patienten sollte auf die Bedeutung der verschiedenen Nahrungsmittel einzeln eingegangen werden:

Fleisch

Fleisch ist ein wertvolles Nahrungsmittel, reich an Eiweiß und gut resorbierbarem Eisen. In einer cholesterinsenkenden Diät ist es nicht nötig, Fleisch weitgehend zu verbieten. Der Fleischkonsum sollte auf etwa 150 g pro Tag beschränkt werden. Es sollte auf die Auswahl möglichst magerer Teile geachtet werden. Alles sichtbare Fett sollte schon vor dem Kochen weggeschnitten werden. Innereien wie Leber, Niere und Hirn sind wegen des extrem hohen Cholesteringehaltes zu vermeiden.

Fleischprodukte

Wurstwaren gehören zu den wichtigsten Quellen an gesättigten Fettsäuren und Cholesterin. Die meisten Fleischprodukte enthalten große Mengen an „verstecktem Fett", das dem Patienten häufig nicht bewußt ist. Mit wenigen Ausnahmen ausdrücklich als fettarm bezeichneter Wurstwaren sollten diese Produkte bei Hypercholesterinämie gemieden werden.

Geflügel

Huhn, Truthahn und anderes Geflügel sind eine günstige Eiweißquelle. Der Fettgehalt von Geflügel sollte durch Entfernung der Haut reduziert werden.

Fisch

Fisch ist ebenfalls eine gute Eiweißquelle, die zwar auch Cholesterin enthält, jedoch im Vergleich zu Fleisch wesentlich reicher an mehrfach ungesättigten Fettsäuren ist. Unter den Meeresprodukten sind Muscheln, Krabben, Hummer und Tintenfisch aufgrund des hohen Cholesteringehaltes weniger zu empfehlen.

Milchprodukte

Butter, Sahne und fettreiche Käsesorten sollten wegen des hohen Gehaltes an gesättigten Fettsäuren und Cholesterin gemieden werden. Alle fettarmen Milchprodukte sind erlaubt und sind wertvolle Quellen für Eiweiß und Kalzium (Tabelle 7).

Fette und Öle

Tabelle 8 zeigt den Anteil verschiedener Fette an gesättigten, einfach ungesättigten und mehrfach ungesättigten Fettsäuren. Tierische Fette enthalten neben Cho-

Tabelle 7. Gehalt an Fett, Cholesterin und gesättigten Fettsäuren einiger repräsentativer Nahrungsmittel

Nahrungsmittel [100 g]	Fett [%]	Cholesterin [mg]	Gesättigte Fettsäuren [g]
Kalbfleisch (mittelfett)	3	55	1,4
Schweinefleisch (mager)	7	68	3,2
Rindfleisch (mager)	11	55	6,0
Schinken, gekocht	20	85	9,2
Leberwurst	40	85	18,0
Bratwurst	44	85	20,0
Salami	47	85	22,0
Leber	3	245	1,3
Niere	6	330	2,0
Hirn	7	2000	2,5
Huhn (Brust)	1	75	0,2
Truthahn (Brust)	1	60	0,3
Fisch mager	1–4	30–40	0,3–1,2
Fisch fett	20	60–70	5,7–9,0
Austern	1	220	–
Vollmilch	3,5	12	0,1
Fettarme Milch	1,5	7	–
Butter	83	240	50,6
Hartkäse vollfett	28	95	17,0
Walnüsse	63	0	3,8
Erdnüsse	49	0	7,5
Schokolade	30	1	1,1

Tabelle 8. Anteil an gesättigten, einfach und mehrfach ungesättigten Fettsäuren wichtiger Speisefette und Öle. (Vereinfacht nach [86])

	Gesättigt [%]	Einfach ungesättigt [%]	Mehrfach ungesättigt [%]
Schweinefett	46	44	10
Rinderfett	45	50	5
Kuhmilchfett	63	34	3
Kokosfett	80	7	2
Palmöl	50	45	5
Olivenöl	15	70	15
Maiskeimöl	20	30	50
Sonnenblumenöl	13	34	53
Distelöl	12	13	75

lesterin vorwiegend gesättigte und einfach ungesättigte Fettsäuren. Diese Fette sollten daher von Patienten mit einer Hypercholesterinämie so weit wie möglich gemieden werden. Pflanzliche Fette sind cholesterinfrei, jedoch nicht notwendigerweise reich an mehrfach ungesättigten Fettsäuren. Kokosöl und Palmöl enthalten überwiegend gesättigte Fettsäuren, Olivenöl einfach ungesättigte Fettsäuren. Reich an mehrfach ungesättigten Fettsäuren sind vor allem Maiskeim-, Sonnenblumen- und Distelöl. Fette, die reich an einfach und mehrfach ungesättigten Fettsäuren sind, sollten vom Patienten bevorzugt werden. Vor allem wegen des Kaloriengehaltes sollte der Konsum dieser Öle und Margarinen auf etwa 6–8 Teelöffel pro Tag beschränkt werden.

Eier

Es sollten nicht mehr als 2–3 Eigelb pro Woche verzehrt werden. Eiweiß enthält kein Cholesterin und kann beliebig gegessen werden. Häufig lassen sich Rezepte ohne weiteres durchführen, wenn man nur das Eiweiß anstelle der ganzen Eier verwendet (2 Eiweiß für 1 ganzes Ei).

Obst und Gemüse

Obst und Gemüse sind eine ideale Quelle an Vitaminen, Mineralien und Ballaststoffen. Aufgrund des hohen Gehaltes an Eiweiß und löslichen Ballaststoffen sind Hülsenfrüchte ein besonders günstiger Bestandteil der Diät. Nüsse sind sehr fetthaltig, jedoch reich an ungesättigten Fettsäuren. Sie sollten wegen des hohen Kaloriengehaltes beim übergewichtigen Patienten beschränkt werden.

Brot, Teigwaren, Kartoffeln, Reis

Kohlenhydrate haben keinen wesentlichen Effekt auf das LDL-Cholesterin und brauchen im Rahmen der erwünschten Kalorien nicht eingeschränkt zu werden. Ballaststoffreiche Kohlenhydrate z.B. in Form von Vollkornprodukten sollten bevorzugt werden.

Süßspeisen

Torten, Schokolade, Milcheis sowie die meisten Kuchen und Kekse sind aufgrund des hohen Fett- und Kaloriengehaltes zu meiden. Zucker führt zu keiner Erhöhung des LDL-Cholesterins. Fettfreie oder fettarme Süßspeisen sind daher bei Hypercholesterinämie (mit normalen Triglyzeriden) erlaubt.

Kochmethoden

Die Wahl geeigneter Kochmethoden ist sehr wichtig zur Reduktion des Fettverbrauches. Günstig sind Dünsten, Grillen, Backen in Alufolie sowie die Benützung von Teflongeschirr oder eines Mikrowellenofens.

Alkohol

Alkohol führt zu einer Erhöhung von VLDL [10] und HDL [11, 27, 39], ohne einen wesentlichen Einfluß auf das LDL-Cholesterin zu haben. Der bei einem Alkoholkonsum von 10–90 g pro Tag beobachtete Anstieg des HDL-Cholesterins lag in den meisten Studien in einer Größenordnung von 10–20% und könnte eine Erklärung für die vermutete Assoziation von Alkoholkonsum mit einer niedrigeren Inzidenz von koronarer Herzerkrankung sein. Im Unterschied zur Wirkung von Gewichtsreduktion und Sport steigert Alkohol allerdings hauptsächlich HDL 3, dessen Beziehung zu einem verminderten KHK-Risiko weniger deutlich und noch kontrovers ist [93].

Für Patienten mit einer reinen Hypercholesterinämie hat ein gemäßigter Alkoholkonsum keine negative Auswirkung. Bei übergewichtigen Patienten muß der hohe Kaloriengehalt von Alkohol berücksichtigt werden.

Kaffee

Kaffee ist als potentiell cholesterinsteigernde Substanz immer wieder im Gespräch. Mehrere Studien konnten nach regelmäßigem Kaffeegenuß eine zum Teil erhebliche Cholesterinsteigerung zwischen 5 und 15% nachweisen, während sich ein solcher Effekt in zahlreichen anderen Untersuchungen nicht bestätigen ließ [105]. Die Ursache für diese widersprüchlichen Ergebnisse scheint in regional bedingten Unterschieden in der Kaffeezubereitung zu liegen. Eine deutliche Cholesterinsteigerung konnte bisher nur für aufgekochten und dann dekantierten Kaffee (wie er in Skandinavien und im Nahen Osten zubereitet wird) sowie evtl. für entkoffeinierten Kaffee [104] nachgewiesen werden. Neuere Untersuchungen zeigen, daß der bisher unbekannte cholesterinsteigernde Faktor im Kaffee sich in der Lipidfraktion befindet [114]. Gerade der Lipidgehalt von aufgekochtem und dekantiertem Kaffee ist um ein Vielfaches höher als in Filterkaffee. Für eine Einschränkung des Konsums von üblichem Filterkaffee bei Patienten mit Hypercholesterinämie besteht daher kein Anlaß.

Nichtmedikamentöse Triglyzeridsenkung

Theoretische Grundlagen

In noch stärkerem Maße als bei der Hypercholesterinämie sind für die Hypertriglyzeridämie nichtmedikamentöse Therapieverfahren als alleinige Behandlungsform sehr oft ausreichend. Auch extreme Triglyzeriderhöhungen sind häufig auf Diätfehler zurückzuführen und bilden sich nach Umstellung der Ernährung vollständig zurück. In Hinblick auf die relativ untergeordnete Rolle der Serumtriglyzeride für die Atherogenese sollten triglyzeridsenkende Medikamente möglichst zurückhaltend und erst nach optimaler Ausschöpfung diätetischer Maßnahmen verordnet werden.

Die Schwerpunkte der nichtmedikamentösen Triglyzeridsenkung unterscheiden sich deutlich von den Empfehlungen für Patienten mit reiner Hypercholesterinämie. Im folgenden Abschnitt werden die pathophysiologischen Hintergründe der triglyzeridsenkenden Diätmaßnahmen näher erläutert.

Kalorienzufuhr

Für die Entstehung der meisten Hypertriglyzeridämien spielt Übergewicht eine sehr wichtige Rolle. Die Adipositas kann einerseits als eigenständiger Faktor zu einer Erhöhung der Triglyzeride führen, andererseits exazerbieren primäre Hypertriglyzeridämien häufig erst im Zusammenhang mit Übergewicht.

Wie bereits bei der cholesterinsenkenden Therapie erläutert wurde, führt Übergewicht zu einer gesteigerten Synthese von VLDL-Triglyzeriden und ApoB [29, 48]. Übergewicht ist weiterhin sehr häufig mit einer pathologischen Glukosetoleranz und Hyperinsulinismus assoziiert. Auch diese Zustände führen zu einer gesteigerten hepatischen VLDL-Produktion [89].

Die durch Gewichtsreduktion induzierte Steigerung der Aktivität der Lipoproteinlipase im Fettgewebe trägt nicht nur zur Triglyzeridsenkung, sondern auch zu einer Erhöhung des bei Adipositas und Hypertriglyzeridämie häufig deutlich erniedrigten HDL-Cholesterins bei (s. S. 58); [62, 112].

Aufgrund dieser Zusammenhänge ist die Kalorienreduktion für alle übergewichtigen Patienten mit einer Hypertriglyzeridämie die erste und wichtigste diätetische Maßnahme. Sehr häufig lassen sich erhöhte Serumtriglyzeride allein durch Gewichtsabnahme normalisieren.

Nahrungsfett

Die Höhe des postprandialen Chylomikronspiegels ist direkt abhängig von der verzehrten Fettmenge. Für alle Hypertriglyzeridämieformen, die mit einer Ansammlung von Chylomikronen einhergehen (Typ I, Typ V und gelegentlich Typ III), ist daher die drastische Senkung des Fettkonsums der wichtigste Eingriff. Der Einsatz einer extrem fettarmen Diät (unter 10% Fett) ist vor allem für die Therapie der schweren Chylomikronämie mit Pankreatitisgefahr von Bedeutung.

Bei den wesentlich häufigeren Hyperlipoproteinämien Typ IV besteht kein direkter Zusammenhang zwischen Nahrungsfett und VLDL-Spiegel. Bezüglich der Wirkung von Fettsäuren auf VLDL muß wieder zwischen gesättigten und ungesättigten Fettsäuren unterschieden werden. Im Gegensatz zum deutlichen cholesterinsenkenden Effekt haben mehrfach ungesättigte ω-6-Fettsäuren nur eine schwach senkende Wirkung auf die Serumtriglyzeride [1, 25]. Dadurch haben mehrfach ungesättigte ω-6-Fettsäuren in der Therapie der Hypertriglyzeridämie eine relativ untergeordnete Bedeutung. ω-3-Fettsäuren führen zu einer sehr ausgeprägten Senkung der VLDL-Synthese und könnten für die Therapie mancher Hypertriglyzeridämien von Nutzen sein [33, 51, 52, 87, 115]. Aufgrund der noch nicht endgültig geklärten LDL-steigernden Effekte (s. S. 59) ist jedoch zur Zeit eine generelle Empfehlung von Fischölen zur Triglyzeridsenkung nicht möglich [61, 96].

Die Gesamtfettzufuhr sollte dennoch auch bei einer Erhöhung der endogenen Triglyzeride aus verschiedenen Gründen gesenkt werden. Patienten, die bei Hypertriglyzeridämie ein eindeutig erhöhtes kardiovaskuläres Risiko haben (z. B. bei gemischter familiärer Hyperlipidämie oder Typ-II-Diabetes), neigen unter einer fett- und cholesterinreichen Diät zu einem besonders deutlichen Anstieg des LDL-Cholesterins (Übergang in Typ II b nach Fredrickson). Bei diesen Patienten kann andererseits eine fettreiche Mahlzeit vor allem im Zusammenhang mit Alkohol (s. unten) eine sonst milde Hypertriglyzeridämie in eine bedrohliche Hyperlipoproteinämie Typ V überführen. Schließlich ist ein zu hoher Fettkonsum die Hauptursache für die Häufung von Übergewicht in unserer Gesellschaft.

Kohlenhydrate und Ballaststoffe

Eine kohlenhydratreiche Diät führt zu einer gesteigerten hepatischen Triglyzerid-synthese. Dadurch kommt es zu einer Erhöhung der endogenen Serumtrigly-zeride, bedingt durch vermehrte Ausschüttung von besonders triglyzeridreichen VLDL [82, 97]. Dieser VLDL-Anstieg ist ausgeprägter nach Einnahme von einfa-chen als von komplexen Kohlenhydraten [79]. Eine kohlenhydratreiche Diät kann bei Patienten mit einer Fettstoffwechselstörung zu einem Triglyzeridanstieg füh-ren [82]. Patienten mit begleitender Hyperinsulinämie und pathologischer Gluko-setoleranz (Übergewicht, Diabetes mellitus Typ II) reagieren hierbei besonders empfindlich [90].

Ballaststoffe können die hypertriglyzeridämische Wirkung von Kohlenhydraten vermindern. Dieser Effekt von Ballaststoffen ist wahrscheinlich auf eine intesti-nale Resorptionsverzögerung und die Verringerung des postprandialen Blutzuk-ker- und Insulinspiegels zurückzuführen [3].

Eine kohlenhydratreduzierte Diät, arm an schnell resorbierbaren, einfachen Kohlenhydraten und reich an Ballaststoffen, führt in vielen Fällen zu einer deut-lichen Triglyzeridsenkung. Einschränkend muß man sagen, daß die Atherogenität der kohlenhydratinduzierten, sehr triglyzeridreichen VLDL als niedrig einzustu-fen ist. Bei manchen Patienten wird die durch Kohlenhydratrestriktion erzielte Triglyzeridsenkung von einem Anstieg des LDL-Cholesterins begleitet. In solchen Fällen ist es daher fraglich, inwieweit dieser diätetische Eingriff das atherogene Risiko verringert. Wenn das Ziel der Hypertriglyzeridämiebehandlung die Sen-kung des kardiovaskulären Risikos ist, sollte daher auch bei diesen Patienten die Restriktion von gesättigten Fettsäuren und Cholesterin als wichtigste Maßnahme an erster Stelle stehen.

Alkohol

Neben Übergewicht gehört Alkohol zu den häufigsten Manifestationsfaktoren der Hypertriglyzeridämie. Alkohol führt wie die Kohlenhydrate zu einer gesteigerten hepatischen Triglyzeridsynthese. Bei Patienten mit gestörtem Lipoproteinstoff-wechsel kann Alkohol vor allem im Zusammenhang mit einer fettreichen Ernäh-rung zu einem sehr ausgeprägten Anstieg von VLDL und Chylomikronen führen [10, 38]. Die Ursache für den Übergang in eine Hyperlipoproteinämie Typ V ist eine Verzögerung des Chylomikronenabbaus durch Kompetition mit den stark vermehrten VLDL an der Lipoproteinlipase.

Ein weiterer negativer Einfluß eines zu hohen Alkoholkonsums in diesem Zusammenhang ist die Begünstigung von Übergewicht.

Sport

Die Auswirkungen von Sport auf den Lipidstoffwechsel wurden im Rahmen der cholesterinsenkenden Diät bereits erläutert (s. S. 61; [68, 77, 106, 110, 111]). Sport erleichtert die Gewichtsreduktion, senkt die Serumtriglyzeride und erhöht das HDL. Dadurch unterstützt Sport in idealer Weise die 3 wichtigsten Therapieziele in der Behandlung der Hypertriglyzeridämie.

Praktisches Vorgehen

Eine absolute Indikation, die Serumtriglyzeride schnell zu senken, besteht nur bei Triglyzeridwerten über 1000 mg/dl. Diese mit einer Chylomikronämie einhergehenden Triglyzeridwerte können eine Pankreatitis auslösen und sind daher als akut gefährlich anzusehen. Weitere klinische Hinweise für diesen Hyperlipidämietyp sind die Ausbildung von eruptiven Xanthomen und einer Lipaemia retinalis. Selten ist die Ursache für dieses Krankheitsbild eine erbliche Abbaustörung der Chylomikronen durch Mangel an Lipoproteinlipase oder einem Defekt im Apolipoprotein CII (Hyperlipoproteinämie Typ I). Dieser Hyperlipidämietyp manifestiert sich gewöhnlich schon in der Kindheit. Beim Erwachsenen liegt in der Regel eine primäre Hyperlipoproteinämie Typ IV oder Typ III vor, die durch Zusammenwirken anderer Manifestationsfaktoren in eine Hyperlipoproteinämie Typ V übergeht. Die häufigsten Ursachen sind hierbei Alkoholabusus, sehr fettreiche Ernährung und ein schlecht eingestellter Diabetes mellitus.

Die Therapie der Wahl ist bei diesen Patienten die drastische Reduktion der Fettzufuhr auf 10–15% der Energie und absolute Alkoholabstinenz. Diese Diät muß auch nach dem Absinken der Serumtriglyzeride langfristig eingehalten werden. Bereits eine einzige fettreiche Mahlzeit oder die Wiederaufnahme des Alkoholkonsums können zum Ausbruch einer Pankreatitis führen.

Wenn diese Maßnahmen nicht zum gewünschten Erfolg führen (Triglyzeride unter 500 mg/dl), ist bei diesen Patienten die Indikation für eine medikamentöse Lipidsenkung (Fibrate oder Nikotinsäurepräparate) gegeben.

Bei Triglyzeridwerten zwischen 250 und 500 mg/dl besteht keine akute Gefährdung des Patienten. Der Effekt diätetischer Maßnahmen sollte daher mit Geduld über einen längeren Zeitraum beobachtet werden, bevor über den Einsatz von Medikamenten entschieden wird. An erster Stelle der zu ergreifenden Maßnahmen stehen die Kalorienrestriktion bei übergewichtigen Patienten, die Einschränkung des Alkoholkonsums und soweit möglich die Förderung von sportlicher Betätigung. Eine langsame Gewichtsreduktion wirkt sich günstiger auf den Triglyzeridstoffwechsel aus als durch Extremdiäten hervorgerufene schnelle Gewichtsverluste. Weiterhin ist es erfahrungsgemäß sehr schwierig, ein durch forcierte Gewichtsabnahme erreichtes Körpergewicht auf lange Sicht beizubehalten.

Aufgrund der erheblichen Heterogenität der Hypertriglyzeridämien muß die
Zusammensetzung der Diät häufig individuell angepaßt werden. Besonders
Patienten mit hohen Triglyzeriden und sehr niedrigem LDL-Cholesterin sprechen
gut auf eine kohlenhydratreduzierte Diät, ähnlich einer Diabetesdiät, an. Schnell
resorbierbare Kohlenhydrate in Form von Zucker, Nudeln, Kartoffeln, Weißbrot
usw. sollten vermieden werden. Diese Kohlenhydrate sollten durch ballaststoffreiche Nahrungsmittel wie Vollkornprodukte, Gemüse und Hülsenfrüchte ersetzt
werden.

Andere Patienten reagieren auf eine Triglyzeridsenkung durch Kohlenhydratrestriktion gelegentlich mit einem LDL-Anstieg. Zu dieser Gruppe zählen besonders Patienten, die neben der Hypertriglyzeridämie von Anfang an ein grenzwertiges oder erhöhtes LDL haben. In solchen Fällen ist es günstiger, den Schwerpunkt der Diät auf die Einschränkung von gesättigten Fettsäuren und Cholesterin
zu legen. Bei übergewichtigen Patienten kann der Fettanteil der Nahrung ohne
Ersatz eingeschränkt werden. Idealgewichtige Patienten sollten das eingesparte
tierische Fett sowohl mit ballaststoffreichen, komplexen Kohlenhydraten als auch
mit Fetten reich an einfach und mehrfach ungesättigten Fettsäuren ersetzen.

Wenn diese Maßnahmen nicht zu einer Normalisierung der Serumtriglyzeride
führen, sollte sich die Entscheidung über eine medikamentöse Lipidsenkung nach
dem individuellen kardiovaskulären Risiko richten. Zur Abschätzung dieses Risikos ist es wichtig, eine bereits vorhandene koronare Herzerkrankung oder periphere Atherosklerose zu erfassen. Weiterhin sollte nach Hinweisen gesucht werden, ob eine primäre Fettstoffwechselstörung mit eindeutig erhöhtem kardiovaskulärem Risiko vorliegt.

Die 2 wichtigsten familiären Hyperlipidämien, die mit einer Hypertriglyzeridämie und vorzeitiger Atherosklerose einhergehen, sind die gemischte familiäre
Hyperlipidämie (GFH) und die Dysbetalipoproteinämie. Für das Vorliegen dieser
Erkrankungen spricht immer eine Häufung von vorzeitiger Atherosklerose und
Hyperlipidämie in der Verwandtschaft. Typisch für die GFH ist der Nachweis
verschiedener Hyperlipidämiephänotypen (Typ IIa, IIb oder IV) innerhalb der
gleichen Familie oder beim gleichen Patienten.

Hinweise für das Vorliegen einer Dysbetalipoproteinämie sind neben der positiven Familienanamnese eine etwa gleichstarke Erhöhung von Triglyzeriden und
Gesamtcholesterin sowie der Nachweis von typischen palmaren und tuberoeruptiven Xanthomen. Die Diagnose Dysbetalipoproteinämie läßt sich in solchen Fällen
durch die in Speziallaboratorien durchgeführte ApoE-Typisierung (E2/E2)
sichern. Berücksichtigt man diese strenge Indikationsstellung, wird man in den
meisten Fällen von Hypertriglyzeridämie den Einsatz von lipidsenkenden Medikamenten vermeiden können.

Literatur

1. Ahrens EH, Hirsch J, Insull W, Tsaltas TT, Blomstrand R, Peterson ML (1957) The influence of dietary fats on serum lipid levels in man. Lancet I:943–953
2. Albrink MJ, Man EB (1959) Serum triglycerides in coronary artery disease. Arch Intern Med 103:4
3. Albrink MJ, Ullrich IH (1986) Interaction of dietary sucrose and fiber on serum lipids in healthy young men fed high carbohydrate diets. Am J Clin Nutr 43:419–428
4. Anderson JW (1985) Physiological and metabolic effects of dietary fiber. Fed Proc 44:2902–2906
5. Anderson JW (1985) Health implications of wheat fiber. Am J Clin Nutr 41:1103–1112
6. Anderson JW, Chen W-JL (1979) Plant fiber. Carbohydrate and lipid metabolism. Am J Clin Nutr 32:346–363
7. Assmann G, Schulte H (1986) Procam-Studie. Panscientia, Heidelberg Zürich
8. Bang HO, Dyerberg J, Nielsen AB (1971) Plasma lipid and lipoprotein pattern in greenlandic west-coast Eskimos. Lancet I:1143–1146
9. Becker N, Illingworth DR, Alaupovic P, Connor WE, Sundberg EE (1983) Effects of saturated, monounsaturated, and omega-6 polyunsaturated fatty acids on plasma lipids, lipoproteins, and apoproteins in humans. Am J Clin Nutr 37:355–360
10. Belfrage P, Berg B, Hägerstrand I, Nillson-Ehle P, Tornqvist H, Wiebe T (1977) Alteration of lipid metabolism in healthy volunteers during long-time ethanol intake. Eur J Clin Invest 7:127–131
11. Bertière MC, Betouille D, Apfelbaum M, Girand-Globa A (1986) Time-course, magnitude and nature of the changes induced in HDL by moderate alkohol intake in young non-drinking males. Atherosclerosis 61:7–14
12. Bilheimer DW (1988) Therapeutic control of hyperlipidemia in the prevention of coronary atherosclerosis: A review of results from recent clinical trials. Am J Cardiol 62:1J–9J
13. Blankenhorn DHS, Nesim A, Johnson RL, Sanmarco ME, Azen SP, Cashin-Hemphil L (1987) Beneficial effects of combined colestipol-niacin therapy on coronary atherosclerosis and coronary venous bypass grafts. JAMA 257:3233–3240
14. Breckenridge WC, Little JA, Steiner G, Chow A, Poapst M (1978) Hypertriglyceridemia associated with deficiency of apolipoprotein C-II. N Engl J Med 298:1265–1273
15. Bronsgeest-Schoute HC, Gent CM van, Luten JB, Ruiter A (1981) The effect of various intakes of omega-3 fatty acids on the blood lipid composition in healthy human subjects. Am J Clin Nutr 34:1752–1757
16. Brown MS, Goldstein JL, Fredrickson DS (1983) Familial type 3 hyperlipoproteinemia (dysbetalipoproteinemia). In: Wyngaarden JB, Fredrickson DS, Goldstein JL, Brown MS (eds) The metabolic bases of inherited disease, 5th edn. McGraw-Hill, New York, pp 655–671
17. Brunzell JD, Schrott HG, Motulsky AG, Biermann EL (1976) Myocardial infarction in familial forms of hypertriglyceridemia. Metabolism 25:313–320
18. Burkitt DP, Walker ARP, Painter NS (1974) Dietary fiber and disease. JAMA 229:1068–1074
19. Canner PL, Berge KG, Wenger NK, Stamler J, Friedman, Prineas NJ, Friedewald W (1986) Fifteen year mortality in coronary drug project patients: long term benefit with niacin. J Am Coll Cardiol 8:1245–1255
20. Chait A, Albers JJ, Brunzell JD (1980) Very low density lipoprotein overproduction in genetic forms of hypertriglyceridemia. Eur J Clin Invest 10:161
21. Choudhury S, Jackson P, Katan MB, Marenah CB, Cortese C, Miller NE, Lewis B (1984) A multifactorial diet in the management of hyperlipidemia. Atherosclerosis 50:93–103
22. Committee of Principal Investigators (1984) WHO cooperative trial on primary prevention of ischaemic heart disease with clofibrate to lower serum cholesterol: final mortality follow-up. Lancet II:379–385
23. Consensus Conference (1984) Treatment of hypertriglyceridemia. JAMA 251:1196–1200
24. Consensus Conference (1985) Lowering blood cholesterol to prevent heart disease. JAMA 253:2080–2086

25. Cortese C, Levy Y, Janus ED, Turner PR, Rao SN, Miller NE, Lewis B (1983) Modes of action of lipid lowering diets in man: studies of apolipoprotein B kinetics in relation to fat consumption and dietary fatty acid composition. Eur J Clin Invest 13:79–85
26. Dawber TR (1980) The Framingham Study: The epidemiology of atherosclerotic disease. Harvard Univ Press, Cambridge
27. Diehl AK, Fuller JH, Mattock MB, Salter AM, El-Gohari Riad, Keen H (1988) The relationship of high density lipoprotein subfractions to alcohol consumption, other lifestyle factors, and coronary heart disease. Atherosclerosis 69:145–153
28. Eckel RH (1989) Lipoprotein lipase – A multifunctional enzyme relevant to common metabolic diseases. N Engl J Med 320:1060–1068
29. Egusa G, Beltz WF, Grundy SM, Howard BV (1985) Influence of obesity on the metabolism of apolipoprotein B in humans. J Clin Invest 76:596–603
30. Eisenberg S (1984) High density lipoprotein metabolism. J Lipid Res 25:1017–1058
31. European Atherosclerosis Society (1988) Strategies for the prevention of coronary heart disease; a policy statement for the European Atherosclerosis Society. Eur Heart J 8:77–88
32. The Expert Panel (1988) Report of the National Cholesterol Education Program Expert Panel on detection, evaluation, and treatment of high blood cholesterol in adults. Arch Intern Med 148:36–69
33. Failor RA, Childs MT, Bierman EL (1988) The effect of omega-3 and omega-6 enriched diets on plasma lipoproteins and apoproteins in familial combined hyperlipidemia. Metabolism 37:1021–1028
34. Fielding CJ, Fielding PE (1982) Cholesterol transport between cells and body fluids: role of plasma lipoproteins and the plasma cholesterol esterification system. Med Clin North Am 66:363–373
35. Flaim E, Ferreri LF, Thye FW, Hill JE, Ritchey SJ (1981) Plasma lipid and lipoprotein cholesterol concentrations in adult males consuming normal and high cholesterol diets under controlled conditions. Am J Clin Nutr 34:1103–1108
36. Fredrickson DS, Lees RS (1965) System for phenotyping hyperlipoproteinemia. Circulation 31:321–327
37. Frick MH, Elo O, Haapa K et al. (1987) Helsinki Heart Study: primary prevention trial with gemfibrozil in middle-aged men with dyslipidemia. N Engl J Med 317:1237–1245
38. Ginsberg H, Olefsky J, Farquhar JW, Reaven GM (1974) Moderate ethanol ingestion and plasma triglyceride levels. A study in normal and hypertriglyceridemic persons. Ann Intern Med 80:143
39. Glueck CJ, Hogg E, Allen C, Gartside PS (1980) Effects of alcohol ingestion on lipids and lipoproteins in normal men: isocaloric metabolic studies. Am J Clin Nutr 33:2287
40. Goldstein JL, Brown MS (1977) The low-density lipoprotein pathway and its relation to atherosclerosis. Ann Rev Biochem 46:897–930
41. Goldstein JL, Brown MS (1979) The LDL-receptor locus and the genetics of familial hypercholesterolemia. Ann Genet 13:259
42. Goldstein JL, Hazzard WR, Schrott HG, Biermann EL, Motilsky AG (1973) Hyperlipidemia in coronary heart disease. I. Lipid levels in 500 survivors of myocardial infarction. J Clin Invest 52:1533
43. Goodnight SH, Harris WS, Connor WE, Illingworth DR (1982) Polyunsaturated fatty acids, hyperlipidemia, and thrombosis. Arteriosclerosis 2:87–113
44. Gordon DJ, Probstfield JL, Garrison RJ et al. (1989) High-density lipoprotein cholesterol and cardiovascular disease. Four prospective American studies. Circulation 79:8–15
45. Gordon T, Castelli WP, Hjortland MC, Kannel WB, Dawber TR (1977) High density lipoprotein as a protective factor against coronary heart disease. The Framingham study. Am J Med 62:707–714
46. Gotto AM, Phil D, Gorry A et al. (1977) Relationship between plasma lipid concentrations and coronary artery disease in 496 patients. Circulation 56:875–883
47. Grundy SM (1986) Cholesterol and coronary heart disease: A new era. JAMA 256:2849–2858
48. Grundy SM, Mok HYI, Zech L, Steinberg D (1979) Transport of very low density lipoprotein triglycerides in varying degrees of obesity and hypertriglyceridemia. J Clin Invest 63:1274–1283

49. Grundy SM, Chait A, Brunzell JD (1987) Familial combined hyperlipidemia workshop. Arteriosclerosis 7:203–207
50. Harabeck-Smith JM, Kurowska EM, Carroll KK (1989) Effects of cholesterol-free semipurified levels of casein or soy protein on distribution of cholesterol and protein among serum lipoproteins of rabbits. Atherosclerosis 76:125–130
51. Harris SW (1989) Fish oils and plasma lipid and lipoprotein metabolism in humans: a critical review. J Lipid Res 30:785–807
52. Harris WS, Connor WE, McMurry MP (1983) The comparative reductions of the plasma lipids and lipoproteins by dietary polyunsaturated fats: salmon oil versus vegetable oils. Metabolism 32:179–184
53. Havel RJ (1983) Dietary regulation of plasma lipoprotein metabolism in humans. Prog Biochem Pharmacol 19:111–122
54. Havel RJ (1986) Origin, metabolic fate and metabolic function of plasma lipoproteins. In: Steinberg D, Olefsky JM (eds) Contemporary issues in endocrinology and metabolism. Churchill Livingstone, New York, pp 117–141
55. Havel RJ (1986) Functional activities of hepatic lipoprotein receptors. Annu Rev Physiol 48:119–134
56. Havel RJ, Yamada N, Shames DM (1987) Role of apolipoprotein E in lipoprotein metabolism. Am Heart J 113:470–474
57. Hegsted DM, McGandy RB, Meyers ML, Stare FJ (1965) Quantitative effects of dietary fat on serum cholesterol in man. Am J Clin Nutr 17:281–295
58. Hirai A, Hamazaki T, Terano T, Nishikawa T, Tamura Y, Kumagai A, Sajiki I (1980) Eicosapentaenoic acid and platelet function in Japanese. Lancet II:1132–1133
59. Hulley SB, Rosenman RH, Bawol RD, Brand RJ (1980) Epidemiology as a guide to clinical decisions. The association between triglyceride and coronary heart disease. N Engl J Med 302:1383–1389
60. Jenkins DJA, Wong GS, Patten R et al. (1983) Leguminous seeds in the dietary management of hyperlipidemia. Am J Clin Nutr 38:567–573
61. Kasim SE, Stern B, Khilnani S, McLin P, Baciorowsky S, Jen K-LC (1988) Effects of omega-3 fish oils on lipid metabolism, glycemic control, and blood pressure in type II diabetic patients. J Clin Endocrinol Metab 67:1–5
62. Kern PA, Ong JM, Saffari B, Carthy J (1989) The effects of weight loss on the activity and expression of adipose-tissue lipoprotein lipase in very obese humans. N Engl J Med 322:1053–1509
63. Keys A (ed) (1970) Coronary heart disease in seven countries. Circulation [Suppl 1] 41:1
64. Keys A, Anderson JT, Grande F (1957) Prediction of serum cholesterol responses of man to changes in fats in the diet. Lancet I:959–966
65. Keys A, Anderson JT, Grande F (1965) Serum cholesterol response to changes in the diet. I. Iodine value of dietary fat versus 2 S-P. Metabolism 14:747–758
66. Keys A, Anderson JT, Grande F (1965) Serum cholesterol response to changes in the diet. II. The effect of cholesterol in the diet. Metabolism 14:759–765
67. Kohlmeier L, Hoffmeister H (1990) Consequences of current lipid guidelines for the Federal Republic of Germany. Klin Wochenschr 68:454–459
68. Krauss RM (1989) Exercise, lipoproteins, and coronary artery disease. Circulation 79:1143–1145
69. Kromhout D, Bosschieter EB, de Lezenne Coulander C (1985) The inverse relation between fish consumption and 20-year mortality from coronary heart disease. N Engl J Med 312:1205–1209
70. Kuksis A, Myher JJ, Geher K et al. (1982) Effect of saturated and unsaturated fat diets on lipid profiles of plasma lipoproteins. Atherosclerosis 41:221–240
71. Leaf A, Weber PC (1988) Cardiovascular effects on n-3 fatty acids. N Engl J Med 318:549–557
72. Lee TH, Hoover RL, Williams JD et al. (1985) Effect of dietary enrichment with eicosapentaenoic and docosahexaenoic acids on in vitro neutrophil and monocyte leukotriene generation and neutrophil function. N Engl J Med 312:1217–1224
73. Leelarthaepin B, Woodhill JM, Palmer AJ, Blacket RB (1974) Obesity, diet and type II hyperlipidemia. Lancet I:1217–1221

74. Lin DS, Connor WE (1980) The long-term effects of dietary cholesterol upon the plasma lipids, lipoproteins, cholesterol absorption, and the sterol balance in man: the demonstration of of feedback inhibition of cholesterol biosynthesis and increased bile acid excretion. J Lipid Res 21:1042–1052

75. Lipids Research Clinics Program (1984) The lipid research clinics coronary primary prevention trial. I. Reduction in incidence of coronary heart disease. JAMA 251:31–364

76. Mahley RW, Angelin B (1984) Type III hyperlipoproteinemia: recent insights into the genetic defect of familial dysbetalipoproteinemia. Adv Intern Med 29:385–441

77. Marti B, Suter E, Riesen WF, Tschopp A, Wanner H-U, Gutzwiller F (1990) Effects of long-term, self-monitored exercise on the serum lipoprotein and apolipoprotein profile in middle-aged men. Atherosclerosis 81:19–31

78. Mattson FH, Erickson BA, Kligman AM (1972) Effect of dietary cholesterol on serum cholesterol in man. Am J Clin Nutr 25:589–594

79. Mesquita MF, Seabra MP, Halpern MJ (1987) Simple carbohydrates in the diet. Am J Clin Nutr 45:1197–1201

80. Mistry P, Miller NE, Laker M, Hazzard WR, Lewis B (1981) Individual variation in the effects of dietary cholesterol on plasma lipoproteins and cellular cholesterol homeostasis in man. J Clin Invest 67:493–502

81. Multiple Risk Factor Intervention Trial Research Group (1982) Multiple Risk Faktor Intervention Trial: Risk factor changes and mortality results. JAMA 248:1465–1477

82. Nestel PJ, Reardon M, Fidge NH (1979) Sucrose-induced changes in VLDL- and LDL-B apoprotein removal rates. Metabolism 28:531–535

83. Nestel JP, Connor WE, Reardon MG, Connor S, Wong S, Boston R (1984) Suppression by diets rich in fish oil of very low density lipoprotein production in man. J Clin Invest 74:82–89

84. Nikkilä EA (1983) Familial lipoprotein lipase deficiency and related disorders of chylomikron metabolism. In: Stanburg JB, Wyngaarden JB, Fredrickson DS, Goldstein JL (eds) The metabolic bases of inherited disease, 5th edn. McGraw-Hill, New York, pp 622–642

85. Parthasarathy S, Khoo JC, Miller E, Barnett J, Witztum JC, Steinberg D (1990) Low density lipoprotein rich in oleic acid is protected against oxidative modification – Implications for dietary prevention of atherosclerosis. Proc Natl Acad Sci 87:3894–3898

86. Paul AA, Southgate DAT (1978) McCance and Widdowson's: The composition of foods, 4th edn. HMSO, London (MRC special report, no 297); Biochemical Press, Elsevier/North-Holland

87. Phillipson BE, Rothrock DW, Connor WE, Harris WS, Illingworth DR (1985) Reduction of plasma lipids, lipoproteins and apoproteins by dietary fish oils in patients with hyper-triglyceridemia. N Engl J Med 312:1210–1216

88. Raaij JMA van, Katan MB, Hautvast JGAJ, Hermus RJJ (1981) Effects of casein versus soy protein diets on serum cholesterol and lipoproteins in young healthy volunteers. Am J Clin Nutr 34:1261–1271

89. Reaven GM (1987) Abnormal lipoprotein metabolism in non-insulin-dependent diabetes mellitus. Am J Med 83:31–40

90. Reiser S, Powell AS, Scholfield DJ, Panda P, Ellwood KC (1989) Blood lipids, lipoproteins, and uric acid in men fed diets containing fructose or high-amylose cornstarch. Am J Clin Nutr 49:832–839

91. Rich S, Miller JF, Charous S, Davis HR, Shanks P, Glagov S, Lands WEM (1989) Development of atherosclerosis in genetically hyperlipidemic rabbits during chronic fish-oil ingestion. Arteriosclerosis 9:189–194

92. Roberts DCK, Stalmach ME, Khalil MW, Hutchinson JC, Carroll KK (1981) Effects of dietary protein on composition and turnover of apoproteins in plasma lipoproteins of rabbits. Can J Biochem 59:642–647

93. Robinson D, Ferns GAA, Bevan EA, Stocks J, Williams PT, Galton DJ (1987) High density lipoprotein subfractions and coronary risk factors in normal men. Arteriosclerosis 7:341–346

94. Ross R (1986) The pathogenesis of atherosclerosis – an update. N Engl J Med 314:488–500

95. Schaefer EJ, Levy RI, Ernst ND, Sant FD van, Brewer HB (1981) The effects of low cholesterol, high polyunsaturated fat, and low fat diets on plasma lipid and lipoprotein

cholesterol levels in normal and hypercholesterolemic subjects. Am J Clin Nutr 34:1758–1763

96. Schetcman G, Kaul S, Kissebah AH (1989) Heterogenity of low density lipoprotein responses to fish-oil supplementation in hypertriglyceridemic Subjects. Arteriosclerosis 9:345–354

97. Schonfeld G, Weidman SW, Witztum JL, Bowen RM (1976) Alterations in levels and interrelations of plasma apolipoproteins induced by diet. Metabolism 25:261–275

98. Schwartz RS (1987) The independent effects of dietary weight loss and aerobic training on high density lipoproteins and apolipoprotein A-I concentrations in obese men. Metabolism 36:165–171

99. Seed M, Hoppichler F, Reaveley D, McCarthy S, Thompson GR, Boerwinkle E, Utermann G (1990) Relation of serum lipoprotein(a) phenotype to coronary heart disease in patients with familial hypercholesterolemia. N Engl J Med 322:1494–1499

100. Shepherd J, Packard CJ, Patsch RJ, Gotto AM, Taunton OD (1978) Effects of dietary polyunsaturated and saturated fat on the properties of high density lipoprotein and the metabolism of Apolipoprotein A-I. J Clin Invest 60:1582–1592

101. Sigurdsson G, Nicol A, Lewis B (1975) Conversion of very low density lipoprotein to low density lipoprotein. A metabolic study of apoprotein B kinetics in human subjects. J Clin Invest 56:1481–1490

102. Soria LS, Ludwig EH, Clarke HGR, Vega GL, Grundy SM, McCarthy BJ (1988) Association between a specific apolipoprotein B mutation and familial defective apolipoprotein B-100. Proc Natl Acad Sci USA 86:587–591

103. Steinberg D, Parthasarathi S, Carew TE, Khoo JC, Witztum JL (1989) Beyond cholesterol. Modifications of low density lipoprotein that increase its atherogenicity. N Engl J Med 320:915–924

104. Superko HR, Bortz WM, Albers JJ, Wood PD (1989) Lipoprotein and apolipoprotein changes during a controlled trial of caffeinated and decaffeinated coffee drinking man. Circulation [Suppl II] 80:86

105. Thelle DS, Heyden S, Fodor JD (1987) Coffee and cholesterol in epidemiological and experimental studies. Atherosclerosis 67:97–103

106. Thompson PD, Cullinane EM, Sady SP et al. (1988) Modest changes in high-density lipoprotein concentration and metabolism with prolonged exercise training. Circulation 78:25–34

107. Utermann G (1989) The mysteries of lipoprotein(a). Science 246:904–910

108. Vega GL, Groszek E, Wolf R, Grundy SM (1982) Influence of polyunsaturated fats on composition of plasma lipoproteins and apolipoproteins. J Lipid Res 23:811–822

109. Vessby B, Boberg J, Gustafsson I-B, Karlström B, Lithell H, Östlund-Lindqvist A-M (1980) Reduction of high density lipoprotein cholesterol and apolipoprotein A-I concentrations by a lipid-lowering diet. Atherosclerosis 35:21–27

110. Weintraub MS, Rosen Y, Otto R, Eisenberg S, Breslow JL (1989) Physical exercise conditioning in the absence of weight loss reduces fasting and postprandial triglyceride-rich lipoprotein levels. Circulation 79:1007–1014

111. Williams PT, Krauss RM, Vranizan KM, Wood PDS (1990) Changes in lipoprotein subfractions during diet-induced and exercise-induced weight loss in moderately overweight men. Circulation 81:1293–1304

112. Wood PD, Stefanick ML, Dreon DM et al. (1988) Changes in plasma lipids and lipoproteins in overweight men during weight loss through dieting as compared with exercise. N Engl J Med 319:1173–1179

113. Woollett LA, Spady DK, Dietschy JM (1989) Mechanisms by which saturated triacyclglycerols elevate the plasma low density lipoprotein-cholesterol concentration in hamsters. J Clin Invest 84:119–128

114. Zock PL, Katan MB, Merkus MP, Dusseldorp M van, Harryvan JL (1990) Effect of a lipid-rich fraction from boiled coffee on serum cholesterol. Lancet 335:1235–1237

115. Zucker ML, Bilyeu DS, Helmkamp GM, Harris WS, Dujovne CA (1988) Effects of dietary fish oil on platelet function and plasma lipids in hyperlipoproteinemic and normal subjects. Atherosclerosis 73:13–22

4 Rauchen

Überblick für die Praxis

Rauchen

Risikofaktor Rauchen

Neben der Hypercholesterinämie ist der Nikotinkonsum einer der gefährlichsten Risikofaktoren für die Entwicklung einer koronaren Herzkrankheit oder einer peripheren Verschlußkrankheit. Das Rauchen ist dann als besonders risikoreich anzusehen, wenn gleichzeitig noch weitere Risikofaktoren der Arteriosklerose vorhanden sind. Bei Frauen ist die Kombination mit **Ovulationshemmern** besonders risikoträchtig für einen frühen Herzinfarkt. Für die Motivation des Patienten ist es wichtig zu wissen daß nach Absetzen des Rauchens das koronare Risiko sich im Laufe von 1–2 Jahren wieder deutlich zurückbilden und oft sogar wieder normalisieren kann.

Indikation für Nikotinabstinenz

Die Optimalforderung wäre sicherlich, allen Rauchern das Rauchen abzugewöhnen – nicht nur wegen des Arterioskleroserisikos, sondern auch wegen des gesteigerten Krebsrisikos dieser Bevölkerungsgruppe. Diese Forderung geht aber sicher am Machbaren vorbei. So gilt es, sich auf die Beratung und Führung von **Hochrisikopatienten** zu konzentrieren. Zu diesen zählen Personen, die rauchen und noch andere Risikofaktoren, z.B. Hypercholesterinämie, Diabetes mellitus oder Hypertonie, aufweisen. Besonders intensiv sollte die Betreuung im Rahmen der sekundären Prävention bei Patienten mit Angina pectoris oder nach Herzinfarkt sein.

Methoden zur Nikotinentwöhnung

Spontane Nikotinabstinenz

Die sog. „Punkt-Schluß-Methode" führt zur höchsten Quote von dauerhaft abstinenten Exrauchern und sollte daher grundsätzlich empfohlen werden; gerade beim ersten Abstinenzversuch, bei geringer Nikotinabhängigkeit und/oder ernsthaftem Wunsch nach Nikotinkarenz sind die Erfolgsaussichten gut.

Ebenso sollten frische kardiovaskuläre Ereignisse wie etwa ein Herzinfarkt oder Apoplex aktiv genutzt werden, um dank der dann meist erhöhten Abstinenzbereitschaft eine konsequente Nikotinkarenz herbeizuführen.

Als unterstützende Maßnahmen können eine vertragliche Vorsatzbildung sowie eine rigorose Trennung von sämtlichen Raucherutensilien hilfreich sein.

Verhaltenstherapie

Für wieder rückfällig gewordene Exraucher kann durch Einsatz einer oder mehrerer Methoden der multimodalen Verhaltenstherapie, z. B. durch Erhöhung der kognitiven Dissonanz, Methoden der Reizkontrolle und durch Alternativen zum Rauchen, eine Reduktion oder auch Abstinenz erreicht werden.

Eine Aversionstherapie führt nicht zu höheren Erfolgsquoten und muß wegen der erhöhten akuten kardiovaskulären Gefährdung abgelehnt werden.

Äußere Therapiebedingungen

Alle Therapieansätze können als Einzel- oder Gruppentherapie sowie ambulant oder stationär mit etwa gleichem Erfolg versucht werden. Daher sollten die verschiedenen Möglichkeiten gemeinsam mit dem abstinenzwilligen Raucher erörtert und festgelegt werden.

Nikotingehalt

Unter dem Aspekt kardiovaskulärer Ereignisse bieten Tabakerzeugnisse mit niedrigem („light") anstatt normalem Schadstoffgehalt nachgewiesenermaßen **keine Risikoverminderung.** Ein derartiger Wechsel kann daher nicht als Alternative zur Nikotinreduktion bzw. Abstinenz propagiert werden.

Prophylaxe und Rückfallverhütung

Verstärkte Maßnahmen bei der öffentlichen Gesundheitserziehung sollten Jugendliche bereits vor der ersten Zigarette erreichen. Ergänzend können strengere gesetzliche Vorschriften das Rauchen in der Öffentlichkeit einschränken helfen.

Für die Langzeitbetreuung von Exrauchern stehen derzeit noch keine ausreichend untersuchten Konzepte zur Verfügung. Eine kontinuierliche Betreuung durch einen Ansprechpartner wie etwa den Hausarzt sollte mit regelmäßiger Beratung und Kontrolle insbesondere bei Risikopatienten verwirklicht werden.

Rauchen

B. Stiefenhofer

Einleitung

Rauchen ist eine Art des Tabakkonsums, durch die in erheblichem Ausmaß Erkrankungen und vorzeitiger Tod verursacht werden. Wie 1990 anläßlich der 7. Weltkonferenz über Rauchen und Gesundheit in Australien [15] dargelegt wurde, werden weltweit die durch Rauchen bedingten Todesfälle von derzeit jährlich 3 Mio. auf 10 Mio. im Jahr 2025 ansteigen, wenn man die momentanen (in Zukunft jedoch vermutlich weiter steigenden) Konsumverhältnisse zugrundelegt. In Zahlen ausgedrückt bedeutet dies, daß innerhalb dieser Zeitspanne eine halbe Billion Menschen an einer durch Tabakkonsum bedingten Erkrankung sterben werden. Darunter werden 200 Mio. Menschen sein, die derzeit unter 20 Jahre alt sind, d. h., etwa die Hälfte der Betroffenen verstirbt vorzeitig im mittleren Lebensalter.

In der Bundesrepublik Deutschland steht nach Verbreitung und Gefährdungspotential das Zigarettenrauchen gegenüber anderen Formen des Tabakkonsums mit Abstand an erster Stelle. So wurden beispielsweise 1987 über 100 Mrd. Zigaretten verkauft, was nach Angaben des Statistischen Bundesamtes für 1987 mehr als 1800 Zigaretten je Einwohner entspricht. Dabei ist nach früheren epidemiologischen Studien des Bundesministeriums für Jugend, Familie und Gesundheit (Zahlen von 1983) in der Bundesrepublik Deutschland mit etwa 39% Rauchern (einschließlich Gelegenheitsrauchern), 11% Exrauchern und 39% Nierauchern zu rechnen. Unter Frauen finden sich etwa 60% Nieraucher, unter Männern dagegen nur etwa 33% [67].

Tabakrauch ist ein Gemisch aus weit über 3500 verschiedenen chemischen Verbindungen [21]. Zu den bekannten Komponenten gehören Nikotin, Kohlenmonoxid, Stickoxide, Zyanwasserstoff, Kadmium, mehr als 40 verschiedene krebserregende Substanzen sowie zahlreiche andere gesundheitsschädliche Stoffe [21, 67]. Wegen der großen Zahl von Substanzen im Tabakrauch liegen über die physiologischen Wirkungen der Einzelkomponenten dieses Gemisches auf den menschlichen Organismus nur Teilkenntnisse vor [23]. Die Effekte von Kohlenmonoxid und Nikotin, die beide in erster Linie die Funktion des kardiovaskulären Systems beeinflussen, sind jedoch aufgrund intensiver Studien weitgehend bekannt (s. auch Abb. 1).

Kohlenmonoxid (CO) blockiert im Hämoglobin das 2wertige Eisen mit einer im Vergleich zu O_2 etwa 300fach höheren Affinität. Bei Nichtrauchern liegt ungefähr 1% des Hämoglobins als Carboxyhämoglobin (Hb CO) vor, Raucher

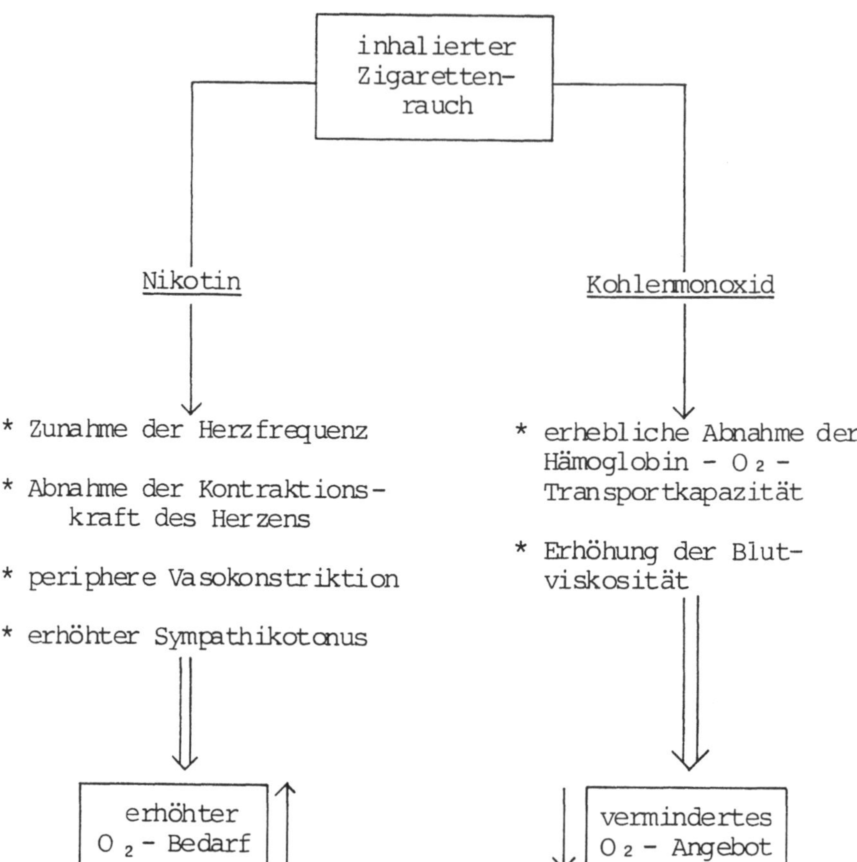

Abb. 1. Beeinflussung des kardiovaskulären Systems durch Inhalation von Nikotin und Kohlenmonoxid (vereinfachtes Schema)

erreichen Werte bis zu 15% Hb CO [23]. Klinisch führt dies zu einer verminderten Oxygenierung des Blutes und somit zu einem abnehmenden O_2-Angebot für den gesamten Organismus. Außerdem fördert es unmittelbar atherosklerotische Gefäßveränderungen einerseits durch eine verminderte Versorgung der Blutgefäße mit O_2 und andererseits durch eine erhöhte Gefäßpermeabilität [41].

Nikotin stellt unter den im Tabakrauch enthaltenen Alkaloiden mit etwa 90% die Hauptfraktion dar. Chemisch handelt es sich bei Nikotin um ein tertiäres Amin aus einem Pyridinring und einem Pyrrolidinring. Nikotin wird über alle Körperoberflächen (Mund-, Nasen- und Bronchialschleimhäute, Gastrointestinaltrakt, Haut) aufgenommen. Bei Kontakt mit der Lungenoberfläche wird es wie ein Narkosegas zu einem hohen Prozentsatz schnell resorbiert. Daher steigt beim inhalierenden Rauchen (ein durchschnittlicher Zigarettenrauchzug enthält etwa 100 µg Nikotin) der arterielle Plasmanikotingehalt nach jedem Zug zackenförmig steil an. Im venösen Blut werden Maxima von bis zu 40 ng/ml Plasmanikotin erreicht [45].

Hatsukami et al. [33] haben bei 10 Rauchern (durchschnittlich 35 Zigaretten täglich seit durchschnittlich 16 Jahren) die Nikotinkonzentration im Serum vor, während und nach Zigarettenrauchen ermittelt. Sie stellten fest, daß es zu einer mittleren absoluten Zunahme des Nikotinspiegels von 20 ng/ml kommt; die mittlere Nikotinhalbwertszeit beträgt etwa 54 min, wobei eine große individuelle Streubreite (von 22 bis 104 min) zu beobachten ist.

Da Nikotin kaum an Plasmaproteine gebunden wird, erfolgt nach der Aufnahme im Blut ein schneller Übertritt in andere Kompartimente einschließlich einer Anflutung im Liquor. Inhaliertes Nikotin tritt bei Schwangeren diaplazentar auf den Feten über und reichert sich postpartal in der Muttermilch an [23, 45].

Die pharmakologischen Eigenschaften des Nikotins führen beim Menschen zu einer unmittelbaren Beeinflussung einer Reihe von Organfunktionen. Beschrieben und untersucht wurden unter anderem zentralnervöse [14], kardiovaskuläre, endokrinologische und neuromuskuläre Auswirkungen des Nikotins [19, 45]. Sie beruhen im wesentlichen auf

a) einer ganglionären Erregung durch Depolarisation der postsynaptischen Membran (Langley 1889) mit resultierender Beeinflussung von Effektorgrößen des autonomen Nervensystems. Dies führt je nach Überwiegen der sympathischen oder parasympathischen Einflüsse
   - am Herzmuskel zu einer Steigerung oder Verminderung von Frequenz und Kontraktionskraft,
   - an den Blutgefäßen (überwiegend) zu einer peripheren Vasokonstriktion,
   - am Magen-Darm-Trakt zu einer Steigerung der Magensäuresekretion und einer Steigerung der Dünndarmperistaltik,
   - am Auge zu einer Miosis (Tierversuch), einer Verminderung der Sehschärfe und einer Einengung des Gesichtsfeldes,
b) einer Freisetzung von Acetylcholin, Adrenalin und Noradrenalin aus chromaffinen Geweben (u. a. durch sympathoadrenale Stimulation). Dies führt u. a. zur Freisetzung von Hydroxykortikosteroiden mit einer resultierenden
   - Steigerung des Sympathikotonus, dadurch Erhöhung des O_2-Verbrauchs im Gesamtorganismus,
   - Steigerung der Glykogenolyse,
   - Steigerung der Lipolyse mit vermehrtem Anfall von atherogenem LDL (low density lipoprotein) und verminderter Bildung des antiatherogenen HDL (high density lipoprotein),
c) einer Hemmung der kardiovaskulären Prostazyklinsynthese [70], was einen unmittelbaren atherogenen Effekt des Nikotins für Herz-Kreislauf-Erkrankungen bedeutet,
d) einer Stimulation zentraler Nikotinrezeptoren, wodurch ein subjektiv angenehmes Befinden hervorgerufen wird wie z. B. Beruhigung, Entspannung, Anregung, Lösen von Angst sowie auch ein vermindertes Hungergefühl.

Durch die unter d) genannten Wirkungen kommt dem Nikotin gegenüber allen übrigen im Tabakrauch enthaltenen Substanzen eine besondere Bedeutung zu: es ist der für die Suchtentwicklung entscheidende Tabakbestandteil. Sobald die Nikotinkonzentration unter den Wirkspiegel absinkt, lassen die als angenehm empfundenen Wirkungen nach. Mit zunehmender Dauer der Abstinenz kommt es dann zu mehr oder weniger stark ausgeprägten Symptomen wie z. B. Gereiztheit, Nervosität, Konzentrationsmangel, Müdigkeit, Appetitsteigerung. Das Verlangen nach erneuter Nikotinzufuhr (sog. Schmachten) kann durch Rauchen sofort befriedigt werden, womit der Circulus vitiosus der Nikotinabhängigkeit geschlossen wird.

Rauchen und Herz-Kreislauf-Erkrankungen

Die gesundheitliche Gefährdung durch die Inhalation von Tabakrauch ist durch zahlreiche Studien und Untersuchungen gut belegt. So zeigten beispielsweise Rose u. Shipley [50] anhand der Ergebnisse der Whitehall-Studie (Populationsstudie über 15 Jahre, 18403 Individuen, Alter initial zwischen 40 und 64 Jahren, Anteil von Rauchern initial 41%), daß der Verzicht auf das Rauchen

a) zu einer Abnahme der Wahrscheinlichkeit führt, an Krebs und insbesondere an Lungenkrebs zu sterben (Lungenkrebs bei Rauchern 15%, bei Nichtrauchern 3%),
b) zwar die Gesamtwahrscheinlichkeit erhöht, an den Folgen einer koronaren Herzkrankheit zu sterben (bei Rauchern 51%, bei Nichtrauchern 58%), jedoch erst in einem späteren Alter,
c) alle übrigen Todesursachen nicht beeinflußt (15% bzw. 17%).

Stellvertretend für weitere Populationsstudien über den positiven Effekt des Nichtmehrrauchens auf die Gesundheit und die Lebenserwartung sei auf die Ergebnisse der Framingham-Studie hingewiesen. Nach Gordon et al. [27] hat sich innerhalb eines 12jährigen Beobachtungszeitraumes das Risiko eines vorzeitigen Todes bei Individuen, die zu Beginn der Studie aufgehört haben zu rauchen, sukzessive verringert und sich schließlich der gleichen Erwartung wie für Nieraucher angeglichen.

Willett et al. [71] führten eine Kohortenstudie an 119404 gesunden Krankenschwestern zwischen 30 und 55 Jahren durch. Innerhalb von 6 Jahren erlitten davon 65 einen tödlichen und 242 einen nichttödlichen Herzinfarkt. Bezogen auf den Nikotinkonsum lag das relative Risiko für 25 Zigaretten und mehr pro Tag bei 2,6 für Angina pectoris, bei 5,8 für einen nichttödlichen Herzinfarkt, bei 5,6 für einen tödlichen Herzinfarkt.

Selbst ein geringerer täglicher Nikotinkonsum ergab ein erhöhtes relatives Risiko für einen tödlichen, nichttödlichen Herzinfarkt: für 5–14 Zigaretten um den Faktor 3 und für 1–4 Zigaretten um den Faktor 2. Dabei schätzen die Autoren den kausalen Zusammenhang der Herzinfarkte mit dem Nikotinkonsum im Vergleich zu anderen Risikofaktoren wie Hypertension, Hypercholesterinämie, Diabetes mellitus oder Übergewicht auf etwa 50%.

In einer Fall-Kontroll-Studie mit 4648 Männern zwischen 20 und 54 Jahren verglichen Rosenberg et al. [52] Patienten mit 1. Herzinfarkt (n = 73) mit einem gesunden Kontrollkollektiv (n = 2775). Im Vergleich zu Nierauchern betrug unter Berücksichtigung des Alters das relative Herzinfarktrisiko für Raucher 2,9, für seit 12–23 Monaten abstinente Exraucher 2,0, für seit über 2 Jahren abstinente Exraucher 1,0. Eine ähnliche Abhängigkeit des relativen Infarktrisikos ergab sich auch bei der Höhe des Nikotinkonsums (gemessen an der Zahl täglich gerauchter Zigaretten). Als wichtige Schlußfolgerung heben die Autoren hervor, daß das bei Rauchern deutlich erhöhte relative Risiko für einen Herzinfarkt durch Beenden des Nikotinkonsums (Abstinenz) innerhalb von Jahren an das normale Risiko für Nieraucher absinkt.

An 310 Rauchern, die einen Herzstillstand überlebt hatten, konnten Hallstrom et al. [31] aufgrund einer 3jährigen Nachbeobachtung einen signifikanten Unterschied bei der Inzidenz eines erneuten Herzstillstandes feststellen: sie betrug 19% bei den Nichtmehrrauchern gegenüber 27% bei den Weiterhinrauchern. Für andere Risikofaktoren ergaben sich bezüglich des Überlebens keine Unterschiede.

Neueren Datums sind Berichte über zerebrovaskuläre Folgen des Rauchens. In einer Fallkontrollstudie wiesen Donnan et al. [19] an 422 Patienten zwischen 25 und 85 Jahren mit erstmaliger zerebraler Ischämie im Vergleich zu 422 nach Alter und Geschlecht gleichverteilten Kontrollpersonen nach, daß das relative Risiko einer zerebralen Ischämie gegenüber Nierauchern (korrigiert für Alter und Hypertension) 3,7 für Raucher (signifikant) und 2,0 für Exraucher (signifikant) beträgt. In Abhängigkeit vom Alter liegt das relative Risiko für einen Schlaganfall dabei für Raucher über 65 Jahren bei 2,4, für Raucher unter 65 Jahren bei 6,8 und ist am höchsten bei den 55- bis 64jährigen Rauchern. Innerhalb einer 10jährigen Abstinenz nähert sich das relative Risiko allmählich der niedrigeren Wahrscheinlichkeit von Nierauchern an, ist jedoch selbst dann noch erhöht. Auch scheinen passive Raucher (insbesondere die Lebensgefährten von starken Rauchern) öfter einen Apoplex zu erleiden als Lebenspartner von Nichtrauchern.

Love et al. [43] analysierten die Daten von 181 jungen Patienten (15 bis 45 Jahre) mit Schlaganfall im Vergleich zu 307 gleichverteilten Kontrollpersonen. Es ergab sich in diesem jungen Kollektiv ein relatives Risiko von 1,6 für einen Schlaganfall bei den Rauchern gegenüber den Nichtrauchern. Zusätzlich war ein kumulativer Dosiseffekt zu beobachten: mit jedem weiteren „pack year" (gleichbedeutend einer Packung Zigaretten täglich über 1 Jahr) steigt das Risiko eines Schlaganfalls an. Kein signifikanter Unterschied bestand in Bezug auf die Stärke des Nikotinabusus im Hinblick auf die verschiedenen Ursachen des Schlaganfalls (Atherosklerose, nichtatherosklerotische Vasopathie, kardiale Embolie, hämatologisch bedingt, ohne erkennbare Ursache).

Aus der Geburtshilfe und der Pädiatrie kommen Untersuchungen, die die Auswirkungen des Rauchens auf die Schwangerschaft und das Neugeborene zum Gegenstand haben. In einem Übersichtsartikel weist Wenderlein [69] darauf hin, daß ein Nikotinkonsum einer werdenden Mutter die Abortrate gesichert erhöht, vermutlich mit einem höheren Mißbildungsrisiko einhergeht und zu einem um 200–300 g niedrigeren Geburtsgewicht führt.

Neben den Auswirkungen des Rauchens auf den Raucher selbst ist auch das Passivrauchen (i. e. Inhalation von tabakrauchbelasteter Atemluft) Gegenstand von verschiedenen wissenschaftlichen Untersuchungen gewesen. Nach Schievelbein u. Richter [55] werden beim Passivrauchen normalerweise nicht mehr als 1–2% der Stoffmengen inhaliert, die der aktive Raucher aufnimmt. Die Zunahme von Carboxyhämoglobin (Hb CO) übersteigt dabei kaum die 1%-Grenze und der Serumnikotinspiegel liegt in einem Bereich, der von der normalerweise anzutreffenden Serumkonzentration kaum zu unterscheiden ist.

Für das Risiko eines tödlichen Herzinfarktes bei Passivrauchern ergaben sich nach Hirayama aus den Daten einer Verlaufsstudie an 91540 nichtrauchenden Japanerinnen uneinheitliche Ergebnisse: während es nach 14 Jahren [35] bei 406 tödlichen Herzinfarkten keine signifikanten Unterschiede in Abhängigkeit von einem etwaigen Nikotinkonsum der Ehemänner gab, deutete sich nach weiteren 2 Jahren [36] bei mittlerweile 494 kardial bedingten Todesfällen an, daß das Passivrauchen möglicherweise doch einen Einfluß auf die Mortalität durch Herzinfarkte hat. Im Gegensatz dazu kommen Lee et al. [42] aufgrund einer Fallkontrollstudie zu der Ansicht, daß es keine signifikanten Zusammenhänge zwischen Passivrauchen und einer koronaren Herzerkrankung gibt.

Als Konsequenz aus der Kenntnis der zahlreichen negativen Auswirkungen des Tabakrauchens werden zunehmend intensive Bemühungen unternommen, das Rauchverhalten in der BRD zu verändern. Nichtraucher sollen vom Nikotinkonsum abgehalten werden, und Raucher sollen zu Exrauchern werden. Viele Untersuchungen beschäftigen sich mit der Frage, welche Faktoren für eine effektive Raucherentwöhnung von Bedeutung sind. Einen auf die USA bezogenen Überblick haben Fiore et al. [22] 1990 veröffentlicht: weitaus die meisten Raucher versuchen aus eigener Kraft abstinent zu werden; an Raucherentwöhnungsprogrammen als Alternative nehmen gerne Frauen, Personen mittleren Alters, besser gebildete Personen, mehrfach rückfällig gewordene Raucher oder auch besonders starke Raucher teil. Die Erfolgsraten (mindestens 1 Jahr Abstinenz) betragen etwa 47% mittels Eigeninitiative und etwa 23% mittels Entwöhnungsprogrammen. Letztere haben jedoch u. a. dadurch, daß gerade die besonders starken Raucher häufig daran teilnehmen, eine wichtige Bedeutung.

In der Bundesrepublik Deutschland hat trotz Kenntnis der vielfältigen Gesundheitsrisiken durch Rauchen bisher nur eine geringe öffentliche Auseinandersetzung mit diesem Thema stattgefunden. Nach wie vor wird dem einzelnen Raucher oft erst nach eingetretenen Folgeerkrankungen (Herzinfarkt, Schlaganfall) durch die gezielte ärztliche Aufklärung das Ausmaß der Schädlichkeit des Rauchens wirklich bewußt gemacht. Bedauerlicherweise führt dies allein meist dennoch nicht zu einer adäquaten Verhaltensänderung und viele Raucher setzen ihren Zigarettenkonsum unverändert fort. Dabei spielen vermutlich neben der Nikotinabhängigkeit auch psychosoziale Faktoren (leichtere Kontaktaufnahme zu „Gleichgesinnten", Gemeinschaftsgefühl, Vorbildimitation) eine wesentliche Rolle [66].

Eine wichtige Aufgabe in der Prophylaxe kardiovaskulärer Erkrankungen besteht somit darin, die verschiedenen Möglichkeiten der Rauchertherapie einer breiten Öffentlichkeit bekannt zu machen und bei deren Realisierung mitzuwirken. Um eine effektive Verhaltensänderung bei den Rauchern zu erzielen, reicht die alleinige Aufklärung über die Gefahren des Rauchens nicht aus. Vielmehr müssen jedem einzelnen Raucher individuell konkrete Maßnahmen vorgeschlagen werden, die er entweder alleine oder in Form spezieller Entwöhnungstherapien einsetzen kann. Eine Auswahl der zahlreichen Wege zur Abstinenz wird auf den folgenden Seiten vorgestellt und deren Wirksamkeit anhand von Literaturangaben erläutert.

Öffentliche Gesundheitserziehung und Prophylaxe

Unbestritten handelt es sich beim Rauchen um ein (Fehl-)Verhalten, das in hohem Maß auf Lernen am (schlechten) Vorbild beruht. Insbesondere Jugendliche und junge Erwachsene sind anfällig, dieses Fehlverhalten nachzuahmen. Nach Tölle [66] sind dabei Identifikation (Rauchen bei Eltern, Lehrern, Stars, Politikern u.a.) und Solidarisierung (Gruppenverhalten, Einfluß rauchender Freunde) bedeutsame psychodynamische Faktoren.

Eine wesentliche Aufgabe besteht somit darin, gerade junge Menschen durch eine vorbeugende Aufklärung vor dem Weg in die Nikotinabhängigkeit zu bewahren. Durch eine intensive Beschäftigung mit diesem Thema in der Schule, verbunden mit unterstützenden Maßnahmen wie Rauchverbot (u.U. mit Ausnahme festgelegter Räume und ab einer bestimmten Altersstufe) und durch ein vorbildliches Verhalten der Lehrer könnte eine Stärkung der Nichtrauchermotivation bei den Heranwachsenden gefördert werden. Dabei sollten neben der Vermeidung der Spätfolgen des Rauchens auch die positiven Aspekte des Nichtrauchens (z.B. gespartes Geld, bessere körperliche Leistungsfähigkeit, kein Nikotingeruch in Räumen und Kleidern, gutes Vorbild für andere) vermittelt werden. Zusätzlich sollten die psychologischen Hintergründe, warum Jugendliche mit dem Rauchen anfangen (Imponierverhalten, „Selbstverwirklichung", Konformität u.a.), aufgezeigt und diskutiert werden. So kann die Erkenntnis, daß Rauchen ein unnützes, oft auf eigene Schwäche zurückzuführendes und obendrein auf lange Sicht schädliches Verhalten ist, am leichtesten eine lebenslange Abstinenz bewirken.

Neben den Jugendlichen und jungen Erwachsenen muß sich eine Gesundheitserziehung jedoch auch den älteren Rauchern zuwenden. Hierbei sollte schwerpunktmäßig hervorgehoben werden, daß es zu jedem Zeitpunkt sinnvoll und nie zu spät ist, mit dem Rauchen aufzuhören. Diese Schlußfolgerung konnte beispielsweise Hermanson et al. [34] aus einer Untersuchung an 1893 Raucherinnen und Rauchern über 55 Jahren und mit einer angiographisch gesicherten koronaren Herzerkrankung ziehen. In diesem Kollektiv war die Sechsjahresmortalität unter den Rauchern um ein relatives Risiko von 1,7 erhöht im Vergleich zu denjenigen, die innerhalb des Jahres vor Studienbeginn aufgehört hatten und durchgehend nicht mehr rauchten. Das Risiko eines Herzinfarktes war bei den Exrauchern ebenfalls entsprechend niedriger als bei den Rauchern.

Ein anderes Problem stellt die Verführung zum Nikotinkonsum dar. Die Tabakindustrie wendet jährlich ca. 300 Mio. DM für Werbemaßnahmen auf [67], um ihre Adressaten zu erreichen. Eingesetzt werden auffällige und strategisch günstig plazierte Werbeplakate im Einzelhandel und auf öffentlichen Reklameflächen, Werbefilme im Kino sowie Werbeanzeigen in Zeitungen, Zeitschriften und ähnlich weitverbreiteten Druckerzeugnissen. Durch die Assoziationen mit Luxus, Freiheit, Abenteuer u. ä. werden jeweils möglichst viele potentielle Käufer angesprochen.

Für die Nichtraucherwerbung durch Institutionen wie die Gesundheitsministerien der Bundesländer oder die öffentlichen und privaten Krankenversicherer steht jährlich ein Budget von nur etwa 2 Mio. DM zur Verfügung. Die Aufklärung erfolgt vorzugsweise in Textform. Neben Aufklebern und Postern stehen meistens Broschüren zur Verfügung. Diese liegen beispielsweise in Behörden, öffentlichen Gebäuden sowie in Beratungsstellen und Arztpraxen zur Mitnahme auf. Insgesamt werden damit nur verhältnismäßig wenige Personen erreicht, unter welchen zusätzlich gerade die für eine Frühaufklärung und Prophylaxe besonders wichtigen Altersgruppen der Jugendlichen und jungen Erwachsenen als minderrepräsentiert angesehen werden müssen.

Im Vergleich zur Werbung für Rauchen nehmen sich die Maßnahmen zur Förderung des Nichtrauchens also geradezu bescheiden aus. Im Sinne einer gezielten öffentlichen Gesundheitserziehung sollten die Aktivitäten, die das Nichtrauchen als richtiges und nachahmenswertes Verhalten bewußt machen, finanziell und personell gefördert werden. Neben den gleichen Strategien wie in der Zigarettenwerbung sollten zusätzliche Maßnahmen wie öffentliche Vorträge, Seminare am Arbeitsplatz, Aufklärungsfilme und Beiträge in Zeitungen und Zeitschriften eingesetzt werden. Als Muster dafür kann z. B. ein 1989 veröffentlichter Zeitungsartikel über Wege, Chancen und Argumente zur Raucherentwöhnung [6] dienen, mit dem gleichzeitig eine Telefonberatung angeboten wurde.

Das Mißverhältnis der Maßnahmen pro und kontra Rauchen könnte darüber hinaus durch eine Ausdehnung bereits bestehender gesetzlicher Vorschriften weiter beeinflußt werden. In Deutschland muß bereits auf allen im Handel erhältlichen Zigarettenpackungen auf die Gesundheitsschädlichkeit des Rauchens schriftlich hingewiesen werden. Eine wesentliche Wirkung geht von diesem Kleingedruckten jedoch vermutlich nicht aus. Des weiteren sind im Gegensatz zu früher Rundfunk und Fernsehen als Werbemedium für Tabakwaren seit Jahren nicht mehr zulässig. Eine Erweiterung dieser Vorschrift wäre etwa in der Form denkbar, daß auch auf Papier nicht mehr für Tabakwaren geworben werden darf. Dazu müßte jedoch vermutlich eine erst noch zu schaffende Nichtraucherlobby einen entsprechenden Einfluß ausüben. Eine Erhöhung der Tabaksteuern könnte die Preise für Tabakwaren so anheben, daß ein Teil der Raucher auf den weiteren Konsum verzichten würde. Auch zusätzlich für Raucher erhobene Risikozuschläge bei der Krankenversicherung könnten einen ähnlichen Effekt haben.

Als Vorbild für die wirksame Durchführung von Maßnahmen zur Reduzierung des Tabakkonsums können die USA dienen. Dort haben nationale Kampagnen gegen das Rauchen nach Zahlen von Pierce et al. [47] zwischen 1974 und 1985 zu einer linearen Abnahme der Zahl von Rauchern geführt. Dies werde bei einer Fortsetzung des Trends dazu führen, daß im Jahr 2000 nur mehr 22% der erwachsenen Amerikaner Raucher sind. Der Autor führt diese Entwicklung auf Maßnahmen des öffentlichen Gesundheitswesens zur Förderung eines neuen Gesundheitsbewußtseins zurück. Zusätzliche Initiativen wie Nikotinverbot am Arbeitsplatz (sowohl bei öffentlichen als auch bei privaten Arbeitgebern) und ein grundsätzliches Rauchverbot in allen öffentlichen Gebäuden spielten eine sinnvolle und ergänzende Rolle.

Abgesehen von diesen verschiedenen nationalen Maßnahmen sollte zusätzlich auf internationaler Ebene eine Kooperation angestrebt werden. Einen derartigen Schritt hat in den USA der Rat für Wissenschaftliche Angelegenheiten angeregt [17]. In einem Bericht von 1990 zur weltweiten Ausbreitung des Rauchens wird der Amerikanischen Ärztevereinigung u. a. folgendes empfohlen:

- Die Regierung solle zu einer Änderung der momentanen Handelspolitik, die eine weltweite Ausbreitung des Rauchens begünstigt, gedrängt werden.
- Gesetzesinitiativen sollten unterstützt werden, daß auch auf Exporttabakwaren in der Sprache des Importlands auf die Gesundheitsgefährdung durch Rauchen hingewiesen wird.
- Die WHO solle gedrängt werden, ihre weltweiten Aktivitäten gegen das Rauchen zu intensivieren. Gemeinsam sollte das ärztliche Engagement gefördert werden, insbesondere in den derzeitigen und jüngst gewesenen Entwicklungsländern.
- Es solle eine Zusammenarbeit mit dem Weltärztebund sowie unmittelbar mit nationalen Ärztevereinigungen erfolgen, um die Aktivitäten des ärztlichen Berufsstandes zur weltweiten Reduzierung des Tabakkonsums zu unterstützen.
- Die Überwachung des Erfolgs dieser weltweit gegen das Rauchen gerichteten Anstrengungen solle regelmäßig überprüft werden, um die zunehmende weltweite Raucherepidemie zu kontrollieren.

Es ist einsichtig, daß es sich bei dem Phänomen Rauchen nicht nur jeweils um ein nationales Problem handelt, sondern vielmehr auch um eine Herausforderung, die eine internationale Zusammenarbeit notwendig macht. Daher ist anzustreben, daß auch in der Bundesrepublik Deutschland auf möglichst vielen Ebenen die Aktivitäten gegen das Rauchen sowohl national als auch weltweit unterstützt werden.

Spontane Nikotinabstinenz

Die Entscheidung, nicht mehr zu rauchen, wird von Rauchern zum überwiegenden Teil spontan getroffen. Nach Tölle [66] sind etwa 15% der Raucher in der Lage, ohne fremde Hilfe mit dem Rauchen aufzuhören und abstinent zu bleiben. Nach amerikanischen Erfahrungen [2, 22, 67] rekrutiert sich daraus mit etwa 90% der weitaus größte Anteil an der Gesamtzahl der Exraucher. Die restlichen 10% Exraucher erreichen dieses Ziel mittels zusätzlicher, unterstützender Therapie.

Zu ähnlichen Zahlen kommen Carey et al. [12] in einer zusammenfassenden Übersicht über 28 Untersuchungen zum Thema Nikotinabstinenz durch Eigeninitiative. Sie fanden dabei günstige Bedingungen für die Verwirklichung einer geplanten Nikotinabstinenz, wenn der Raucher einerseits überzeugt ist, daß die geplante Abstinenz nutzbringend für seine Gesundheit ist und andererseits fest darauf vertraut, daß er dieses Ziel auch allein erreichen kann.

Eine genügend starke Motivation und ein gewisses Maß an Selbstbeherrschung sind die idealen Voraussetzungen, um mit einem abrupten und totalen Nikotinverzicht von einem Tag auf den anderen dauerhaft zum Nichtraucher zu werden. Dieses schlagartige Beenden des Rauchens sollte vor allem dann angestrebt werden, wenn es sich um den ersten Abstinenzversuch handelt. Nach Buchkremer [8] ist diese sog. Punkt-Schluß-Methode umso aussichtsreicher, je weniger Abstinenzversuche zuvor unternommen worden sind.

Die individuelle Motivation, das Rauchen aufzugeben, spielt im Einzelfall immer eine entscheidende Rolle. Einschneidende gesundheitliche Ereignisse wie ein überlebter Herzinfarkt oder andere, durch Tabakkonsum verursachte akute Einschränkungen des Wohlbefindens, führen oft zu einer verstärkten Motivation. Jedoch auch Änderungen der persönlichen Lebensumstände wie eine Partnerschaft mit Kinderwunsch oder spätestens eine bestehende Schwangerschaft können Anlaß zur Beendigung des Rauchens sein. Von ärztlicher Seite sollten derartige Situationen grundsätzlich genutzt werden, dem Raucher die Notwendigkeit und die gute Gelegenheit bewußt zu machen, gerade jetzt und darüber hinaus vollständig zum Nichtraucher zu werden.

Ein abrupter völliger Verzicht auf jegliches Rauchen mag zwar in der Anfangsphase besonders hart durchzuhalten sein, jedoch wird erfahrungsgemäß eine tatsächliche Änderung des Tabakkonsums nur wirksam auf diese rigorose Weise erreicht. Denn jedes Zugeständnis an etwaige „Zwischenbelohnungszigaretten" ist im Grunde genommen nichts anderes als die vorweggenommene Entscheidung, mit dem Rauchen doch nicht aufzuhören. Nach dem Motto „täglich auch nur 1 Zigarette ist dennoch täglich 1 Zigarette zuviel" kann die alleinige Reduktion der Tabakquantität ohne das Ziel einer völligen Karenz immer nur als Lösung zweiter Güte angesehen werden. Nach dem heutigen Kenntnisstand korreliert das Risiko für einen Herzinfarkt für Männer wie für Frauen gleichermaßen ohne untere Freigrenze mit der Menge der inhalierten Schadstoffe. Und selbst nach Beendigung des Rauchens bleibt für die Exraucher noch über einen Zeitraum von einigen Jahren ein im Vergleich zu Nierauchern erhöhtes Herz-Kreislauf-Risiko bestehen [16, 51, 52].

Welche Maßnahmen begünstigen nun eine sofortige und völlige Nikotinabstinenz? Neben einigen differenzierten Möglichkeiten, die im Abschnitt „Verhaltenstherapie" aufgezeigt sind, sollten vor allem zwei hilfreiche Regeln in die Tat umgesetzt werden:
1. Verzicht auf die Verfügbarkeit sämtlicher Raucherutensilien:
   Dazu bieten sich an:

a) Sämtliche vorhandenen Tabakvorräte einschließlich der gerade angefangenen Schachtel Zigaretten werden sofort aufgegeben (d. h. vernichtet, nicht etwa verschenkt!).

b) Zündhölzer, Feuerzeuge und Aschenbecher werden bewußt dem einfachen Zugriff so entzogen, daß sie nur mit erheblicher Mühe erreichbar sind. Insbesondere sollten Zündhölzer/Feuerzeuge aus Kleidungsstücken und Taschen, aus dem Auto, vom Arbeitsplatz und allen anderen Orten, an denen geraucht wird, entfernt werden.

c) Die Umgebung wird informiert, daß man nicht mehr rauchen wird. Insbesondere sollen andere Raucher um ihre Unterstützung in der Weise gebeten werden, daß auf jede Aufforderung zum Rauchen verzichtet wird. Ergänzend wird vereinbart, daß man selbst auf Bitten von den anderen Rauchern keine Zigarette bekommt.

Immerhin ist die spontane Nikotinkarenz ein bedeutsamer Willensentscheid, dessen Verwirklichung mittels der genannten logistischen Vorsichtsmaßnahmen unterstützt werden kann. Denn wenn die situativen Versuchungen zum Rauchen entfallen, dann wird jede dennoch angezündete Zigarette zu einem Akt, mit dem bewußt gegen die beabsichtigte Nikotinabstinenz (oder Reduktion) verstoßen wird.

2. Schriftliche Formulierung des Willens, abstinent zu werden:
Es muß nicht gleich ein notariell beglaubigter Vertrag sein, aber eine gewisse äußere Form sollte dieser Vertrag, den der werdende Exraucher mit sich selbst abschließt, schon haben. Der Vertrag sollte folgende Punkte enthalten:

a) Die Art der beabsichtigten Verhaltensänderung, am besten absolute Nikotinabstinenz (ansonsten Festlegung auf eine konkrete Höchstzahl von Zigaretten täglich).

b) Die Angabe eines genauen Datums, wie lange der Vertrag bindend gelten soll. Dabei empfiehlt es sich, als Ablaufdatum keine Festtage zu wählen, da sonst die Gefahr groß ist, daß man in fröhlicher Runde mit anderen Rauchern möglicherweise erneut verleitet wird zum Rauchen.

c) Die Art der Belohnung, wenn der Vertrag erfüllt wird. Hier bleibt es ganz den individuellen Wünschen überlassen, was als Prämie winken soll. Allerdings sollte als sinnvolle Einschränkung bedacht werden, daß die Belohnung keinesfalls zu erneutem Rauchen veranlassen sollte.

d) Die Art der Bestrafung, falls der Vertrag nicht eingehalten wird. Diese Konsequenzen sollten individuell so festgelegt werden, daß sie eine motivationssteigernde Wirkung haben, daß sie andererseits aber auch realisierbar sind. Hier eignen sich z. B. Spenden an Organisationen, die sich der Gesundheitsvorsorge widmen (Betrag genau festlegen!).

Die unter 2. empfohlenen Maßnahmen werden durch eine Beobachtung von Burling et al. [11] gestützt. In einer Raucherentwöhnungsstudie konnten sie zeigen, daß die Teilnehmer nur dann eine Nikotinkarenz oder effektive Reduktion erreichten, wenn sie die beabsichtigte Konsumänderung in Form eines konkreten Plans verbalisieren konnten. Insofern sollte jeder abstinenzwillige Raucher ermuntert werden, selbst einen schriftlichen Plan seines Vorhabens anzufertigen. Wer sich dazu nicht in der Lage fühlt, zählt mit großer Wahrscheinlichkeit zu dem Teil der Raucher, die aus eigener Kraft nicht abstinent werden. Für diese empfehlen sich von Anfang an die im folgenden vorgestellten Methoden.

Verhaltenstherapie

Neu erlernte Verhaltensweisen und Verfahren der Selbstkontrolle können einen Raucher in die Lage versetzen, seinen Nikotinkonsum wirksam einzuschränken oder zu beenden. Entsprechende Untersuchungen zeigen um so bessere Ergebnisse, je mehr Einzelansätze genutzt werden und je länger deren Einsatz kontrolliert wird.

Bei der multimodalen Verhaltenstherapie der Raucherentwöhnung werden das Suchtverhalten, dessen Begleitumstände sowie fördernde und hemmende Einflüsse bewußt gemacht, um auf verschiedenen Ebenen mit kleinen Modifikationen schrittweise eine Konsumänderung herbeizuführen. Dieser Therapieansatz eröffnet vor allem mehrfach rückfällig gewordenen Rauchern neue Perspektiven, um u. a. das sogenannte kontrollierte Rauchen zu erlernen, von dem aus wiederum der Schritt zur völligen Abstinenz leichter wird.

In Anlehnung an Buchkremer [8] umfaßt die multimodale Verhaltenstherapie beim Raucher folgende Prinzipien:
1. Erhöhung der kognitiven Dissonanz:
   Durch Aufklärung über die Gefahren des Rauchens kann der Raucher sein eigenes Verhalten kritisch überprüfen und in Frage stellen.
2. Kognitive Beeinflussung:
   Durch Bewußtmachen einerseits von Gründen gegen das Rauchen und andererseits von positiven Aspekten für das Nichtrauchen wird der Anreiz zum Nichtrauchen erhöht.
3. Selbstverstärkung:
   Bei jeder bewußt nicht gerauchten Zigarette soll sich der Raucher gedanklich vergegenwärtigen, daß er in der Tat fähig ist, vom Nikotin unabhängig zu werden. Dies stärkt sein Selbstgefühl und gibt ihm Auftrieb, auch beim nächsten Mal zu verzichten.
4. Alternativen zum Rauchen:
   An die Stelle der Suchtbefriedigung durch Rauchen können andere orale Reize treten wie Kaugummikauen oder Fruchtsaft trinken. Essen, insbesondere der Verzehr von Süßigkeiten, ist wegen der zusätzlichen Kalorienzufuhr in aller Regel kein empfehlenswerter Ersatz (s. Abschn. „Nikotinkonsum und Gewichtsveränderungen").
5. Durchbrechen von Verhaltensmustern:
   Abläufe, in denen sozusagen automatisch der Griff zur Zigarette stattfindet, müssen geändert werden. Wer etwa immer während des Telefonierens raucht,

sollte sich z.B. angewöhnen, in einer Hand den Telefonhörer und in der anderen Hand den Telefonapparat zu halten. So hat er keine Hand zum Rauchen frei.

6. Reizkontrolle:
Die Suchtbefriedigung soll durch äußere Umstände erschwert werden. Der Raucher muß sich strikt angewöhnen, Zigaretten und Feuerzeug nicht bei sich zu tragen, sondern diese an verschiedenen Orten und schwierig erreichbar zu deponieren (s. auch Abschn. „Spontane Nikotinabstinenz"). In der so verlängerten Zeit zwischen Appetenz und Suchterfüllung können weitere Verhaltensmodifikationen eingesetzt werden (z.B. Punkt 4 oder 5).

7. Rauchverhaltensanalyse:
Der Raucher muß sich vor dem Anzünden jeder Zigarette z.B. mittels Strichliste Rechenschaft darüber ablegen, daß er „schon wieder" raucht. Dadurch kann er sich einerseits davor bewahren, einfach nur aus Gedankenlosigkeit zu rauchen. Andererseits kann er dadurch die Situationen erkennen lernen, in welchen er zum Rauchen verleitet wird. Im nächsten Schritt kann er dann versuchen, diese Situationen zu meiden.

8. Modifikation des Rauchvorgangs:
Der Raucher soll nicht (oder bewußt weniger) inhalieren, den Abstand zwischen den Zügen bewußt verlängern und die Zigarette eher (z.B. nach der Hälfte) ausdrücken. Ergebnis dieser Maßnahmen ist das sog. kontrollierte Rauchen.

9. Aversionstherapie:
Durch die Verbindung von Rauchen und dadurch ausgelösten unangenehmen Empfindungen (z.B. Übelkeit) kann das Abstinenzverhalten gefördert werden (s. hierzu auch Abschn. „Aversionstherapie").

10. Gruppenbehandlung:
Der Erfahrungsaustausch mit anderen Rauchern in der Entwöhnungsphase kann die eigene Motivation steigern (s. hierzu auch unter Abschnitt „Gruppentherapie").

11. Vertraglich festgesetzte Vorsatzbildung:
Durch eine derart verbindlich festgehaltene Erklärung fühlt sich der Raucher stärker angehalten, seinen Vorsatz zu verwirklichen (s. hierzu auch Abschn. „Spontane Nikotinabstinenz").

Wegen der großen Anzahl von verschiedenen, sich gegenseitig ergänzenden Ansätzen bietet die multimodale Verhaltenstherapie einen fast unerschöpflichen Fundus von individuell akzeptablen Teilstrategien. Ein gewisser Nachteil dieser Methoden besteht darin, daß es einer gewissen Zeit bedarf, um den potentiellen Exraucher mit den verschiedenen Prinzipien ausreichend vertraut zu machen.

Einen Vergleich der Wirksamkeit von kontrolliertem Rauchen und Schnellrauchen führten Newman u. Bloom [44] 1982 mit 20 freiwilligen Studenten durch, die alle mindestens 30 Zigaretten täglich seit mehr als einem Jahr rauchten. An 5 konsekutiven Tagen wurde über jeweils 2 h das Rauchen gezielt modifiziert. Kontrolliertes Rauchen bestand in einem zunehmenden Verzögerungstraining, wobei der Abstand zwischen den Zügen sukzessive um 10 s bis maximal 240 s gesteigert wurde. Schnellrauchen bedeutete durchgehend alle 10 s 1 Zug. Bei der Analyse der Rauchprotokolle von einer Woche vor bzw. nach Behandlung zeigte sich zwar eine bessere Selbstkontrolle (längere Pausen zwischen 2 Zigaretten) bei den „kontrolliert" Rauchenden, jedoch war die Gesamtzahl der täglich gerauchten Zigaretten in beiden Gruppen nicht signifikant voneinander unterschieden. Bei der Bewertung weisen die Autoren darauf hin, daß die Teilnehmer bisher an keinen negativen Folgen des Rauchens litten und daß sie die Studie nicht als primären Behandlungsversuch einstuften (geringe Motivation).

Glasgow et al. [25] führten mit 9 mäßig starken Rauchern (im Durchschnitt 29 Zigaretten pro Tag) ein verhaltenstherapeutisches Programm durch (7 Treffen in wöchentlichem Abstand), bei dem die Teilnehmer angeleitet wurden, weniger Zigaretten zu rauchen und/oder die einzelne Zigarette nicht zu Ende zu rauchen und/oder auf nikotinärmere Marken zu wechseln. Bei Vergleich von Behandlungsbeginn und in der letzten Therapiewoche betrug die Verminderung der konsumierten Nikotinmenge 49%; die Zahl der täglich gerauchten Zigaretten sank um 28%, die gerauchte Länge pro Zigarette nahm um 24% ab. Bei einer Nachuntersuchung 6 Monate später war der Anteil von Zigaretten mit vermindertem Nikotingehalt unverändert niedrig geblieben; die Zahl der täglichen Zigaretten sowie deren prozentual gerauchte Länge hatten im Vergleich zum Therapieende wieder zugenommen, blieben jedoch unter den Zahlen von vor der Therapie.

An dieser Stelle sei auf das Stichwort Nikotingehalt und kardiovaskuläres Risiko eingegangen. Das Wechseln von einer starken auf eine schwächere Tabakmarke, einschließlich der „Light-Zigaretten" ist nur eingeschränkt eine vernünftige Verhaltensänderung. Zwar suggerieren die in den letzten Jahren vermehrt auf den Markt drängenden Zigarettenmarken mit niedrigerem Nikotin- und Schadstoffgehalt ein weniger gefährliches Rauchen, jedoch gilt dies in erster Linie für die Verminderung des Risikos in bezug auf kanzerogene Folgeerkrankungen.

Umfangreiche Studien bei Herzinfarktpatienten haben gezeigt, daß sich unter den Rauchern kein Unterschied für das Infarktrisiko bei unterschiedlichem Nikotingehalt der Zigaretten nachweisen ließ. So konnten weder Palmer et al. [46] bei jungen Frauen (n = 910) mit dem ersten Herzinfarkt retrospektiv ein vermindertes Risiko bei einem niedrigeren Nikotingehalt feststellen, noch ergab sich bei jungen Männern (n = 502) laut Kaufmann et al. [41] diesbezüglich ein Unterschied. Im Hinblick auf eine Prophylaxe kardiovaskulärer Folgeerkrankungen kann das Wechseln auf nikotinreduzierte Zigaretten als alleinige Änderung der Rauchgewohnheiten demnach nicht als adäquate Maßnahme angesehen werden.

Zusammengefaßt bietet die multimodale Verhaltenstherapie zur Raucherentwöhnung viele Ansätze, den Nikotinkonsum bewußt zu reduzieren oder zu beenden. Die Anleitung des Rauchers kann sowohl ambulant als auch stationär, z. B. in Entwöhnungskliniken, durchgeführt werden. Im letzteren Fall besteht der zusätzliche Vorteil einer kontinuierlichen Kontrollmöglichkeit. Das Erlernen und Anwenden der verschiedenen Prinzipien kann auf die individuellen Voraussetzungen bei jedem Raucher abgestimmt werden. Einige Techniken der multimodalen

Verhaltenstherapie wie z. B. die Aversionstherapie, das kontrollierte Rauchen oder die vertraglich festgesetzte Vorsatzbildung werden auch als Einzelmethoden mit gutem Erfolg zur Raucherentwöhnung eingesetzt.

Aversionstherapie

Bei der klassischen Aversionstherapie werden deviante Verhaltensweisen (wie z. B. Sucht) mit unangenehm empfundenen Reizen gekoppelt [38], so daß nach einiger Zeit zur Vermeidung der unangenehmen Folgen die betreffende Verhaltensweise unterlassen wird. Eingesetzt werden dafür z. B. elektrische Ströme oder emetisch wirkende Pharmaka wie Apomorphin. Nach Tölle [66] wird die Aversionstherapie überwiegend in Kombination mit weiteren verhaltenstherapeutischen Methoden eingesetzt.

Bei der Raucherentwöhnung wird speziell das sog. Schnellrauchen als aversiv wirksame Maßnahme eingesetzt. Der Raucher muß dazu in kurzem Abstand sehr viele Züge machen und tief inhalieren. Wegen der hohen Nikotinresorptionsgeschwindigkeit kommt es dabei schnell zu Intoxikationszeichen wie Übelkeit und Benommenheit. Als Risiko kann es durch eine ausgeprägte Minderoxygenierung des Blutes bei entsprechend prädestinierten Patienten zur akuten O_2-Not einzelner Organe (v. a. des Herzmuskels) kommen. Die möglichen Folgen wie z. B. ein Angina-pectoris-Anfall oder ein Herzinfarkt machen eine sorgfältige Auswahl der Probanden sowie eine ausreichende Überwachung notwendig.

Stellvertretend für die große Anzahl von Untersuchungen über Schnellrauchen im Vergleich zu anderen Formen der Raucherentwöhnung sind nachfolgend zwei Arbeiten näher dargestellt.

1978 berichtete Glasgow [24] über eine Vergleichsstudie an 96 Rauchern, die wahlweise mit Schnellrauchen/normalem Rauchen bzw. intensiver/sporadischer therapeutischer Betreuung behandelt wurden. Zwischen keiner der 4 Gruppen ergab sich innerhalb von 6 Monaten nach Therapieende ein signifikanter Unterschied in der Verminderung des Zigarettenkonsums oder in der Zahl der Nichtraucher.

Einen Vergleich einer 2wöchigen Gruppentherapie entweder mit Schnellrauchen (n = 12) oder mit Hypnose (n = 8) oder nur mit einem 1stündigen Aufklärungsgespräch (n = 9) haben Barkley et al. [1] 1977 vorgenommen. Neben einer in allen 3 Gruppen signifikanten Verminderung der Zahl täglich gerauchter Zigaretten zeigte sich nach 9 Monaten die Tendenz, daß unter den ehemaligen Schnellrauchern mehr Nichtraucher (5 von 12) als in den Vergleichsgruppen waren (2 von 8 bzw. 0 von 9). Wegen der kleinen Fallzahl ergeben sich dabei keine verwertbaren Unterschiede.

Wie die o. g. Arbeiten veranschaulichen, kann keine Überlegenheit des Schnellrauchens gegenüber anderen Methoden der Raucherentwöhnung nachgewiesen werden. Da das Schnellrauchen zusätzlich mit einem akuten kardiovaskulären Risiko behaftet ist, wurde diese Therapieform weitgehend verlassen.

Hypnose

Hypnose wird zur Raucherbehandlung bevorzugt in Entwöhnungskliniken und meist zusammen mit anderen Methoden eingesetzt. Man unterscheidet Einzelbehandlung und Gruppenhypnose sowie deren Durchführung entweder als Einmalbehandlung oder als Sequenztherapie. Als Effekt der Hypnosetherapie wird vorwiegend eine Verminderung des Nikotinkonsums beobachtet. Die langfristige Wirksamkeit ist studienmäßig nicht belegt.

Einzelhypnose

Williams u. Hall [72] berichteten über einen Therapieversuch mittels einer einmaligen, $2^1/_2$stündigen Sitzung, in deren Verlauf 2 getrennte Einzelhypnosen zu je 45 min erfolgten. Die Probanden (n = 26) hatten früher alle an mindestens einer anderen Entwöhnungstherapie teilgenommen. Zum Vergleich diente eine Placebogruppe, in der während einer $2^1/_2$stündigen Diskussionsrunde nicht geraucht werden sollte, sowie eine Kontrollgruppe (n = 20) ohne jede Maßnahme. Die Nachbeobachtung umfaßte 48 Wochen und ergab für die Hypnosegruppe neben einer Nikotinabstinenz bei 8 Teilnehmern (gegenüber 0 in den anderen Gruppen) auch eine signifikante Reduktion der täglichen Zigarettenzahl. Im Vergleich zu ähnlichen Untersuchungen anderer Autoren vermitteln diese Angaben allerdings ein überaus positives Bild.

Umfangreiche Untersuchungen von Spiegel [60] über eine 45minütige Einmalhypnose an 615 Teilnehmern ergaben 6 Monate nach Therapie 121 Nichtraucher (21%) und eine Reduktion des Nikotinkonsums unterschiedlichen Ausmaßes bei 120 weiteren Teilnehmern (20%). Da jedoch die Erhebung der Daten nur anhand eines per Post verschickten Fragebogens vorgenommen wurde und keine Überprüfung der Angaben durchgeführt wurde, können die genannten Zahlen nicht als verbindlich angesehen werden.

Gruppenhypnose

Über einen Vergleich einer Therapie mit Gruppenhypnose (n = 8, mit 7 je 1stündigen Sitzungen über 2 Wochen) gegenüber einer Kontrollgruppe (n = 9, nur Aufklärung und Anleitung zum Kaltrauchen) berichten Barklay et al. [1]. In beiden Gruppen sei zunächst eine ausgeprägte, jedoch nicht signifikant unterschiedliche Nikotinreduktion eingetreten; im Verlauf von insgesamt 9 Monaten zeigte sich in beiden Gruppen wieder eine allmähliche Zunahme der Zahl täglich gerauchter Zigaretten (nicht signifikant unterschiedlich). Unterschiede ergaben sich bei der Nikotinabstinenz: nach 12 Wochen waren in der Hypnosegruppe 4 von 8 Teilnehmern abstinent gegenüber 0 von 9 in der Kontrollgruppe (signifikant). 9 Monate nach Therapie waren noch 2 gegenüber 0 Teilnehmern abstinent (nicht signifikant). Die Ergebnisse dieser Studie müssen mit einem gewissen Vorbehalt beurteilt werden, da eine kleine Fallzahl vorliegt und die Verlaufsdaten nur postalisch bzw. telefonisch erhoben wurden.

Einen Überblick über weitere Studienansätze mit Hypnose in Kombination mit anderen Elementen der Verhaltensbeeinflussung gibt Buchkremer [8], der zugleich davon ausgeht, daß der Therapieerfolg unter anderem auch vom Alter der Teilnehmer abhängt. Bei 20- bis 30jährigen sei ein Erfolg (Abstinenz bzw. Mengenreduktion) sehr gering, er steige jedoch mit zunehmendem Alter bis zum 60. Lebensjahr an. Die Rückfallquote sinke mit zunehmendem Alter.

Hypnose als Verfahren zur Raucherentwöhnung ist nicht unumstritten. Einerseits wird Hypnose von vielen Menschen rundweg abgelehnt, andererseits ist nicht jeder Proband hypnotisierbar. Daher sind alle Untersuchungen, die Hypnose gegen andere Verfahren vergleichen, mit einem möglichen Selektionsfehler behaftet. Zu bedenken ist auch, daß es kaum Berichte über mehrjährige Langzeitbeobachtungen gibt, so daß derzeit nur ein kurz- bis mittelfristiger Erfolg mittels Hypnose angenommen werden darf. Im Vergleich mit anderen Therapieformen zur Raucherentwöhnung gibt es keinen Nachweis einer Überlegenheit der Hypnose, unabhängig von der Art der Anwendung (Einzel- oder Gruppentherapie) oder der Häufigkeit (Einzel- oder Sequenztherapie).

Gruppentherapie

Nach der Erkenntnis, daß Gemeinsamkeit stark macht, bieten sich für einen abstinenzwilligen Raucher 2 unterschiedliche Ansätze für eine gemeinschaftliche Nikotinentwöhnung an: entweder eine von Laien gebildete Selbsthilfegruppe oder eine Therapiegruppe mit einem ausgebildeten Leiter.

Selbsthilfegruppen

Im Gegensatz etwa zu den Anonymen Alkoholikern sind Selbsthilfegruppen zur Raucherentwöhnung hierzulande kaum verbreitet. Ursächlich für diesen Unterschied könnte sein, daß ein süchtiger Raucher im Gegensatz zum süchtigen Alkoholiker meist keine oder allenfalls nur geringe nachteilige soziale Folgen zu spüren bekommt. Dadurch fehlt dem Raucher ein entsprechender Leidensdruck und es entfällt ein starkes Motiv zur Solidarisierung mit anderen Betroffenen.

Ein Bericht über den Versuch, eine Selbsthilfegruppe für Raucher in Edinburgh aufzubauen, teilten 1978 Illingworth u. Pepper [39] mit. Es wurden 2mal je 30 verheiratete Raucher mit Partnern eingeladen, woraufhin 4 bzw. 5 Paare und 1 bzw. 2 Raucher allein kamen. Nach einer Aufklärung und Diskussion über die Probleme durch Rauchen zeichnete sich ab, daß keiner der Betroffenen zur weiteren Führung der Gruppe bereit war. Es fehlte jede Bereitschaft, überhaupt in einer derartigen Gruppe mitzuwirken. Ein weiteres Treffen hätte wieder vom Arzt persönlich geleitet werden sollen, vor allem wegen des Vertrauens in seine Sachkenntnis und seine Verschwiegenheitspflicht.

Die Bildung von Raucherselbsthilfegruppen stößt demnach auf mehrere Schwierigkeiten. Hauptgrund für eine geringe Resonanz ist eine mangelnde Motivation, in erster Linie vermutlich begründet durch einen geringen Leidensdruck noch nicht erkrankter Raucher. Allerdings ist vorstellbar, daß eine derzeit nur geringe Motivation in dem Maß zunimmt, in welchem Rauchen von der Allgemeinheit in Zukunft mißbilligt wird. Der dann entstehende soziale Druck auf Raucher stellt eine günstige Voraussetzung für die Bildung von Selbsthilfegruppen dar.

Therapiegruppen

Die Therapie in Gruppen unter der Führung eines ausgebildeten Leiters hat sich laut Tölle [67] und Huber [38] zur Raucherentwöhnung neben der Einzelbehandlung durchaus bewährt. Genutzt wird dabei die Motivationsförderung durch den Zusammenschluß von Gleichgesinnten, ergänzt durch gruppenpsychologisch geförderte Effekte wie z. B. besondere Zuwendung der Gruppe bei spezifischen Problemen eines Mitglieds (Hilfe des Kollektivs für den Einzelnen) oder enge Überwachung und Beeinflussung eines Mitglieds, welches das Erreichen des Gruppenziels möglicherweise in Frage stellt (Druck des Kollektivs auf den Einzelnen).

Zusätzlich sollte – wie bei allen Entwöhnungstherapien – auch bei der Gruppentherapie von jedem Teilnehmer einzeln ein schriftlicher Therapieplan aufgestellt werden. Am besten werden die beabsichtigte Verhaltensänderung, die dafür vorgesehene Dauer und die Konsequenzen bei Versagen (Bestrafung) oder Erreichen des Therapieziels (Belohnung) in Form eines Vertrages verbindlich formuliert (s. auch unter Abschn. „Spontane Nikotinabstinenz").

Erfahrungen mit Therapie in Gruppen stammen hauptsächlich aus den USA. Dort erfolgt deren Einsatz bevorzugt in Kliniken, die speziell auf die Entwöhnung von Suchtkranken eingerichtet sind. Meist werden hierbei spezielle Strategien wie etwa Aversionstherapie oder Hypnose in Kleingruppen praktiziert. Nach einem Übersichtsartikel von Buchkremer [8] schneiden die in Gruppen durchgeführten Rauchertherapien meist etwas besser ab als die gleichen Formen in Einzeltherapie.

Relinger et al. [48] berichten, daß beim aversiven Schnellrauchen die Therapie in Gruppen genauso wirksam wie die Einzeltherapie zu sein scheint. Allerdings liegen dieser Vermutung keine direkten statistischen Vergleiche zugrunde.

Zum Nachweis der Wirksamkeit bestimmter Gruppentherapien behandelten Barkley et al [1] 29 Raucher für die Dauer von 2 Wochen entweder mit Schnellrauchen in der Gruppe (n = 12), Hypnose in der Gruppe (n = 8) oder nur mit einem gemeinsamen Aufklärungsgespräch und der Aufforderung, ausschließlich kalt zu rauchen (n = 9). Bei der Diskussion kommen die Verfasser unter Hinweis auf entsprechende Ergebnisse mit Einzeltherapie zu der Ansicht, daß sich die Gruppentherapie beim Schnellrauchen ebenso effektiv einsetzen lasse, wohingegen sich die Gruppenhypnose als nicht ganz so wirksam wie die Einzelhypnose erweise.

Da jede Form einer Gruppentherapie an entspechende personelle und räumliche Voraussetzungen gebunden ist, eignet sich diese Therapieform besonders gut für spezialisierte Behandlungszentren. In der Raucherentwöhnung hat sich die Gruppentherapie vor allem beim Schnellrauchen und bei der Hypnose als geeignet erwiesen. Eine Überlegenheit über die entsprechenden Einzeltherapieformen besteht nicht.

Akupunktur

Die Vertreter der Akupunktur sehen überwiegend in der Ohrakupunktur (sogenannte hohe Akupunktur) einen möglichen Ansatz für eine Rauchertherapie. Die Angaben über die Ergebnisse mit dieser Methode beschränken sich auf Untersuchungen an kleinen Fallzahlen mit einem meist nur kurzen Nachbeobachtungszeitraum. Der Nachweis eines tatsächlichen Therapieerfolgs durch Akupunktur gegenüber einer reinen Placebobehandung wurde bisher nicht erbracht.

Steiner et al. [61] machten 1982 eine Studie mit 2 × 16 Teilnehmern, die gleichverteilt nach Alter, Geschlecht und Ausmaß des Nikotinkonsums entweder an für wirksam erachteten Punkten, oder nur in deren Nähe akupunktiert wurden. Die Akupunktur wurde für jeweils 15 min 2mal pro Woche über insgesamt 2 Wochen durchgeführt. Danach ergab sich kein signifikanter Unterschied für den Nikotinkonsum vor und nach Behandlung zwischen der Verum- und der Kontrollgruppe. In beiden Gruppen konnte jedoch eine signifikante Reduktion des Nikotinkonsums auf etwa die Hälfte der Ausgangsmenge beobachtet werden.

Choy et al. [13] haben zwischen 1976 und 1982 eine Studie durchgeführt, bei der sich 514 Teilnehmer mindestens 4mal in wöchentlichem Abstand am Ohr akupunktieren lassen sollten. Davon haben 34% (n = 175) vorzeitig abgebrochen. Von den restlichen 339 Teilnehmern wurden 297 (entsprechend 88% von 339 bzw. 58% von 514) solange wöchentlich akupunktiert, bis sie über 4 Wochen nicht mehr geraucht hatten. Von den 220 Teilnehmern, die über 2 Jahre beobachtet werden konnten, haben 31% erneut zu rauchen begonnen.

Angaben wie Altersverteilung, Nikotinkonsum oder Vorbehandlungen der Teilnehmer liegen nicht vor. Es wurde keine einheitliche Behandlungsdauer eingehalten, sondern im Einzelfall bis zum Abbruch oder zum Eintreten des Erfolges behandelt. Die benötigten Behandlungszeiträume sind nicht angegeben, und die Ergebnisse wurden nicht mit einem Kontrollkollektiv verglichen. Da standardisierte Bedingungen nicht eingehalten wurden, erlauben die in dieser Studie erhobenen Daten keinen allgemeinen Rückschluß auf die Wirksamkeit dieses Behandlungsansatzes.

Über eine Behandlung mit Laserakupunktur in Kombination mit konventioneller Ohrakupunktur berichteten 1982 Zalesskiy et al. [73]. Ältere, starke Raucher (n = 85), die sich entweder wegen Lungenkrebs oder wegen eines peripheren Gefäßleidens operieren lassen mußten, wurden über mehrere Wochen 2mal wöchentlich akupunktiert. Während der Behandlungsphase durfte weder Alkohol oder schwarzer Kaffee getrunken noch Kaugummi gekaut werden. Nach Angaben der Autoren waren zu Ende der Behandlung bei allen 85 Probanden die vegetativ-somatischen Entzugserscheinungen verschwunden. Das Verlangen zu rauchen hatte laufend abgenommen, so daß die meisten (71%) das Rauchen aufgegeben hatten. Diese besonders günstigen Ergebnisse müssen vor dem Hintergrund gesehen werden, daß bei dieser ausgesuchten Patientengruppe wegen des kausalen Zusammenhangs zwischen der Erkrankung und dem vorausgegangenen Nikotinkonsum eine besonders ausgeprägte Motivation bei einer Rauchertherapie zu erwarten ist. Daher können die gefundenen Ergebnisse nicht als allgemeingültig angesehen werden.

Die tatsächliche Wirkungsweise einer Akupunktur ist bis heute nicht schlüssig bekannt. Es wird jedoch allgemein vermutet, daß Verhaltens- oder Befindungsänderungen unter Akupunktur zu einem erheblichen Teil auf die Suggestivkraft des Akupunkteurs zurückzuführen sind. Die durch Akupunktur zu erzielenden Erfolge sind daher vermutlich mit den Erfolgen einer gut durchgeführten Placebobehandlung gleichzusetzen.

Nikotinsubstitution

Wie eingangs festgestellt, ist Nikotin der entscheidende psychotrope und damit abhängig machende Inhaltsstoff des Tabakrauchs. Da Nikotin andererseits kaum gesundheitsschädlich ist [23] und keine subjektiven Nebenwirkungen hat, kann die Substitution von Nikotin als vorübergehende Strategie zur Raucherentwöhnung eingesetzt werden.

Der wesentliche Effekt bei diesem Ansatz ist die Entkoppelung von somatischer und psychischer Komponente des Rauchens. Die vom Raucher in der Anfangsphase der Abstinenz häufig deutlich erlebte Entzugssymptomatik (sog. Schmachten) durch Abnahme des Plasmanikotinspiegels kann durch die selektive Zufuhr von reinem Nikotin stark vermindert werden. In vielen Untersuchungen ist die Wirksamkeit von verschiedenen Formen dieser Ersatztherapie gezeigt worden. Nach Art der Substitution unterscheidet man die diskontinuierliche Zufuhr (z.B. Kaugummis oder Sprays) und die kontinuierliche Zufuhr (z.B. durch Transdermalpflaster).

Diskontinuierliche Nikotinsubstitution

An 50 Rauchern einer doppeltblinden und placebokontrollierten Studie konnten Schneider et al. [58] zeigen, daß Entzugssymptome unter strikter Zigarettenkarenz durch die Gabe von 2-mg-Nikotinkaugummi signifikant gesenkt, wenn auch nicht völlig unterdrückt werden können.

1983 stellten Schneider et al. [57] Ergebnisse über den Einsatz eines 2-mg-Nikotinkaugummis im Vergleich zu einem Placebokaugummi vor. Nach 6 Monaten waren bei 60 Teilnehmern die Abstinenzraten in der Verumgruppe mit 48% deutlich höher als in der Placebogruppe mit 20%. Allerdings relativierte sich dieser Unterschied nach 12 Monaten auf 30% bzw. 20%.

Jarvik u. Schneider [40] wiesen 1984 aufgrund einer doppeltblinden und placebokontrollierten Untersuchung an 48 Rauchern darauf hin, daß die Abstinenzrate unter Nikotinkaugummi (2 mg) einen Bezug zur Ausprägung der Nikotinabhängigkeit (festgestellt anhand eines Toleranzfragebogens) zeigt: in der Verumgruppe blieben bei hoher Abhängigkeit (n= 17) 7 Teilnehmer (41%) über 1 Jahr abstinent, bei niedriger Abhängigkeit (n = 8) keiner (0%; signifikant unterschiedlich). In der Placebogruppe blieben bei hoher Abhängigkeit (n = 13) 1 und bei niedriger Abhängigkeit (n = 10) 3 Teilnehmer abstinent (nicht signifikant unterschiedlich).

Im Gegensatz dazu fanden 1988 Toennesen et al. [65] bei 172 Rauchern anhand einer großen Studie mit Nikotinkaugummi (2 mg bei n = 62 und 4 mg bei n = 54) und einer Kontrollgruppe (n = 56), daß nach 22 Monaten in der Gruppe mit niedriger Abhängigkeit 35% der Probanden abstinent waren, in der Gruppe mit hoher Abhängigkeit dagegen nur 13,7% und in der Kontrollgruppe nur 5,7%. Kein Unterschied konnte in den Abstinenzraten in bezug auf die Nikotinkonzentration des Kaugummis festgestellt werden (in den ersten 4 Wochen 2-mg- oder 4-mg-, ab der 4. Woche einheitlich 2-mg-Nikotinkaugummi). Besonders heben die Autoren die Beobachtung hervor, daß bei Rauchern mit einer chronischen Bronchitis die Erfolgsrate signifikant niedriger als bei den Gesunden war.

Eine derartige Nikotinsubstitution kann von entwöhnungswilligen Rauchern ohne weiteres als Monotherapie in Eigenregie durchgeführt werden. Ihre Grenzen hat diese Therapie z.B. bei Zahnprothesenträgern oder Rauchern, die sich aus beruflichen Gründen ein Kaugummikauen nicht erlauben können. Als Alternative bietet sich dann die Anwendung eines Nasensprays an, wie es von Russell et al. [53] 1983 beschrieben wurde. Darüber hinaus kann auch Kombination mit allen anderen Rauchertherapien durchgeführt werden. So berichten beispielsweise Harackiewicz et al. [32] 1988 über den Einsatz von Nikotinkaugummi im Rahmen eines Selbsthilfeprogramms im Vergleich zu einer Kontrollgruppe bei insgesamt 197 Teilnehmern. Nach 6 Wochen war die Gruppe mit Nikotinsubstitution in punkto Abstinenz der Kontrollgruppe überlegen. Allerdings war dieser Unterschied nach Ablauf eines Jahres nicht mehr signifikant.

Kontinuierliche Nikotinsubstitution

Eine elegante Lösung des Zufuhrproblems stellt die transdermale Applikation dar. Insbesondere der nächtliche Abfall und damit das morgendliche Verlangen nach Nikotin kann dadurch auf ideale Weise vermieden werden. 1988 legten Buchkremer et al. [10] eine Untersuchung vor, in der an 131 Rauchern die Ergänzung von herkömmlichen, verhaltenstherapeutischen Methoden mittels Nikotinpflaster untersucht wurde. Dabei zeigte sich, daß die Abstinenzrate bei der Nikotinpflastergruppe mit 69% signifikant höher war als in der Placebopflastergruppe mit 51% bzw. in der Kontrollgruppe mit 44%. Wie der Autor an anderer Stelle [9] berichtet, können die langfristigen Abstinenzerfolge, die für die Selbstkontrollmethoden bei etwa 30% liegen, durch eine zusätzliche Nikotinsubstitution um etwa weitere 5% gesteigert werden.

Insgesamt lassen die bisher bekannten Ergebnisse erkennen, daß die Nikotin-substitution nicht der ausschlaggebende Faktor für eine erfolgreiche Zigarettenab-stinenz ist. Jedoch bietet sie im Einzelfall eine nicht gesundheitsschädliche Mög-lichkeit, das Ausmaß von Entzugserscheinungen zu mindern, so daß die Therapie der psychischen Abhängigkeit nicht zusätzlich durch eine physische Komponente erschwert wird.

Pharmakologische Maßnahmen

Der Einsatz von Pharmaka zur Raucherentwöhnung ist nicht Gegenstand dieses Kapitels; daher finden in Ergänzung zu der im vorangegangenen Abschnitt besprochenen Nikotinsubstitution nachfolgend nur einige medikamentöse Behandlungsmethoden kurz Erwähnung.

Schmidt [56] berichtete 1974 über den Einsatz verschiedener Pharmaka zur Rauchertherapie bei über 5000 Testpersonen. Nach seinen Angaben zeigten dabei einige Präparate eine signifikante Wirkung (Reduktion/Abstinenz); dazu ge-hörten:

- *Zytisin:*
  Wie bereits früher von Benndorf et al. [3] vermutet, wirkt dieses Goldregenal-kaloid (Tabex®) als Nikotinanalogon ähnlich wie die unmittelbare Nikotinsub-stitution.

- *Lobelin:*
  Diese Substanz ruft die serotonininduzierte Wirkung des Nikotins hervor und ist ebenfalls, wenn auch weniger wirksam als Zytisin.

- *Metallsalze:*
  Die auf der Basis von z.B. Silberlaktat (Ni-Perlen®) geschmacksvergällend wirkenden Präparate zeigen eine gegenüber Placebo höhere Wirksamkeit.

- *Kaliumsalze:*
  Die getesteten Präparate zeigen alle einen weitgehend gleichen Entwöhnungs-effekt.

- *Ätherische Öle:*
  Einige der aus zahlreichen Einzelkomponenten zusammengesetzten Präparate (z.B. Atabakko®) waren wirksamer als Placebo.

Insgesamt konnte für keine der genannten Substanzen eine Überlegenheit über die anderen Pharmaka oder die nichtmedikamentösen Methoden nachgewiesen werden. Nach Berichten weiterer Autoren [4, 8] eignen sich diese Pharmaka, unterstützend innerhalb einer mehrgleisigen Therapie (z.B. zusammen mit ver-haltenstherapeutischen Maßnahmen) eingesetzt zu werden.

Das zentral wirksame α_2-Sympathomimetikum *Clonidin* [18, 26] hat seinen festen Platz in der Hypertoniebehandlung. Zusätzlich wird es seit Jahren experi-mentell in der Therapie des Alkohol- und Opiatentzugs erfolgreich eingesetzt.

Neuere Studien lassen darüber hinaus einen gegenüber Placebo höheren Therapieerfolg bei der Entwöhnung starker Raucher vermuten. Die Ergebnisse weiterer Untersuchungen und Langzeitverläufe stehen noch aus.

Eine Vielzahl weiterer Präparate ist bisher auf ihre Wirksamkeit bei der Rauchertherapie untersucht worden. Darunter befinden sich z. B. *Mecamylamin* (Nikotinantagonist) [62], *Dihydrochlorothiazid* (Saluretikum) [54], *Oxprenolol / Metoprolol* (β-Blocker) [20] und *Pempidil / Viotil* (Ganglienblocker) [56]. Gemeinsam ist diesen Substanzen entweder eine gegenüber Placebo nicht signifikant bessere Wirksamkeit oder zum Teil ausgeprägte Nebenwirkungen. Daher haben sich diese Präparate in der Rauchertherapie nicht behaupten können.

Rückfallverhütung

Allen in den vorangegangenen Abschnitten besprochenen Methoden zur Rauchertherapie ist eines gemeinsam: die Erfolge bei Abstinenz und Nikotinreduktion weisen während zunehmend längeren Beobachtungszeiträumen eine rückläufige Tendenz auf. Es gibt also einen Rauchertyp, der zwar einige Zeit lang im Anschluß an eine Entwöhnungsphase den Nikotinkonsum ändert, im weiteren Verlauf jedoch wieder zum ursprünglichen Verhalten zurückkehrt. Für diesen Rauchertyp bedarf es besonderer Maßnahmen, um einen Rückfall zu vermeiden.

Eine Analyse bei 329 Exrauchern, die wenigstens 3 Monate abstinent waren, haben Swan et al. [63] vorgelegt. Bei den Männern (n = 149) ergaben sich signifikante Beziehungen zwischen dem Rückfall und Rauchen in der Familie sowie Streßbedingungen. Bei den Frauen (n = 180) ließen sich signifikante Beziehungen zwischen späterem Rückfall und Rauchen in der Familie, Streß, Arbeitsbedingungen sowie der körperlichen Aktivität feststellen. Aufgrund dieses unterschiedlichen Profils schlagen die Autoren vor, je nach Geschlecht unterschiedliche Schwerpunkte in der Behandlung der Raucherentwöhnung zu setzen. Neben Techniken zur Streßbewältigung während und nach der Therapie könnten Frauen nach Meinung der Autoren besonders von einer Nikotinsubstitution sowie einer Betreuung bei berufsbezogenen Schwierigkeiten profitieren.

Es kann davon ausgegangen werden, daß die Motivation zum Nikotinverzicht bei einem Exraucher während der Nachbeobachtung allmählich abnimmt. Daher werden bereits in dieser Phase viele Exraucher wieder rückfällig. Vermutlich nimmt die Quote nach Ende derartiger Studien deutlich zu, da die Probanden dann außer ihrer Selbstmotivation keine weiteren Anreize mehr haben. Aus diesen Überlegungen heraus bieten sich verschiedene Möglichkeiten einer Nachbetreuung im Sinne einer Rückfallprophylaxe an:

1. Je nach Therapiekonzept sollte der Exraucher mit einer Vielzahl von verhaltenstherapeutischen Maßnahmen vertraut gemacht werden, die er dann im Laufe der Zeit selbst einsetzen kann.
2. In die Entwöhnungsmaßnahmen sollte eine Person einbezogen sein, die dem Exraucher auch im weiteren Verlauf regelmäßig mit Rat und Hilfe beistehen kann. Hier kommt z. B. dem Hausarzt eine wichtige Funktion zu.

3. Der Exraucher sollte sich verbindlich entschließen, sich auch nach Erreichen des Therapieziels über einen längeren Zeitraum hinweg auf sein Verhalten überprüfen zu lassen (z. B. ebenfalls beim Hausarzt).
4. Die vertragliche Vorsatzbildung ist nicht nur zu Beginn einer Entwöhnungstherapie sinnvoll, sondern eignet sich auch, durch immer erneute Verlängerung der Vertragsdauer eine Stabilisierung des Abstinenzverhaltens zu erreichen.
5. Der Exraucher sollte so sehr wie möglich von seiner Umgebung unterstützt werden. Insbesondere die Rücksichtnahme anderer Raucher (in der Familie, am Arbeitsplatz, unter Freunden) kann ihn davor bewahren, immer wieder in Versuchung gebracht zu werden.

Diese verschiedenen Punkte bieten jedem Exraucher Unterstützung beim Erhalt seiner neu erworbenen Abstinenz. Allerdings liegt einschränkend zu Punkt 5) eine Untersuchung von Gunn [29] vor, der an 147 Patienten untersucht hat, welchen Einfluß das Zusammenleben mit Rauchern auf das Abstinentwerden hat. Von den 147 Probanden lebten 72 mit anderen Rauchern im gleichen Haushalt, die übrigen 75 lebten entweder allein oder mit Nichtrauchern zusammen. Die erhobenen Daten weisen darauf hin, daß es keinen signifikanten Einfluß auf das Abstinentwerden hat,
– ob im Haushalt Raucher oder Nichtraucher leben,
– ob die emotional wichtigen Bezugspersonen rauchen oder nicht,
– ob die anderen Haushaltsmitglieder ein großes oder geringes Interesse an der Abstinenz der Probanden haben.

Diese Ergebnisse betonen wiederum deutlich, daß der Weg zur Nikotinabstinenz in erster Linie über eine individuelle, mentale Entscheidung führt und nur in bedingtem Umfang von äußeren Faktoren beeinflußt wird.

Das Thema Rückfallverhütung für Exraucher ist im Schriftgut kaum zu finden. Teil einer umfassenden Rückfallverhütung muß neben den o. g. Punkten auch die öffentliche Gesundheitserziehung sein, damit Exraucher immer weniger von außen zum erneuten Rauchen verleitet werden.

Nikotinkonsum und Gewichtsveränderungen

Die nichtmedikamentöse Raucherentwöhnung bliebe im Sinne der Prävention kardiovaskulärer Erkrankungen unvollständig, wenn nicht abschließend noch auf die im Zusammenhang mit Nikotinkonsum bzw. Nikotinabstinenz zu beobachtenden Veränderungen des Körpergewichts eingegangen würde. Immerhin klagen viele Exraucher nach Beendigung des Rauchens über eine exzessive Gewichtszunahme und tauschen somit das Risiko durch Rauchen gegen den kardiovaskulären Risikofaktor Übergewicht ein.

Mit gewisser Berechtigung weist Rigotti [49] in einem 1989 erschienenen Artikel darauf hin, daß „in unserer gewichtsbewußten Gesellschaft Rauchen weithin als eine Methode zur Gewichtskontrolle angesehen" werde. Dies führt dazu, daß

Nichtraucher zum Zweck der Gewichtsreduktion mit dem Rauchen beginnen, daß Exraucher im Falle einer nachfolgenden Gewichtszunahme erneut zu rauchen anfangen und daß Raucher aus Furcht vor einer eventuellen Gewichtszunahme nicht aufhören zu rauchen.

Durch umfangreiche Untersuchungen ist belegt, daß Raucher im Vergleich zu Nichtrauchern durchschnittlich weniger wiegen. 1977 konnten Blitzer et al. [7] in einer Studie an über 57000 englischen Frauen nachweisen, daß Raucherinnen nach Beendigung des Rauchens durchschnittlich etwa 2 kg Gewicht zunahmen. Für den Einzelfall galt die Korrelation, daß die Gewichtszunahme um so größer war, je höher der Nikotinkonsum vor Beendigung des Rauchens war.

1989 fanden Shimokata et al. [59] diese Gewichtsveränderungen bei Untersuchungen an 1122 amerikanischen Männern bestätigt und stellten zusätzlich fest, daß bei erneutem Rauchen wiederum eine Gewichtsabnahme erfolgte. Aufgrund dieser Beobachtungen wurde die Vermutung geäußert, daß Nikotin einen unmittelbaren Einfluß auf den Energiehaushalt des Körpers hat.

Diese Annahme wurde bereits 1982 von Grunberg [28] vertreten, der die Auswirkungen von Nikotin und Rauchen auf den Nahrungsmittelkonsum an Ratten und beim Menschen untersucht hat. Sowohl bei den Ratten als auch bei den 43 Probanden (28 Raucher, 19 Nichtraucher) führte eine Nikotinzufuhr speziell zu einem verminderten Konsum süßschmeckender, hochkalorischer Nahrungsmittel. Der Konsum anderer (neutraler bzw. salziger) Nahrungsmittel blieb unverändert. Die Gesamtkalorienzufuhr unter Nikotin war bei den Ratten signifikant und bei den Probanden von der Tendenz her (aber nicht signifikant) niedriger als in den Gruppen ohne Nikotin.

Im Gegensatz dazu haben Wack u. Rodin [68] 1986 ermittelt, daß regelmäßige Raucher im Vergleich zu Nichtrauchern nicht weniger, sondern sogar mehr Kalorien täglich zu sich nehmen. Als Ursache des bei Rauchern etwas niedrigeren Körpergewichts vermuten sie, daß eine Reihe von physiologischen Effekten des Nikotins auf den Gesamtorganismus (zentrale und periphere Wirkungen, Beeinflussung des Gastrointestinaltraktes sowie vieler Stoffwechselfunktionen) insgesamt einen höheren Kalorienverbrauch bei Rauchern als bei Nichtrauchern bedingen.

Mit diesem Ansatz übereinstimmend konnten Hofstetter et al. [37] 1986 zeigen, daß Rauchen außer der vermehrten Kalorienaufnahme auch eine Steigerung des totalen 24-h-Energieverbrauches um etwa 10% bewirkt. Als ursächlich dafür wird eine Sympathikusstimulation angesehen. Somit läßt sich die bei Rauchern häufig zu beobachtende initiale Gewichtsabnahme nur dadurch erklären, daß das größere Kalorienangebot von einer noch deutlicheren Zunahme des Tageskalorienverbrauchs übertroffen wird. Die Gewichtszunahme ehemaliger Raucher zu Beginn der Abstinenzphase ist dann entsprechend auf die Tatsache zurückzuführen, daß selbst bei gleichbleibender Ernährungsweise zunächst täglich etwa 10% Kalorien zuviel zugeführt werden.

In einer Untersuchung an 255 Rauchern kommen Hall et al. [30] zu dem Ergebnis, daß die Gewichtszunahme nach Beendigung des Rauchens keineswegs bei allen Individuen zur Rückfälligkeit führt. Gerade die, welche in den ersten 6

Monaten vergleichsweise mehr Gewicht zunehmen, beginnen seltener erneut zu rauchen und bleiben häufiger weiter abstinent.

Aus den oben genannten Beobachtungen ergibt sich eine praktische Folgerung für die Beratung eines abstinenzwilligen Rauchers: er sollte über die besonderen Zusammenhänge von Rauchen und Gewichtsveränderungen informiert werden, so daß er vor allem in der Anfangsphase der Nikotinkarenz seine Kalorienzufuhr eher vermindert als erhöht und insbesondere gegen einen gesteigerten Appetit auf Süßigkeiten gewappnet ist. Mit den mittlerweile zahlreich im Handel befindlichen Nahrungsmitteln mit künstlichem Süßstoff (nicht zuckerhaltig) ergeben sich sowohl beim Essen, als auch beim Trinken viele Möglichkeiten, das Verlangen nach Süßem kaloriengerecht zu befriedigen.

Eine wertvolle Ergänzung ist eine Steigerung der körperlich-sportlichen Aktivität. Einerseits wird die Kalorienbilanz durch gesteigerten Verbrauch günstig beeinflußt, andererseits verringern sich durch eine aktive Gestaltung der Freizeit die Gelegenheiten zu rauchen. Diesen Effekt konnten Taylor et al. [64] an einem Kollektiv von 68 Herzinfarktpatienten beobachten: in der Gruppe mit einem körperlichen Aufbautraining (n = 42) war der Nikotinkonsum 28 Wochen nach dem Infarkt nach Angaben der Patienten halb so hoch wie in der Gruppe ohne jedes Aufbautraining (n = 26).

Mit dem Beenden eines regelmäßigen Nikotinkonsums wird der Organismus gewissen Umstellungen des Energiehaushaltes unterworfen, die in der Regel zu einer leichten Zunahme des Körpergewichts führen. Auf jeden Fall ist ein geringes bis mäßiges Übergewicht weniger risikobehaftet als ein fortgesetzter Nikotinkonsum und diesem daher vorzuziehen.

Literatur

1. Barkley RA, Hastings JE, Jackson TH (1977) The effects of rapid smoking and hypnosis in the treatment of smoking behavior. Int J Clin Exp Hypn 25:7–17
2. Benfari R, Ockene JK (1982) The psychological control of cigarette smoking behavior. Ann Rev Public Health 7:165–168
3. Benndorf S, Kempe G, Scharfenberg G, Wendekamm R, Winkelvoss E (1968) Ergebnisse der medikamentösen Raucherentwöhnung mit Cytisin (Tabex®). Dtsch Gesundheitswes 23:2092–2096
4. Bents H, Buchkremer G (1987) Raucherentwöhnung. Dtsch Med Wochenschr 112:559–564
5. Benowitz NL (1988) Pharmacologic aspects of cigarette smoking and nicotine addiction. N Engl J Med 319:1318–1330
6. Berg L (1989) Viele Wege führen in ein rauchfreies Leben. Süddtsch Zeitung vom 29.08.1989, S 31
7. Blitzer PH, Rimm AA, Giefer EE (1977) The effect of cessation of smoking on body weight in 57.032 women: Cross-sectional and longitudinal analysis. J Chronic Dis 30:415–429
8. Buchkremer G (1978) Raucherbehandlung. Fortschr Neurol Psychiatr 46:613
9. Buchkremer G, Rehms W (1990) Nikotin: Abhängigkeit und Entwöhnung. MMW 132:155–157
10. Buchkremer G, Bents H, Horstmann M, Opitz K, Tölle R (1989) Combination of behavioral smoking cessation with transdermal nicotine substitution. Addict Behav 14:229–238

11. Burling TA, Stitzer ML, Bigelow GE, Russ NW (1982) Techniques used by smokers during contingency motivated smoking reduction. Addict Behav 7:397–401
12. Carey MP, Snel DL, Carey KB, Richards CS (1989) Self-initiated smoking cessation: a review of the empirical literature from a stress and coping perspective. Cogn Ther Res 13:323–341
13. Choy D, Lutzker L, Meltzer B (1983) Effective treatment for smoking cessation. Am J Med 75:1033–1036
14. Clarke PB (1987) Nicotine and smoking: a perspective from animal studies. Psychopharmacology 52:135–143
15. Conference Report (1990) Smoking and health. Lancet 335:1026–1027
16. Corrao JM, Becker RC, Ockene IS, Hamilton GA (1990) Coronary heart disease risk factors in women. Cardiology 77S2:8–24
17. Council Report (1990) The worldwide smoking epidemic. Tobacco trade, use, and control. JAMA 263:3312–3318
18. Davison R, Kaplan K, Fintel D, Parker M, Anderson L, Haring O (1988) The effect of clonidine on the cessation of cigarette smoking. Clin Pharmacol Ther 44:265–267
19. Donnan GA, Adena MA, O'Malley HM, McNeil JJ, Doyle AE, Neill GC (1989) Smoking as a risk factor for cerebral ischaemia. Lancet II:643–647
20. Dow RJ, Fee WM (1984) Use of beta-blocking agents with group therapy in a smoking withdrawal clinic. J R Soc Med 77: 648–651
21. Dube MF, Green CR (1983) Methods of collection of smoke for analytical purposes. Recent Adv Tobacco Sci 8:42–102
22. Fiore MC, Novotny TE, Pierce JP et al. (1990) Methods used to quit smoking in the United States. Do cessation programmes help? JAMA 263:2760–2765
23. Forth W, Henschler D, Rummel W (1980) Allgemeine und spezielle Pharmakologie und Toxikologie, 3. Aufl, Bibliographisches Institut, Mannheim Wien Zürich, S 631–638
24. Glasgow RE (1978) Effects of a self-control manual, rapid smoking, and amount of therapist contact on smoking reduction. J Consult Clin Psychol 46:1439–1447
25. Glasgow RE, Klesges RC, Vasey MW (1983) Controlled smoking for chronic smokers: An extension and replication. Addict Behav 8:143–150
26. Glassman AH, Stetner F, Walsh BT, Raizman PS, Fleiss JL, Cooper TB, Covey LS (1988) Heavy smokers, smoking cessation, and clonidine. Results of a double-blind, randomized trial. JAMA 259:2863–2866
27. Gordon T, Kannel WB, Dawber TR, McGee D (1975) Changes associated with quitting cigarette smoking: The Framingham Study. Am Heart J 90:322–328
28. Grunberg NE (1982) The effects of nicotine and cigarette smoking on food consumption and taste preferences. Addict Behav 7:317–331
29. Gunn RC (1983) Does living with smokers make quitting cigarettes more difficult? Addict Behav 8:429–432
30. Hall SM, Ginsberg D, Jones RT (1986) Smoking cessation and weight gain. J Consult Clin Psychol 54:342–346
31. Hallstrom AP, Cobb LA, Ray R (1986) Smoking as a risk factor for recurrence of sudden cardiac arrest. N Engl J Med 314:271–275
32. Harackiewicz JM, Blair LW, Sansone C, Epstein JA, Stuchell RN (1988) Nicotine gum and self-help manuals in smoking cessation: An evaluation in a medical context. Addict Behav 13:319–330 ·
33. Hatsukami DK, Pickens RW, Svikis DS, Hughes JR (1988) Smoking topography and nicotine blood levels. Addict Behav 13:91–95
34. Hermanson B, Omenn GS, Kronmal RA, Gersh BJ (1988) Beneficial six-year outcome of smoking cessation in older men and women with coronary artery disease. Results from the CASS registry. N Engl J Med 319:1365–1369
35. Hirayama T (1981) Non-smoking wives of heavy smokers have a higher risk of lung cancer: A study from Japan. Br Med J 282:183–185
36. Hirayama T (1985) Passive smoking – A new target of epidemiology. Tokai J Exp Clin Med 10:287–293
37. Hofstetter A, Schutz Y, Jequier E, Wahren J (1986) Increased 24-hour energy expenditure in cigarette smokers. N Engl J Med 314:79–82

38. Huber G (1981) Psychiatrie, 3. Aufl. Schattauer, Stuttgart, S 399–403
39. Illingworth D, Pepper J (1976) Self-help groups in the smoking problem (letter). Br Med J 272:1147
40. Jarvik ME, Schneider NG (1984) Degree of addiction and effectiveness of nicotine gum therapy for smoking. Am J Psychiatry 141:790–791
41. Kaufman DW, Helmrich SP, Rosenberg L, Miettinen OS, Shapiro S (1983) Nicotine and carbon monoxide content of cigarette smoke and the risk of myocardial infarction in young men. N Engl J Med 308:409–413
42. Lee PN, Chamberlain J, Alderson MR (1986) Relationship of passive smoking to risk of lung cancer and other smoking-associated diseases. Br J Cancer 54:97–105
43. Love BB, Biller J, Jones MP, Adams HP, Bruno A (1990) Cigarette smoking. A risk factor for cerebral infarction in young adults. Arch Neurol 47:693–698
44. Newman A, Bloom R (1982) Smoking reduction: A comparison of the effectiveness of rapid smoking and increasing delay training. Addict Behav 7:93–96
45. Opitz K, Horstmann M (1981) Nicotin. Dtsch Ärztebl 40:1869–1873
46. Palmer JR, Rosenberg L, Shapiro S (1989) "Low yield" cigarettes and the risk of nonfatal myocardial infarction in women. N Engl J Med 320:1569–1573
47. Pierce JP, Fiore MC, Novotny CE, Hatziandreu EJ, Davis RM (1989) Trends in cigarette smoking in the United States. Projections to the year 2000. JAMA 261:61–65
48. Relinger H, Bornstein PH, Bugge ID, Carmody TP, Zohn CJ (1977) Utilisation of adverse rapid smoking in groups: Efficacy of treatment and maintenance procedures. J Consult Clin Psychol 45:245–249
49. Rigotti NA (1989) Cigarette smoking and body weight. N Engl J Med 320:931–933
50. Rose G, Shipley M (1990) Effects of coronary risk reduction on the pattern of mortality. Lancet 335:275–277
51. Rosenberg L, Shapiro S, Kaufman DW, Slone D, Miettinen O, Stolley PD (1980) Cigarette smoking in relation to the risk of myocardial infarction in young women. Modifying influence of age and predisposing factors. Int J Epidemiol 9:57–63
52. Rosenberg L, Kaufman DW, Helmrich SP, Shapiro S (1985) The risk of myocardial infarction after quitting smoking in men under 55 years of age. N Engl J Med 313:1511–1514
53. Russell MAH, Jarvis MJ, Feyerabend C, Ferno O (1983) Nasal nicotine solution: A potential aid to giving up smoking? Br Med J 286: 683–684
54. Scharfenberg G, Winkelvoss E, Benndorf S (1967) Medikamentöse Raucherentwöhnung mit Dihydrochlorothiazid (Urodiazin®). MMW 33:1687–1689
55. Schievelbein H, Richter F (1984) The influence of passive smoking on the cardiovascular system. Prev Med 13:626–644
56. Schmidt F (1974) Medikamentöse Unterstützung der Raucherentwöhnung. MMW 116:557–564
57. Schneider NG, Jarvik ME, Forsythe AB, Read LL, Elliott ML, Schweiger A (1983) Nicotine gum in smoking cessation: A placebo-controlled, dubble-blind trial. Addict Behav 8:253–261
58. Schneider NG, Jarvik ME, Forsythe AB (1984) Nicotine vs. placebo gum in the alleviation of withdrawal during smoking cessation. Addict Behav 9:149–156
59. Shimokata H, Muller DC, Andres R (1989) Studies in the distribution of body fat. III. Effects of cigarette smoking. JAMA 261:1169–1173
60. Spiegel H (1970) A single-treatment method to stop smoking using ancillary selfhypnosis. Int J Clin Exp Hypn 18:235–241
61. Steiner RP, Hay DL, Davis AW (1982) Acupuncture therapy for the treatment of tobacco smoking addiction. Am J Chin Med 10:107–121
62. Stolerman IP, Goldfarb T, Fink R, Jarvik ME (1973) Influencing cigarette smoking with nicotine antagonists. Psychopharmacologia 28:247–259
63. Swan GE, Denk CE, Parker SD, Carmelli D, Furze CT, Rosenman RH (1988) Risk factors for late relapse in male and female ex-smokers. Addict Behav 13:253–266
64. Taylor CB, Houston-Miller N, Haskell WL, Debusk RF (1988) Smoking cessation after acute myocardial infarction: The effects of exercise training. Addict Behav 13:331–335

65. Toennesen P, Fryd V, Hansen M, Helsted J, Gunnersen AB, Forchammer H, Stockner M (1988) Two and four mg nicotine chewing gum and group counselling in smoking cessation: An open, randomized, controlled trial with a 22 month follow-up. Addict Behav 13:17–27
66. Tölle R (1982) Psychiatrie, 6. Aufl. Springer, Berlin Heidelberg New York Tokyo, S 159–161
67. Tölle R, Buchkremer G (1989) Zigarettenrauchen (Epidemiologie, Psychologie, Pharmakologie und Therapie), 2. Aufl. Springer, Berlin Heidelberg New York Tokyo, S 1–184
68. Wack JT, Rodin J (1982) Smoking and its effects on body weight and the systems of caloric regulation. Am J Clin Nutr 35:366–380
69. Wenderlein JM (1990) Probleme des Rauchens in der Geburtshilfe. MMW 132:402–405
70. Wennmalm A (1982) Interaction of nicotine and prostaglandins in the cardiovascular system. Prostaglandins 23:139–144
71. Willett WC, Green A, Stampfer MJ et al. (1987) Relative and absolute excess risks of coronary heart disease among woman who smoke cigarettes. N Engl J Med 317:1303–1309
72. Williams JM, Hall DW (1988) Use of single session hypnosis for smoking cessation. Addict Behav 13:205–208
73. Zalesskiy VN, Belousova IA, Frolov GV (1983) Laser-acupuncture reduces cigarette smoking. Acupunct Electrother Res 8:297–302

5 Adipositas

Überblick für die Praxis

Adipositas-Therapie

Risikofaktor Adipositas

Die Adipositas ist als ein Risikofaktor für Herz-Kreislauf-Erkrankungen von großer Bedeutung, denn sie ist häufig mit einer Hypertonie, einem Diabetes mellitus, einer Hyperlipoproteinämie oder einem Hyperinsulinismus vergesellschaftet. Neben diesen internistischen Gesundheitsstörungen birgt die Adipositas noch orthopädische und psychische Probleme, die ebenfalls zu erheblichen Gesundheits- oder Wohlbefindensstörungen führen können.

Therapieindikation

Die Therapie der Adipositas soll sich im wesentlichen nach dem Wohlbefinden des Patienten, seinem individuellen Risikoprofil und möglicherweise schon aufgetretenen Folgen richten. Gesundheitsschädigend ist sicher ein Übergewicht über 25% des Normalgewichts nach Broca. Der Bereich zwischen 15 und 25% ist individuell aus der Gesamtsituation des Patienten heraus zu beurteilen.

Therapieansätze

Die immer noch hohen Rezidivraten nach einer Gewichtsreduktion zwingen zur Revision des Energiebilanzprinzips: Der Rückschluß von Energiedifferenzen in der Nahrungsaufnahme auf Massendifferenzen im Gewicht stellt ein zu simples Erklärungsmodell dar. Das Hauptziel der Adipositastherapie wird heute nicht mehr in der Wiederherstellung des Normalgewichts, sondern in der Stabilisierung des subjektiven Wohlbefindens (sog. „individuelles Wohlfühlgewicht") gesehen.

Daher wird angestrebt, die Ernährung selbstkontrolliert und bedürfnisgerecht in kleinen Schritten zu verändern, ohne daß rigide Verhaltensvorschriften gegeben werden. Insgesamt wird mittlerweile einer realistischen Annäherung an individuell abgestimmte Ziele mehr Bedeutung zugemessen als dem Beharren auf überfordernden Maximalzielen. Die Zielvorgaben sollten dementsprechend an die individuelle Ausgangssituation des Patienten angepaßt werden und sich über längere Zeiträume durchführen lassen („life style change").

Die herkömmlichen standardisierten Diätpläne ermöglichen zwar kurzfristig eine Pseudokontrolle der Kalorienaufnahme, provozieren aber wegen des großen Verhaltensaufwandes und rigider Verhaltenseinschränkungen in der Regel rasch einen Abbruch. Therapieprogramme zur Übergewichtsreduktion sollten daher heute folgende 5 Grundelemente umfassen und mit Hilfe verschiedener Fachdiszi-plinen (Ärzte, Psychologen, Diätberater und Bewegungstherapeuten) durchge-führt werden:

- Kalorienreduzierte Diäten.
- Verhaltenstherapeutische Interventionsmethoden (Selbstbeobachtung, Stimu-lus-Kontrolle, Verstärkungstechniken, kognitive Umstrukturierung, Rückfallver-hütungsstrategien).
- Sportliche Aktivitäten.
- Information des Patienten durch Verbesserung des Ernährungswissens. Durch das Erlernen des „sensible eating" ist der Patient auch nach Beendigung der Therapie zunehmend in der Lage, seine Ernährung kompetent zusammenzu-stellen.
- Angebot eines breitgefächerten, individuellen Nachfolgeprogramms zur Ge-wichtsstabilisierung, Auswahl der Maßnahmen und Sportarten nach der Integra-tionsfähigkeit als neue Verhaltensmuster in den Alltag des Patienten.

Adipositas

V. Pudel

Einleitung

Die Diskussion über die Beziehungen zwischen erhöhtem Körpergewicht und Manifestation von kardiovaskulären Risikofaktoren nimmt in der medizinischen Literatur einen breiten Raum ein [17, 20, 21, 51]. Auch neuere wissenschaftliche Erkenntnisse bestätigen eine eindeutige Korrelation zwischen Mortalität, Morbidität und Adipositas bei Frauen und Männern [16], wobei von einem engen Zusammenhang zwischen einer besonderen Fettgewebsverteilung (android vs. gynoid) und bestimmten Risikofaktoren (z. B. der Hypertonie) ausgegangen wird [7].

Längere Zeit wurde die Frage kontrovers diskutiert, ob Übergewicht als eigenständiger *Risikofaktor* für kardiovaskuläre Erkrankungen anzusehen sei oder – wegen des häufigen Auftretens mit den hinlänglich bekannten Risikofaktoren für koronare Herzkrankheiten – nur einen sog. *Risikoindikator* darstellt [1, 9]. Von epidemiologischer Seite kam das Argument, daß ein Risikofaktor, wie beispielsweise die Hypertonie, eine begründete Intervention nach sich ziehen müsse, dies aber nicht gleichermaßen für ein isoliert bestehendes Übergewicht zu gelten brauche.

Da aber in der Praxis neben einer ausgeprägten Adipositas fast immer kardiovaskuläre Risikofaktoren (Hypertonus, Hyperurikämie, Hyperlipidämien usw.) auftreten, besteht eine generelle Indikation zur Therapie, auch wenn die Frage nach dem *Krankheitswert* des Übergewichts noch nicht abschließend beantwortet ist. Die Entscheidung zur Behandlung ist deshalb ebenso zu treffen, wenn das Übergewicht nicht nur mit erkennbaren somatischen Einschränkungen, wie z. B. Krampfadern oder Krankheiten der Wirbelsäule, einhergeht, sondern wenn auch psychische Befindlichkeitsstörungen vorliegen, wie z. B. „depressive Verstimmung als Folge sozialer Diskriminierung, Mangel an Selbstwertgefühl sowie Chancenungleichheit und drohender Arbeitsplatzverlust" [29].

Unabhängig davon, ob der Adipositas additive, verstärkende oder auslösende Effekte in bezug auf andere Risikofaktoren zukommen, ist dringender Handlungsbedarf seitens des Arztes geboten (dies gilt natürlich auch für die Patienten). Nach Expertenmeinung betragen nämlich die Folgekosten der ernährungsabhängigen Krankheiten pro Jahr ca. 42 Mrd. DM, wobei die psychosozialen Auswirkungen, wie z. B. Verlust der Lebensqualität, in dieser Kalkulation nicht berücksichtigt wurden [22]. Dieser rein ökonomische Aspekt allein zeigt, welche Leistungsfähigkeiten eine bedarfsgerechte Ernährung und ein normalisiertes Körpergewicht besitzen.

Definition

In Hinblick auf die Adipositas besteht von epidemiologischer, aber auch von therapeutischer Seite ein besonderes Interesse an der Grenzwertregelung. Das eigentliche, aber bislang noch umstrittene Problem besteht in der Norm, die festlegt, wann ein Körpergewicht in Beziehung zur jeweiligen Körpergröße als *normal* (beziehungsweise *ideal*) und damit als erstrebenswert anzusehen ist [24, 28]. In therapeutischer Hinsicht ist eine verläßliche Grenzziehung besonders wichtig, da sie im Rahmen der Gewichtsentwicklung Anhaltspunkte für die Ziele der Intervention bietet.

Da jedoch nur mit technisch sehr aufwendigen Methoden eine exakte Messung der Proportion fettfreier Körpermasse zum Anteil des Fettgewebes gelingt, bleibt es schwierig, den genauen Grad an Übergewichtigkeit quantitativ zu bestimmen. Gerade im Kindesalter ist es häufig nahezu unmöglich, vom Körpergewicht allein auf eine Adipositas zu schließen, da es übergewichtige, aber nichtadipöse und auch normalgewichtige, aber dennoch adipöse Kinder gibt [18].

Als vereinfachte Schätzgrößen für Erwachsene haben sich v. a. Gewichts-Körperhöhen-Indizes durchgesetzt, die auch in der ärztlichen Praxis leicht zu handhaben sind. Die bekannteste Bezugsgröße ist wohl die Bestimmung des Broca-Referenzgewichtes: *Gewicht [kg] = Körperhöhe [cm] minus 100*. Nach den Empfehlungen der Deutschen Gesellschaft für Ernährung (DGE) von 1980 liegt eine absolute Indikation zur Gewichtsreduktion vor, wenn das Körpergewicht das Standardgewicht nach Broca um 20–30% übersteigt. Weiterhin rät die Kommission, daß *idealgewichtige Erwachsene* (10–15%) unter Broca-Referenzgewicht) bestrebt sein sollten, ihr Gewicht zu halten (Prävention des Übergewichts), und da auch ein Übergewicht geringeren Grades häufig mit dem Auftreten kardiovaskulärer Risikofaktoren assoziiert ist (die erst bei einem relativen Körpergewicht von etwa minus 10% nach Broca am seltensten auftreten), sei es Pflicht, diese Risikofaktoren in regelmäßigen Abständen zu kontrollieren, um gegebenenfalls bei manifesten Risikofaktoren mit einer diätetischen Behandlung zu beginnen [15].

Das Ziel der Adipositastherapie liegt nicht in der Wiederherstellung des Normalgewichts, sondern v. a. in der langfristigen Stabilisierung des reduzierten Gewichts. Zusätzlich soll mit präventiven Maßnahmen erreicht werden, die Manifestation des Übergewichts zu verhindern. Für die Zwecke einer damit verbundenen Ernährungsberatung hält die DGE am Begriff des Normalgewichts nach Broca fest, da auch der Laie es selbst einfach berechnen kann. Diese Formel kann aber nur als sehr grobe Orientierung für die Berechnung des Körpergewichts dienen, da sie lediglich im mittleren Körperhöhenbereich brauchbare Anhaltspunkte liefert [36]. Zur Vermeidung dieses Nachteils bietet sich als Alternative der Körpermassenindex (Body-mass-Index, BMI) an, der die Verschiedenheit von Körperhöhe und Körpergewicht dadurch ausgleicht, daß die Körperhöhe quadriert wird: *Body-mass-Index (BMI = Körpergewicht [kg]/Quadrat der Körperlänge [m²]*. Grenzwerte nach Bray [10]:

	Normalgewicht	Übergewicht	Adipositas
Frauen	19–24	> 24–30	> 30
Männer	20–25	> 25–30	> 30

Der BMI hat sich weitgehend im wissenschaftlichen Bereich etabliert, da diese Definition eine gute Annäherung an die direkteren Meßverfahren der Adipositas bietet [32] und auch besser mit Mortalität und Morbidität korreliert [45]. Nicht durchsetzen konnte sich die im Einzelfall genauere Methode der Hautfettfaltenbestimmung wegen ihrer teilweise geringeren Reliabilität bei ungeübten Untersuchern [44]. Andere technische Verfahren, wie z. B. Impedanzmessung oder Bestimmung des spezifischen Gewichts durch Tauchen oder radioaktive Marker, werden (wegen des vergleichsweise großen Aufwandes) nur zu Forschungszwekken angewendet.

Prävalenz

Die Verteilung des relativen Körpergewichts für die erwachsene Bevölkerung der Bundesrepublik Deutschland zeigt Abb. 1. Die Daten entstammen einer im März 1989 durchgeführten repräsentativen Befragung auf der Basis von 1962 Personen [26]. Um einen möglichen Trend im Gewichtsstatus in den vergangenen Jahren beurteilen zu können, wurde ausnahmsweise nicht der BMI, sondern der Broca-Index berechnet. Dieses Vorgehen erlaubt einen direkten Vergleich der aktuellen Zahlen mit der Klassifikation der Gruppen, die im *Ernährungsbericht 1980* angewendet wurde. Zusätzlich ist in Abb. 2 der Gewichtsstatus von 1989 nach dem Geschlecht aufgeschlüsselt worden.

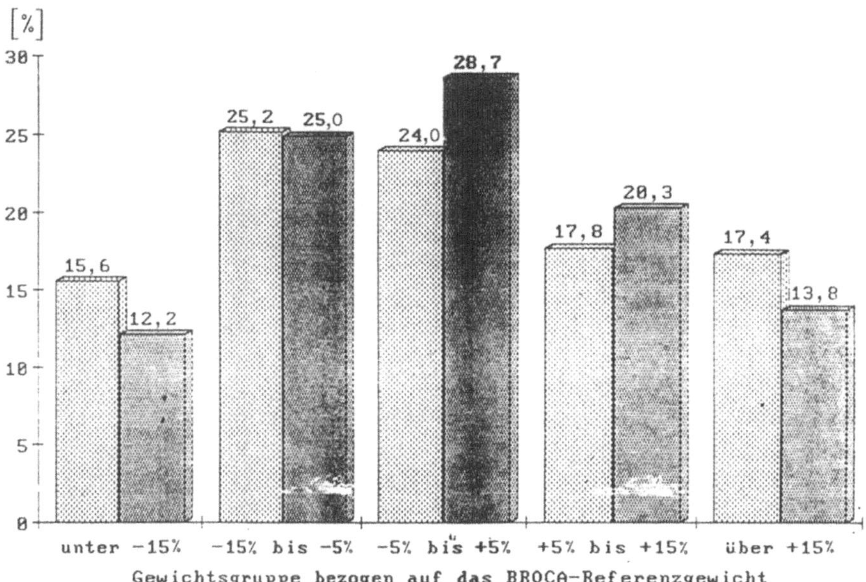

Abb. 1. Entwicklung des Körpergewichts im Vergleich von 1978/79 (▨) zu 1989 (■). (Nach Daten aus [26])

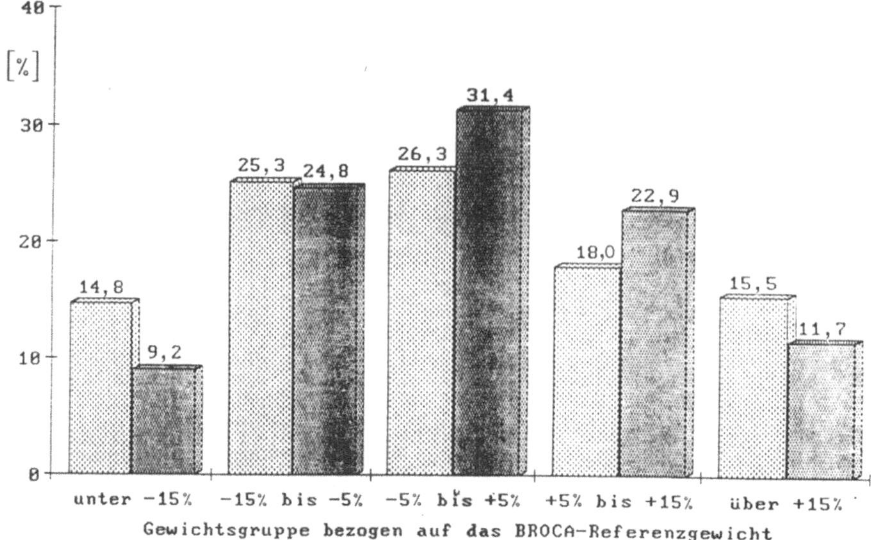

Abb. 2. Gewichtsstatus 1989 im Vergleich von Frauen (▨) zu Männern (■). (Nach Daten aus [26])

Die Untersuchung zeigt überraschend, daß innerhalb des letzten Jahrzehnts die *Randbesetzungen* in der Gewichtsverteilung abgenommen haben, d. h. es besteht eine zunehmende Tendenz zum mittleren Körpergewicht. Extremes Unter- und Übergewicht sind seltener geworden. Diese Entwicklung ist bei Frauen und Männern in etwa gleich: Die Besetzung der Randgruppe mit dem geringsten Körpergewicht hat sich um 3,3% bei Männern und 4,5% bei Frauen verringert, während in der Randgruppe mit dem höchsten Körpergewicht ein Rückgang um 4,6% bzw. 2,7% zu finden ist. Dementsprechend hat die Besetzung der mittleren Gruppe um 5,2% bei Männern und 4,2% bei Frauen zugenommen.

Eine weitere Auswertung wurde für jene Personen der Stichprobe vorgenommen, die heute älter als 26 Jahre sind. Damit werden nur solche Personen erfaßt, die zum Zeitpunkt der Untersuchung 1978/79 zum damaligen Untersuchungskollektiv zählten. Abbildung 3 zeigt, daß die deutlichste Gewichtszunahme in jenen Alterskollektiven erfolgt ist, die 1978/79 bis zu 25 Jahre alt waren. In den Altersgruppen, die 1978/79 über 40 Jahre alt waren, kann dagegen keine überdurchschnittliche Gewichtszunahme festgestellt werden. Wenngleich dieses Ergebnis nicht im Sinn einer Längsschnittuntersuchung interpretiert werden kann, legt es doch den Schluß nahe, daß eine Gewichtszunahme insbesondere zwischen dem 15. und dem 35. Lebensjahr stattfindet. Eine weitere Gewichtszunahme, allerdings nicht so deutlich ausgeprägt, läßt sich zwischen dem 35. und dem 55. Lebensjahr konstatieren.

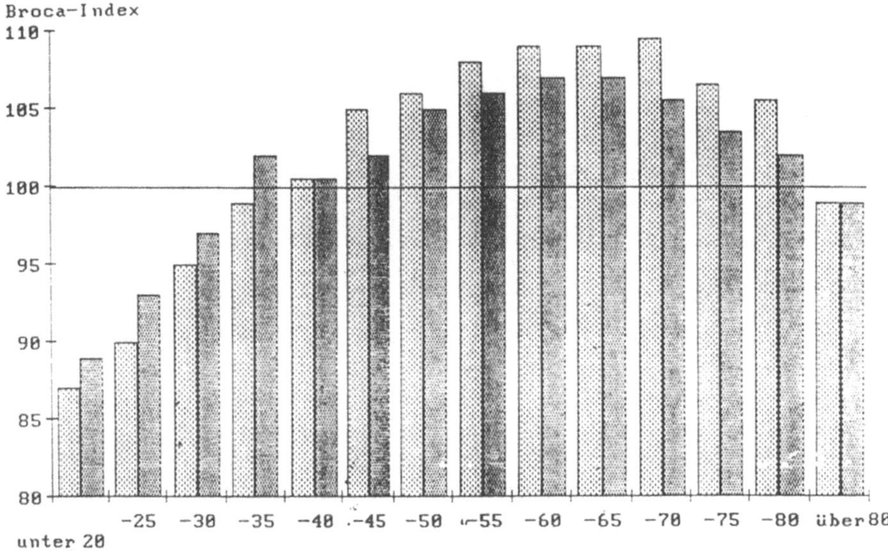

Abb. 3. Broca-Index der verschiedenen Altersgruppen – Vergleich 1978/79 ▨) mit 1989 (■). (Nach Daten aus [26])

Fettgewebstopographie

Obwohl der BMI mit den Risikofaktoren einen engen Zusammenhang aufweist, ist für die prognostische Beurteilung der Adipositas die Verteilung des Körperfetts wichtig: androide (zentrale) oder gynoide (periphere) Ansammlung. Vor wenigen Jahren wurde das von Vague [69] bereits im Jahre 1947 definierte Fettgewebsverteilungsmuster für das Auftreten bestimmter Risikofaktoren empirisch erneut bestätigt. Die androide Verteilungsform mit der abdominalen Ansammlung von Fettgewebe (sog. *„pot belly"*) korreliert besonders bei adipösen Frauen wesentlich eindeutiger mit metabolischen und kardiovaskulären Komplikationen als der gynoide Typus mit überwiegender glutealer bzw. femoraler Fettgewebsansammlung [1, 39, 62].

Um die entsprechenden Typen in der Praxis zu kennzeichnen, wird der Taille-Hüfte-Quotient („waist to hip ratio", WHR) benutzt. Ein hoher WHR-Quotient (große, zentralverteilte Fettmasse) gilt z.B. als ausgeprägter Risikofaktor für Hypertonie, Diabetes mellitus und ischämische Herzkrankheiten [70, 71]. Nach diesen anthropometrischen Kriterien liegt besonders bei Männern mit einem WHR-Maß > 1 und bei Frauen mit einem WHR-Maß $> 0,8$ eine ansteigende Gefährdung für diese Krankheiten vor [7].

Neben der androiden bzw. gynoiden Form wurde eine Unterscheidung in eine hyperplastische und eine hypertrophe Adipositas vorgenommen, je nachdem, ob die Größe oder die Anzahl der Adipozyten gesteigert ist. Dies scheint für unterschiedliche Therapieerfolge verantwortlich zu sein [40]. Allerdings ist die Bestimmung von Fettzellzahl und Fettzellgröße in der Praxis mit einfachen Methoden nicht möglich, und die Fettzellvorstufen (Präadipozyten) können bei der Untersuchung der Fettgewebszellularität nicht erfaßt werden [4].

Ursachen der Adipositas

Zu den möglichen Entstehungsbedingungen der Adipositas sind verschiedene patho- sowie psychogenetische Modelle entwickelt worden, auf die im folgenden kurz eingegangen werden soll.

Nach einer Umfrage unter Ärzten aus dem Jahr 1984 besteht weitgehende Einigkeit darüber, daß Adipositas als Risikofaktor anzusehen ist; 75% der Befragten waren darüber hinaus der Ansicht, daß Übergewicht als Risikofaktor eine große Rolle bei den von ihnen behandelten Krankheiten spielt [34]. Nach den Verursachungsmechanismen der Adipositas befragt, stellten jedoch die meisten Ärzte in erster Linie falsche Eßgewohnheiten in den Vordergrund und unterschätzen weitgehend psychische Probleme oder übermäßigen Alkoholgenuß als Hauptursache für Übergewicht. Nachdenkenswert erscheint auch, daß immerhin 13% der Ärzte an der Vorstellung festhielten, andere körperliche Funktionsstörungen seien Ursache der Adipositas, obwohl dies (vgl. unten) in nur höchstens 5% der Fälle zutreffen kann [35].

Körperliche Störungen

Bei einer ausgeprägten Adipositas werden regelmäßig Veränderungen des Hormonhaushaltes diagnostiziert [5], doch das von Patienten gern angeführte Argument einer *Drüsenstörung* gilt als unbestätigt, da Fehlfunktionen in der hormonellen Sekretion nach heutigem Verständnis als Folge, aber nicht als Ursache der Adipositas zu bewerten sind.

Eine Dysfunktion des neuroendokrinen Systems im Sinne einer hormonellen Störung oder eine zentralnervöse bzw. hypothalamische Fehlregulation (z.B. durch einen Tumor) findet sich bei 0,5–5% der Patienten als Auslöser der Adipositas [35, 54].

Bilanzprinzip

Zur Erklärung der Adipositasentstehung wird zweitens ein Mißverhältnis von Kalorienaufnahme zum Kalorienverbrauch vorausgesetzt (Überbilanzierung). Die Therapie der Adipositas war darum jahrzehntelang der Grundüberzeugung verhaftet (ohne einen ausreichenden empirischen Beweis zu besitzen), daß eine Kontrolle der Energieaufnahme *(„Kalorienzählen")* die primäre und ausschlaggebende Determinante für das Körpergewicht und seine Reduktion sein muß. Veränderungen im Körpergewicht wurden durch energieäquivalente Veränderungen der Kalorienzufuhr erklärt, statistisch formuliert: Individuelle Varianzen im Körpergewicht erklären sich durch individuelle Varianzen in der Energiezufuhr. An dieser Stelle ist jetzt schon anzumerken, daß das Bilanzprinzip als Grundvoraussetzung für die Adipositastherapie nur eingeschränkt gültig ist, da seit langem bekannt ist, daß psychophysiologische Regulationsmechanismen existieren, die bei Kalorienrestriktion eine körpereigene Gegensteuerung bewirken mit dem Ziel der Konstanthaltung des biologisch festgelegten Sollgewichts, des sog. *„set point"* [30, 31, 43, 50].

Adipositas als Verhaltensstörung

Die Sozialwissenschaften (Psychologie, Soziologie etc.) haben weiterführende Aspekte in die Diskussion über die Ursachen der Adipositasgenese eingebracht. Danach ist Übergewicht nicht ausschließlich als ein *Kalorienproblem* anzusehen, da sich hinter einer *„relativ erhöhten Energieaufnahme"* hauptsächlich ein Verhaltensproblem zu verbergen scheint [55].

Entsprechend lautet die Kernfrage: „Warum kann der Adipöse seine Energiezufuhr nicht so reduzieren, daß er langfristig sein Gewicht hält?". Als Antwort kann die Erklärung dienen, daß Übergewichtige sich subjektiv in ihrem Eßverhalten genauso wie Normalgewichtige von Hunger, Appetit und Sättigung leiten lassen, jedoch objektiv gesehen ihre Empfindung für diese interozeptiven Signale empfindlich gestört ist [56].

Basierend auf der Grundannahme, daß Hunger und Appetit als *Start-* und Sättigung als *Stopsignale* die Nahrungsaufnahme bestimmen, konnte in experimentellen Untersuchungen festgestellt werden, daß Adipöse an Störungen der Appetit- und Sättigungsregulation leiden, ohne daß ihnen selbst dieses bewußt wird. Die Verhaltensforschung hat 4 Bereiche definiert, die aber nicht nur auf Adipöse zutreffen, sondern z. T. auch mit anderen Eßstörungen (z. B. Bulimia nervosa) in Verbindung gebracht werden können.

a) Zahlreiche Versuche und Beobachtungen haben Hinweise geliefert, daß übergewichtige Probanden ihre Nahrungsaufnahme weniger aufgrund der Körperwahrnehmungen von Hunger und Sättigung steuern, sondern ihr Eßverhalten (im Gegensatz zu Normalgewichtigen) stärker an Umfeldreizen (*„environmental food cues"*) wie Angebot [48] und Geschmack [49] orientieren (sog. *Externalitätshypothese* [63]). Selbst die gewohnte Essenszeit löst bei ihnen nachhaltig Appetitgefühle aus, selbst dann, wenn die Uhrzeit manipuliert ist [64].

b) Gleichzeitig ist das Sättigungsempfinden Adipöser wesentlich verzögert und tritt nur mit abgeschwächter Intensität auf. Die experimentelle Analyse der Nahrungsaufnahme verdeutlicht, daß Normalgewichtige (bzw. Personen ohne Eßstörungen) während des Essens mehr und mehr gebremst werden. Adipöse dagegen nehmen weiterhin konstante Nahrungsmengen auf, da das gestörte Sättigungsgefühl die Stopsignale verzögert [56].

c) Personen ohne Gewichtsprobleme entwickeln im Verlauf der Mahlzeit allmählich einen – auch psychischen – Widerwillen gegen eine weitere Nahrungsaufnahme; im Gegensatz dazu erleben Adipöse oftmals, daß ihre Appetenz durch den Vorgang des Essens zunächst sogar noch ansteigt, d. h. es kommt bei ihnen sehr verspätet (manchmal auch gar nicht) zu einer Geschmacksaversion. Sie beenden ihr Essen z. B. erst dann, wenn spürbare körperliche Symptome wie Magendruck und Übelkeit auftreten [57].

d) Es ist allgemein bekannt, daß viele Menschen unter Streßbedingungen mehr essen (besonders gerne süße Snacks). 30% der Adipösen reagieren während seelischer Belastungen wie Prüfungen, Trauer oder Ärger mit Hyperphagie, einem Phänomen, welches in der Umgangssprache auch als *„Kummerspeck"* bezeichnet wird. Physiologisch verständlich ist aber lediglich die gegenteilige, die hypophage Reaktion als Spontanantwort auf eine emotionale Konfliktsituation [57]. – Wesentlich weniger verbreitet sind die Hyperphagiesyndrome des nächtlichen Essens *(„night eating")* und der „Freßorgien" *(„binge eating")*. Bei etwa 10% der Adipösen, gewöhnlich Frauen, finden sich Schlaflosigkeit gepaart mit einem gesteigerten Eßverlangen, und ca. 5% der Adipösen verschlingen manchmal in sehr kurzer Zeit immens große Nahrungsmengen. Dieses zwanghafte Verschlingen von Nahrung wird ebenfalls als Reaktion auf Streßereignisse bewertet; aber im Gegensatz zum Syndrom des nächtlichen Essens sind diese Attacken nicht periodisch und führen bei den Betroffenen gewöhnlich zu starker Erregung und Selbstverdammung [68].

Eßverhalten und Körpergewicht

Zur diagnostischen Klassifikation des Eßverhaltens haben vor einigen Jahren Stunkard u. Messick [67] – teilweise unter Verwendung bestehender Fragebogen [23, 61] und Hinzufügen neuer Statements – ein 3faktorielles *„eating inventory"* erstellt, von dem mittlerweile eine deutsche Version existiert [60].

Dieser *Fragebogen zum Eßverhalten (FEV)* läßt 3 verschiedene, relativ unabhängige Faktoren erkennen:

1. *Kontrolle:* Mit diesem Faktor wird erfaßt, wie stark die Testperson ihr Eßverhalten durch kognitive Kontrollmechanismen zügelt *(„dietary restraint")*.

2. *Störbarkeit:* Diese Dimension reflektiert v. a. die Störbarkeit *(„lability")* des Eßverhaltens durch Enthemmung der kognitiven Kontrolle *(„disinhibition")*. Damit läßt sich das Ausmaß ermitteln, mit dem bei einer Testperson Appetit und Sättigung durch situative Bedingungen (entgegen der bewußten Kontrolle) ausgelöst bzw. verzögert werden können.

3. *Hunger:* Dieser Faktor beschreibt die Beeinflussung des Eßverhaltens bzw. die erschwerte kognitive Kontrolle durch spontan erlebte Hungergefühle.

Die Wechselwirkung zwischen der Kontrolle des Eßverhaltens und der Disposition zur Störbarkeit kommt in den ersten Untersuchungsergebnissen mit diesem Fragebogen deutlich zum Ausdruck. Der FEV konnte in einer größeren bundesdeutschen Studie bei 35000 Frauen eingesetzt werden, die sich als Leserinnen

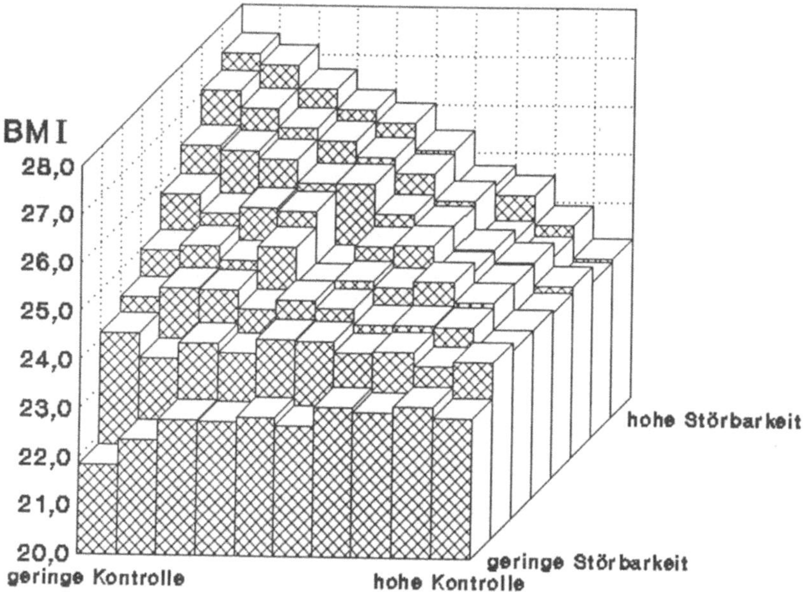

Abb. 4. Body-mass-Index (*BMI*) im Bereich von 20 bis 28 in Abhängigkeit der Testwerte im FEV auf den Skalen *Kontrolle* und *Störbarkeit des Eßverhaltens* bei einem Kollektiv von 35000 Leserinnen eines Frauenmagazins. (Nach Daten aus [76])

eines Frauenmagazins besonders für Ernährungs- und Gewichtsfragen interessiert zeigten [76]. Das Gesamtkollektiv wurde nach den Testergebnissen der Faktoren *Kontrolle* und *Störbarkeit* unterteilt; dabei erwiesen sich beide Dimensionen als bedeutsame Prädiktorvariablen für das Körpergewicht.

Die dreidimensionale Darstellung in Abb. 4 zeigt, daß die Faktoren *Kontrolle* und *Störbarkeit* für sich allein stehend eine nur schwache Beziehung zum Körpergewicht erkennen lassen. Durch die Kombination beider Faktoren wird der klare Bezug zum Gewicht erkennbar. Geringe kognitive Kontrolle und hohe Störbarkeit gehen mit dem höchsten Körpergewicht einher, während hohe kognitive Kontrolle und Störbarkeit mit einem geringeren Gewicht korrelieren. Dabei wird deutlich, daß eine ausgeprägte Störbarkeit des Eßverhaltens durch ein hohes Ausmaß an kognitiver Kontrolle weitgehend kompensiert werden kann. Die kognitive Kontrolle des Eßverhaltens muß demnach zu einer der wichtigsten Bedingungen gerechnet werden, die das Ernährungsverhalten und in Konsequenz dazu das Körpergewicht beeinflussen.

Psychotherapeutische und diätetische Behandlung der Adipositas

Nach Bestimmung des Schweregrades des Übergewichts sowie der Art der Fettverteilung und den verwandten Risikofaktoren (bzw. der gleichzeitigen Beschwerden) bleibt immer noch die Frage einer adäquaten therapeutischen Maßnahme bestehen. Die vielfach diskutierten chirurgischen Methoden, wie z.B. Legung eines Magen- oder Darmbypasses, sind zwar hinsichtlich der Gewichtsabnahme (durch Verringerung der Kalorienabsorption) sehr effektiv, aber wegen den damit verbundenen (Operations-)gefahren und Nebenwirkungen nur im äußersten Notfall (z.B. akute Lebensgefährdung durch die Adipositas selbst) einzusetzen. Auch der ursprüngliche Enthusiasmus in bezug auf die nichtoperative Methode der Einführung eines *Magenballons* hat der Ernüchterung und der Skepsis Platz gemacht. Obgleich dieses Verfahren in den USA 20000mal durchgeführt wurde, ist eine signifikante Gewichtsabnahme mit diesem Vorgehen gescheitert [41], eine Negativbilanz, die auch für die Bundesrepublik Deutschland ihre Bestätigung findet [37, 38].

Psychologische Behandlungsansätze

Entwicklung einer Verhaltenstherapie bei Übergewicht

In der Adipositastherapie werden von allen bisher durchgeführten psychologischen Behandlungsansätzen verhaltenstherapeutisch orientierte Maßnahmen am häufigsten angewandt [11, 25].

Verhaltenstherapeutische Strategien werden seit Beginn der 60er Jahre zur Übergewichtsbehandlung eingesetzt [19]. Kernelemente dieses Ansatzes stellten zunächst die Methoden der Selbstbeobachtung (*„self-monitoring"*) und der Stimuluskontrolle dar.

Mit Beginn der 80er Jahre änderten sich die Therapieprogramme grundlegend; die Methoden wurden differenzierter und wissenschaftlicher. Generell ging man dazu über, bei übergewichtigen Patienten nicht nur mehr ausschließlich das Eßverhalten als isolierte Verhaltensweise zu verändern, sondern auf eine Beeinflussung genereller Verhaltensprinzipien hinzuwirken. Dieses Therapieziel des *„life style change"* erforderte die Entwicklung multimodaler und multidisziplinärer Therapiekonzepte.

Brownell u. Wadden [12] untersuchten alle kontrollierten Studien zur Gewichtsreduktion mit verhaltenstherapeutischen Methoden, die im Zeitraum zwischen 1974 und 1986 in 4 namhaften amerikanischen Fachzeitschriften veröffentlicht worden sind, und stellten fest: Seit 1974 haben sich die Behandlungsphasen von durchschnittlich 8,4 Wochen auf 16,7 Wochen verlängert; die erzielten Gewichtsverluste erhöhten sich im Mittel von 3,9 kg auf 10 kg, wobei der durchschnittliche Wochengewichtsverlust jedoch bei 0,5 kg blieb. Letzteres spricht dafür, daß die längere Behandlungsdauer offensichtlich für die erhöhte Gesamtgewichtsabnahme verantwortlich ist. Nicht unbeachtet bleiben sollte die Tatsache, daß sich das Anfangsgewicht der Patienten von durchschnittlich 74 kg (1974) auf 95 kg (1986) deutlich erhöht hat.

Interessant – jedoch schwer zu erklären – ist folgendes Ergebnis: Während die Drop-out-Rate von 1974 bis 1984 recht konstant bei ca. 11% geblieben ist, hat sie sich in den 1986 untersuchten Studien mit 20,7% fast verdoppelt.

Grundelemente derzeitiger Therapieprogramme zur Übergewichtsreduktion

Die meisten aktuellen Programme der Übergewichtsbehandlung bestehen aus folgenden – eng miteinander verzahnten – Grundelementen, die im weiteren Verlauf dieses Beitrags ausführlicher dargestellt werden:
- kalorienreduzierte Diät,
- verhaltenstherapeutische Interventionsmethoden,
- sportliche Aktivitäten.

Kalorienreduzierte Diät

Zahllose Diätprogramme sind bisher entwickelt worden, um übergewichtigen Menschen zu einem Gewichtsverlust zu verhelfen. Das angenommene Wirkprinzip ist bei all diesen Verfahren dasselbe: Ein Gewichtsverlust tritt auf, wenn der Energieoutput größer ist als der Energieinput.

Gemäß den Empfehlungen der Mitglieder des Councils of Scientific Affairs [14] in Chicago (1988) sollte eine Diät bestimmten Richtlinien entsprechen. Demnach wird die Basis einer seriösen Abnahmekur gebildet durch
1. eine solide wissenschaftliche Grundlage,
2. die gesundheitliche Unbedenklichkeit, d.h. die gute Nährstoffqualität und – unter Berücksichtigung des Aspektes der Energiezufuhr – die Befriedigung aller wichtigen Nährstoffbedürfnisse und
3. die Praktikabilität und Langzeiteffektivität.

Folgende Kategorien von Abnahmekuren sind unterscheidbar:

Fastenkuren

Lange Zeit eine übliche Methode zur Gewichtsreduktion bei massiv adipösen Patienten werden Fastenkuren mittlerweile mit großer Skepsis betrachtet, da die extreme Einschränkung der Nahrungszufuhr (bei der *Nulldiät* sogar totaler Nahrungsverzicht) zu einem Mangel an lebenswichtigen Substanzen führen kann. Häufige Nebenwirkungen sind z.B. Ketose, Hyperurikämie, Hypokaliämie, Hypoglykämie, starker Verlust fettfreier Körpermasse sowie erhöhte renale Ausscheidung von Phosphat und Magnesium [47]. Derartige Kuren sind deshalb langfristig nur unter strenger ärztlicher Kontrolle durchführbar. Diese Diätform weist keine Vorteile gegenüber gemäßigteren Abnahmekuren auf und eignet sich nicht für eine langfristige Gewichtskontrolle. Durch einfaches Weglassen von Nahrung wird kein Lerneffekt im Sinne einer Veränderung des Eßverhaltens erzielt. Die meisten Patienten haben das Vordiätgewicht schon kurze Zeit nach Beendigung der Fastenkur wieder erreicht.

Ausgewogene kalorienreduzierte Diäten

Diese Form von Diät enthält die geforderte konventionelle Nährstoffrelation. Die tägliche Energiezufuhr, die üblicherweise zwischen 1000 und 1200 kcal liegt, setzt sich zusammen aus z. B. mindestens 50% Kohlenhydrate, 15–20% Protein und höchstens 30% Fett. Da diese Diäten meist aus Nahrungsmitteln zusammengestellt sind, die leicht zu beschaffen und vom Preis her erschwinglich sind, besteht hier besonders die Möglichkeit, ein wesentliches Ziel der Intervention zu erreichen – nämlich Gewicht nicht nur zu verlieren, sondern das neue Gewicht auch zu halten. Diese Diätform ist daher zwar zur langfristigen Gewichtskontrolle geeignet, für eine Adipositastherapie im Rahmen eines Klinikaufenthaltes jedoch zu aufwendig und besonders im Falle massiv adipöser Patienten zu langwierig.

Unausgewogene kalorienreduzierte Diäten

Hier liegt der Schwerpunkt der Ernährung auf einem oder mehreren speziellen Nährstoffen, während andere *„verboten"* sind. Kohlenhydratarme Diäten dominieren in dieser Kategorie. Die physiologischen Reaktionen des Patienten auf diese Diät variieren stark und sind abhängig von Faktoren wie gesundheitliche Verfassung des Patienten, Energie- und Nährstoffgehalt der Diät usw.

Diese Art von Abnahmekur ist nicht empfehlenswert, da das Gewicht rapide wieder ansteigt, sobald nach Beendigung der Diät mit der Aufnahme *„normaler"* Ernährungsgewohnheiten vermehrt Kohlenhydrate aufgenommen werden. Außerdem treten in der Regel Nebenwirkungen wie Mattigkeit, Übelkeit, niedriger Blutdruck, Entwässerung und Störung des Elektrolythaushaltes auf [14].

Sensationsdiäten

Für diese Abnahmekuren wird nicht selten mit Schlagworten wie *revolutionär* oder *garantiert 100% erfolgreich* geworben. Die meisten dieser Diäten basieren auf speziellen Nahrungsmitteln oder Nährstoffkombinationen; häufig fehlen wichtige Nährstoffe. Die Anbieter propagieren meist sensationelle Wirkungsweisen der jeweiligen Diät; so soll z. B. *Körperfett „oxidiert"* oder die *„Stoffwechselrate erhöht"* oder der *„Appetit gehemmt"* werden usw. Gewichtsverluste treten zwar auf, aber nicht aus den angegebenen Gründen, sondern u. a. aufgrund von Wasserverlusten. Nach Beendigung der Kur kommt es üblicherweise zu einem raschen Wiederanstieg des Gewichtes. Für eine langfristige Gewichtskontrolle sind derartige Diäten aufgrund der Einseitigkeit des Nährstoffangebotes nicht geeignet [46].

Stark kalorienreduzierte Diäten

Diese Form der Diät hat sich im Bereich der Adipositastherapie unter medizinisch-therapeutischer Kontrolle bisher am deutlichsten durchgesetzt und wird hier deshalb ausführlicher beschrieben.

Der Kaloriengehalt einer solchen Abnahmekur variiert je nach Konzeption; er beträgt weniger als 800 kcal, meist jedoch zwischen 300–600 kcal pro Tag.

Die Anwendung stark kalorienreduzierter Diäten führt zu einem rapiden und beachtlichen Gewichtsverlust, nach Lerman u. Cave [41] in der ersten Woche üblicherweise zwischen 4,5 und 7 kg, später zwischen 1–2 kg/Woche; der Gesamtverlust beträgt im Mittel ca. 18 kg.

Im weiteren wird diese Diätform mit der im Amerikanischen gebräuchlichen Abkürzung „VLCD" („very low calorie diet") bezeichnet.

Die Anwendung dieser Abnahmekuren basiert auf den Erkenntnissen, daß die Zufuhr relativ kleiner Mengen von hochwertigem Protein mit oder ohne Kohlenhydratzugabe den Verlust fettfreier Körpermasse (z. B. Muskelsubstanz) verhindert, der andernfalls aufgrund des stark reduzierten Energieinputs unvermeidbar wäre.

Es werden hauptsächlich 2 Klassen von VLCD unterschieden:

1. protein sparing modified fasts (PSMF):

Der Diätplan besteht hier aus der Aufnahme einer täglichen Menge von 1,5 g hochwertiger natürlicher Proteine pro Kilogramm des Idealgewichts in Form von Fisch, Geflügel, magerem Fleisch oder Eiern. Fette und Kohlenhydrate sind – sofern sie nicht Träger der eiweißhaltigen Nahrungsmittel sind – verboten. Lerman u. Cave [41] empfehlen jedoch die Zufuhr von Kohlenhydraten in kleinen Mengen über Salat oder gedünstetes Gemüse, um einer Obstipation vorzubeugen. Der Verzehr von Eiern ist wegen ihres hohen Cholesteringehaltes nur in kleinen Mengen erlaubt.

Auch die Zubereitungsart spielt bei dieser Diätform eine wichtige Rolle. Da jedes zusätzliche Fett, z. B. zum Braten des Fleisches, verboten ist, wird den Patienten vorgeschlagen, die Nahrungsmittel zu rösten, zu backen oder zu dünsten.

Der Diät sind Vitamine, Mineralstoffe, Kalium, Kalzium und Magnesium zugesetzt. Eine Natriumeinnahme von 5 g/Tag wird empfohlen unter Berücksichtigung von Risikofaktoren wie Ödemen und Bluthochdruck. Die Zufuhr einer ausreichenden Menge kalorienfreier Getränke ist unbedingt notwendig. Die Patienten werden angehalten, eine eventuelle Ketose mit Teststreifen zu überwachen.

2. „liquid supplemented fasting regimens":

Diese Abnahmekuren basieren auf industriell hergestellten Formuladiäten. Sie enthalten in der Regel 50–70 g hochwertiges Protein, wenig Fett (ca. 2 g) und variierende Mengen an Kohlenhydraten (ca. 30–45 g) in wasserlöslicher Form. Vitamine, Mineralstoffe und Spurenelemente sind zugesetzt. Die Nahrung wird ausschließlich in flüssiger Form zugeführt. Eine ausreichende Menge kalorienfreier Getränke sollte zusätzlich getrunken werden.

Wadden et al. [73] haben die Effektivität dieser Diätformen untersucht und festgestellt: Beide erzielen vergleichbare Ergebnisse. Bei mehr als 10000 Patienten waren große Gewichtsverluste, im Mittel 20 kg in 12 Wochen, zu verzeichnen.

Die Durchführung dieser Diäten sollte jedoch sorgfältig von Ärzten überwacht werden, die um die potentiell zu erwartenden Nebenwirkungen dieser Verfahren wissen. Lerman u. Cave [41] gehen ausführlich auf die medizinischen Faktoren ein, die bei der Patientenselektion sowie bei der Patientenbetreuung während der Diät beachtet werden müssen. In bezug auf die Wirkungsweise dieser Intervention werden dabei sowohl Risiken als auch erwünschte Folgen, wie z. B. die positive Beeinflussung bestimmter Krankheitsbilder, betrachtet.

Eine vielbeachtete Studie zur langfristigen Wirkungsweise von VLCD – isoliert oder in Verbindung mit Verhaltenstherapie angewendet – haben Wadden u. Stunkard [72] durchgeführt.

59 Probanden wurden zufällig 3 Treatmentgruppen zugeordnet. Gruppe 1 ernährte sich 4 Monate lang nur auf der Basis einer VLCD, und zwar betrug die Energiezufuhr im 1. Monat 1200 kcal/Tag, im 2. und 3. Monat 400–700 kcal/Tag. Während des 4. Monats erhielten die Probanden eine dem „normalen" Eßverhalten angenäherte Diät. Gruppe 2 unterzog sich 6 Monate lang einer verhaltenstherapeutisch orientierten Psychotherapie (VT). Die Intervention bei Gruppe 3 bestand aus einer Kombination aus VLCD und VT.

Die erzielten Resultate zeigten einen durchschnittlichen Gewichtsverlust von 14,1 kg bei Gruppe 1 (VLCD) und von 14,3 kg bei Gruppe 2 (VT). Die mittlere Abnahme von 19,3 kg bei Gruppe 3 (VLCD und VT) unterschied sich signifikant von den ersten beiden Gruppen.

Bei einer Follow-up-Untersuchung nach 1 Jahr betrug der durchschnittliche Gewichtsverlust bei der VLCD-Bedingung nur noch 4,6 kg, bei der VT-Gruppe 9,5 kg und bei der Kombination aus VLCD und VT 12,5 kg. In ihrer langfristigen Wirkung unterschieden sich die erzielten Abnahmeerfolge der Gruppe mit VT und der Gruppe mit einer Kombination aus VLCD und VT also nicht mehr signifikant. Bei einer weiteren Follow-up-Untersuchung 3 Jahre nach Interventionsende [74] hatte sich bei der VT-Gruppe der Nettogewichtsverlust trotz zusätzlichen Interventionen auf 4,8 kg reduziert, nach Wegfall der Zusatzbehandlung betrug er nur noch 3,5 kg. Der Kommentar Stunkards lautet: Wieder einmal haben die das Körpergewicht determinierenden Regulationsmechanismen („*set point*") offensichtlich über die Treatmenteffekte triumphiert [66]!

Auch die beeindruckenden Erfolge dieser Diätprogramme werden also abgeschwächt durch die Tatsache, daß die Patienten das Nachdiätgewicht in der Regel langfristig nicht halten können.

Verhaltenstherapeutische Interventionsmethoden

Ansatzpunkte für verhaltenstherapeutisch orientierte Behandlungsmethoden sind 1. Bedingungen, die bestimmtem Verhalten vorausgehen, 2. das Verhalten selbst und 3. die aus dem Verhalten folgenden Konsequenzen. Übertragen auf die Behandlung von Übergewicht bestehen die Therapieziele in der Kontrolle der Stimuli, die dem Essen unmittelbar vorausgehen, in der Anwendung von Techniken, die das Eßverhalten beeinflussen, und in der Anwendung von Belohnungen für erfolgreiches Verhalten. Außerdem wird auf übergeordnete generelle Denk- und Verhaltensprinzipien sowie auf mit dem Eßverhalten zusammenhängende psychische Faktoren eingegangen.

Üblicherweise werden derartige Adipositasbehandlungen in Gruppen von ca. 10 Patienten durchgeführt, die sich über einen festgesetzten Zeitraum einmal in der Woche für 1–2 h treffen. Eine Untersuchung von James u. Christakis [27] zeigte, daß die Übergewichtsbehandlung in Gruppen einzeltherapeutischen Interventionen überlegen ist.

Eine umfassende Adipositasbehandlung beinhaltet heute folgende, sich überschneidende Elemente:

Selbstbeobachtung

Die Selbstbeobachtung ist eine Standardmethode verhaltenstherapeutisch orientierter Interventionen. Sie ist eine wertvolle Hilfe für Patient und Therapeut z. B. im Hinblick auf die Feststellung der Eß- und Ernährungsgewohnheiten des Patienten zu Beginn einer Abnahmekur sowie zur Überprüfung von Veränderungen des Verhaltens während einer Diät. Die Selbstbeobachtung gibt Aufschluß darüber, welche Techniken sich für die Zielerreichung wirksam oder unwirksam erweisen und welche Situationen oder Verhaltensweisen besonders problematisch sind.

Üblicherweise führen die Patienten ein Tagebuch, in dem sie alle mit dem Essen in Zusammenhang stehende Informationen notieren: was, wann, wo und mit wem sie essen, welche Gefühle sie dabei haben, womit sie sich nebenher noch beschäftigen (Fernsehen, Lesen) etc.

Stimuluskontrolle

Bei dieser Technik geht es darum, Reize, die beim jeweiligen Patienten eine Nahrungsaufnahme auslösen, durch die Anwendung von Vermeidungsstrategien zu kontrollieren und automatische Verhaltensabläufe zu unterbrechen.

So werden die Abnahmewilligen z. B. dazu angehalten, Lebensmitteleinkäufe nur im gesättigten Zustand zu tätigen, nur das einzukaufen, was sie vorher auf einer Liste notiert haben, nur zu festgelegten Zeiten an ganz bestimmten Orten zu essen, sich während der Mahlzeiten mit nichts anderem als dem Essen zu beschäftigen, problematische Nahrungsmittel nicht zu Hause aufzubewahren usw.

Verstärkungstechniken

Verstärkungstechniken werden angewandt, um ein Gleichgewicht zwischen positiven und negativen Konsequenzen des Diäthaltens herzustellen. Die einfachste Form der positiven Verstärkung stellt das Erlangen der gewünschten Ziele (Verhaltensänderung, Gewichtsabnahme) dar. Eine weitere Möglichkeit ist die bewußte Selbstverstärkung des eigenen Verhaltens: Mit dem Patienten werden Zwischenziele festgelegt, bei deren Erreichung er sich selbst belohnt (z. B. Theaterkarte, Kleidungskauf). Eine wirksame Verstärkungsquelle ist auch das Lob und die Unterstützung aus dem sozialen Umfeld (Familie, Freunde, Arbeitskollegen).

Nicht selten wird auch Geld als Verstärker eingesetzt, das die Teilnehmer in der Regel vor Beginn der Abnahmekur selbst eingezahlt haben und beim Erlangen bestimmter Ziele als festgesetzte Teilbeträge der Gesamtsumme ausgezahlt bekommen [66].

Soziale Unterstützung

Viele Gewichtsabnahmeprogramme arbeiten heute gezielt mit der Einbeziehung des sozialen Umfeldes der Teilnehmer. Die Effektivität dieser Strategie ist bisher noch unklar. Verschiedene Studien haben eine positive Wirkung dieser Vorgehensweise auf das Behandlungsergebnis nachgewiesen [13, 43]. Andere Untersucher konnten keinen fördernden Effekt sozialer Unterstützung feststellen [75].

Kognitive Umstrukturierung

Durch die Methode der kognitiven Umstrukturierung sollen die Patienten lernen, negative und irrationale Gedanken und Gefühle in bezug auf sich selbst bzw. auf ihr Eßverhalten zu verändern und durch positivere, rationalere zu ersetzen. Ein positiver Zusammenhang zwischen dem Therapieerfolg und der Anwendung der kognitiven Umstrukturierung konnte in mehreren Untersuchungen festgestellt werden [2, 65, 68].

Rückfallverhütungsstrategien

Die Verhinderung von „Rückfällen" nach Beendigung der Therapie wird bereits während der Behandlung geübt. So lernen die Patienten beispielsweise, stark risikobehaftete Situationen, die zu vermehrtem Essen führen könnten, rechtzeitig zu erkennen. Problemlösestrategien werden vermittelt, die den Patienten helfen sollen, mit derartigen Situationen umgehen zu können. Die Kombination der Durchführung eines Rückfallverhütungsprogramms im Rahmen einer Verhaltenstherapie mit anschließendem telefonischem bzw. brieflichem Therapeutenkontakt erbrachte sehr gute Erfolge in einer Untersuchung von Perri et al. [52]. Bei einer Follow-up-Untersuchung nach 1 Jahr hatte keiner der Untersuchungsteilnehmer an Gewicht zugenommen.

Ernährungswissen

Im Gegensatz zu früheren Behandlungsformen wird heute bei der Adipositastherapie verstärkt Wert auf eine Verbesserung des Ernährungswissens der Teilnehmer gelegt. Die Patienten erhalten Informationen über eine ausgewogene, gesunde Ernährung, über die spezielle Wirkungsweise, den Kaloriengehalt und den Nährwert einzelner Nährstoffe usw. Durch das Erlernen des „sensible eating" [41] werden die Probanden – im Sinne der Hilfe zur Selbsthilfe – in die Lage versetzt, sich selbst auch nach Beendigung der Behandlung einen vernünftigen Ernährungsplan zusammenstellen zu können.

Sportliche Aktivitäten

Sportliche Aktivitäten werden heute sowohl während einer Übergewichtstherapie als auch in der Nachbehandlungsphase eingesetzt. Mögliche Vorteile von Sport bzw. Bewegung sind z.B. die Steigerung der Stoffwechselrate und damit die Erhöhung des Energieverbrauchs, eine Appetithemmung, eine Veränderung der Körperkonsistenz zugunsten fettfreier Masse, die Verbesserung des allgemeinen

Wohlbefindens sowie eine Vielzahl von positiven Effekten in bezug auf die verschiedensten medizinisch-physiologischen Faktoren.

Isoliert (d. h. nicht im Rahmen einer Diät) durchgeführte sportliche Betätigung hat sich zur Übergewichtsbehandlung als ineffektiv erwiesen, da eine Gewichtsabnahme – wenn überhaupt – nur sehr langsam erfolgt.

In Kombination mit einem Diätprogramm ist die gesteigerte Wirksamkeit im Sinne einer vermehrten Gewichtsreduktion jedoch mittlerweile hinreichend gesichert.

Im Rahmen der Therapie unterziehen sich die Patienten meist einerseits einem individuell abgestimmten und graduell eingeführten Sportprogramm, andererseits werden sie angehalten, sich auch im Alltag mehr Bewegung zu verschaffen, z. B. die Treppe statt des Aufzugs und das Fahrrad statt des Autos zu benutzen. Die Integration von sportlichen Aktivitäten in den Alltag ist wichtig für eine langfristige Wirksamkeit des Behandlungserfolgs. Deshalb sollten die während der Therapie durchgeführten Sportarten nicht zu aufwendig und speziell sein. Interviews mit ehemals Übergewichtigen zeigten, daß das nach Beendigung der Abnahmekur durchgeführte Bewegungsprogramm einer der wichtigsten Faktoren in bezug auf die Stabilisierung des Posttreatmentgewichtes darstellt [42].

Langfristige Effektivität derzeitiger verhaltenstherapeutisch orientierter Adipositastherapien

Zwar haben sich durch die zunehmende Differenzierung der Behandlungsprogramme im letzten Jahrzehnt die Kurzzeitergebnisse von Adipositastherapie erheblich verbessert, die langfristige Wirkung von Übergewichtsbehandlungen kann jedoch immer noch nicht systematisch eingeschätzt werden [3].

Die Gründe dafür sind u. a. in der Möglichkeit zu sehen, die Ergebnisse von Follow-up-Studien unterschiedlich zu interpretieren. Wichtig ist z. B., welcher Vergleichsstandard als Interpretationsrichtlinie gewählt wird. Weiter stellt sich die Frage, wie unterschiedliche Gewichtskurvenverläufe in der Follow-up-Phase zu bewerten sind.

Im Überblick lassen 1 Jahr dauernde Follow-up-Untersuchungen den Einfluß von systematisch durchgeführten Übergewichtsreduktionsprogrammen positiv erscheinen. Dieser Erfolg sinkt aber mit Zunahme der Follow-up-Jahre [25].

Die entmutigenden Ergebnisse langfristiger Nachfolgeuntersuchungen könnten der Grund dafür sein, daß die mittlere Länge der durchgeführten Follow-up-Studien, die sich zunächst von 15,5 Wochen 1974 auf 58,4 Wochen 1984 verlängert hatte, 1986 wieder auf 44 Wochen gesunken ist [11].

Im Rahmen der Überlegungen zur Verbesserung der Effektivität von Adipositastherapien wird z. Z. besonders die Entwicklung differenzierter Screeningkriterien diskutiert, die eine effizientere Auswahl und Treatmentzuweisung von Patienten ermöglichen.

Ansätze dazu liefern Studien an der Universitätsklinik Innsbruck. Kinzl et al. [33] stellten fest, daß Patienten, die bei einer Adipositastherapie in bezug auf eine Gewichtsreduktion *erfolglos* waren, sich von *erfolgreichen* durch signifikant höhere Werte in den Bereichen emotionale Labilität, Depressivität, Resignation und Selbstmitleid unterschieden. Erfolgreiche Teilnehmer verfügten über ein ausgeprägteres internales Kontrollgefühl und konnten eine emotionale und soziale Unterstützung besser akzeptieren. Diese Werte waren vor der Behandlung ermittelt worden und sind daher von prognostischer Relevanz.

Um die differentielle Indikationsfrage – eines der wesentlichen Probleme der derzeitigen Psychotherapieforschung – in den Griff zu bekommen, ist eine weitere Intensivierung der diesbezüglichen Forschung unumgänglich. Insgesamt weisen die Unklarheiten bei der Interpretation der Ergebnisse von Follow-up-Untersuchungen sowie die enttäuschenden Langzeitresultate der meist teuren und aufwendigen Nachfolgeuntersuchungen auf die Notwendigkeit der Evaluation entsprechender Forschungsmethoden hin.

Weiterführende Ansätze der Adipositastherapie

Trotz relativer Verbesserung der Erfolgsquoten von Adipositasbehandlungen in den letzten Jahren zeigen Statistiken in diesem Therapiebereich immer noch ungewöhnlich hohe Rezidivraten. Diese Tatsache erfordert die Überprüfung von Prämissen, Zielen und Methoden der derzeitigen Adipositastherapie.

Die Revision des *Energiebilanzprinzips,* eine lange Zeit unumstrittene Grundannahme bisheriger Vorgehensweisen auf dem Gebiet der Übergewichtsbehandlung, erscheint unumgänglich. Zu massiv zeigen Erkenntnisse der neueren Forschung, daß der Schluß über Energiedifferenzen in der Nahrungsaufnahme auf Massendifferenzen im Gewicht ein für den tatsächlichen Sachverhalt zu simples Erklärungsmodell darstellt.

Eine Abklärung der Zielvorstellungen im Bereich der Adipositastherapie ist ebenfalls notwendig. Als bisherige Richtlinien für eine Gewichtsreduktion dienten zum einen Idealgewichtstabellen, deren Grundlage mittlerweile von Experten als äußerst fragwürdig beurteilt wird, oder zum anderen schlichtweg das Motto „möglichst dünn zu sein". Beide Strategien werden zunehmend kritisiert. Die Gründe dafür liegen zum einen in der wachsenden Problematisierung des derzeitigen Schönheitsideals der extremen Schlankheit. Zum anderen lassen neuere Ergebnisse im Rahmen der „Set-point-Theorie", die auf eine gewisse genetische Prädisposition von Übergewicht hinweisen, eine derartige Vorgehensweise unangemessen erscheinen, da sie die individuelle Konstitution des einzelnen außer acht läßt. Köpp [38] gibt zu bedenken, daß gerade Ärzte und Psychotherapeuten als vom Patienten akzeptierte Autoritätspersonen in die Rolle geraten können, „unausgesprochen das gesellschaftliche Vorurteil vom Schlankheitsideal gegenüber den Patienten" zu vertreten, wenn sie Empfehlungen bezüglich einer Gewichtsabnahme aussprechen. Gerade Fachleuten, die hauptsächlich mit der Adipositastherapie befaßt sind, wäre anzuraten, sich diesbezügliche ethische Grundsätze bewußt zu machen und gegebenenfalls auch einen eher *kontrakulturellen Ansatz* der Übergewichtsbehandlung zu wählen.

Eine veränderte Auffassung von den Prämissen und Zielen der Übergewichtsbehandlung muß zwangsläufig auch zu einer Modifikation der Therapiemethode führen. Zwar stellt die im Vorhergehenden beschriebene multimodale Herangehensweise bereits einen vielversprechenden Ansatz dar, jedoch gilt es, in weiterführenden Modellen der Adipositastherapie zum einen die Phase der langfristigen Gewichtsstabilisierung stärker zu berücksichtigen und zum anderen präventiven Maßnahmen zur Verhinderung der Manifestation des Übergewichts mehr Beachtung zu schenken.

Ein Ansatzpunkt zur Optimierung der Langzeitergebnisse von Übergewichtsbehandlungen besteht in der Einführung systematischer Nachfolgeprogramme für Patienten, die gerade eine Reduktionstherapie beendet haben.

Perri et al. [53] haben ein *„multifaceted maintainance program"* entwickelt, das versucht, der individuellen Konstitution und Interessenlage der Probanden gerecht zu werden. Dieses Programm umfaßt eine breite Palette von Methoden, die den Patienten helfen sollen, ihr Nachdiätgewicht zu halten, so z. B. Kontakt zum Therapeuten, Sportprogramme, Problemlösetraining, Einbindung von Familienangehörigen, Arbeitskollegen usw. Die einzelnen Elemente werden – speziell auf den Probanden zugeschnitten – einzeln oder in Kombination angeboten.

Die Untersuchungsresultate erbrachten vielversprechende Langzeiterfolge und zeigten, daß auch während der Nachdiätphase Kombinationen von Interventionsmethoden wesentlich effektiver sind als isoliert angewandte Verfahren.

Eine solche Form der Adipositastherapie erfordert jedoch spezifische Arbeitsbedingungen, die z. Z. im Hinblick auf bundesdeutsche Verhältnisse (noch) nicht gegeben sind; derartige Bedingungen sind beispielsweise eine verstärkte interdisziplinäre Zusammenarbeit sowie eine veränderte Ausbildung von Ärzten, Psychologen, Bewegungstherapeuten und medizinisch-psychologischem Fachpersonal. Daher erscheint trotz der offenbar prinzipiell richtigen (da erfolgreichen) Herangehensweise die aktuelle Praktikabilität dieser Art von Übergewichtstherapie – außerhalb des Rahmens wissenschaftlicher Forschungsprojekte – fraglich. Weiter wird bei diesem Behandlungsmodell der Schwerpunkt der Behandlung weitgehend auf die Nachdiätphase gelegt, ohne die Methoden während der Abnahmekur selbst zu verändern. Eine Bilanz der Ergebnisse bisheriger Gewichtsabnahmeprogramme legt jedoch gerade die Modifizierung der direkt zur Gewichtsreduktion verwendeten Verfahren nahe, da diese in ihrer einseitigen Beschränkung auf den Aspekt der Nahrungsenergie, ohne die Berücksichtigung subjektiver Bedürfnisse und Motivationen, unzureichend erscheinen. Die herkömmlichen standardisierten Diätpläne ermöglichen zwar kurzfristig eine *Pseudokontrolle* der Kalorienaufnahme, provozieren aber wegen des großen Verhaltensaufwandes und der rigiden Verhaltenseinschränkungen einen Abbruch. Eine langfristige Wirksamkeit therapeutischer Interventionen zur Adipositasbehandlung ist jedoch nur zu erwarten, wenn eine adäquate Kontrolle des Eßverhaltens ohne starre Verhaltenseinengung trainiert wird [59].

Die sog. *„Vierjahreszeitenkur"*, ein 12monatiges Trainingsprogramm, welches 1987/88 von den allgemeinen Ortskrankenkassen angeboten worden ist, stellt einen ersten Versuch dar, dieses Wissen in eine Praxis umzusetzen, die für breite Bevölkerungsschichten praktikabel ist. Die Basis dieses Programms bildet ein rechnergestützter, individualisierter postalischer Dialog mit jedem der über 200000 Teilnehmer (Stand September 1989). Die Konzeption zielt darauf ab, die

Ernährung bedürfnisgerecht in kleinen Schritten zu verändern, ohne daß feste Diätpläne und rigide Verhaltensvorschriften vorgegeben werden. Auf der Basis eines zu Beginn der Kur ausgefüllten Siebentageernährungsprotokolls sowie psychologischer Fragebogen zum Eßverhalten wird die Ernährung jedes Probanden analysiert. Daraufhin erfolgt die Zusammenstellung eines Diät- und Ernährungsplanes. Dabei werden die Zielvorgaben der individuellen Ausgangssituation des Probanden angepaßt, so daß keine Überforderung besteht. Im Rahmen des fortlaufenden postalischen Kontaktes zwischen Experten und Teilnehmer wird die weitere Gewichtsentwicklung kommentiert, Schwachstellen aufgezeigt und Handlungsempfehlungen gegebenenfalls modifiziert. Insgesamt wird einer realistischen Annäherung an individuell abgestimmte Ziele mehr Bedeutung zugemessen als dem Beharren auf überfordernde Maximalziele [58]. Erste Ergebnisse zeigen, daß die intendierte Gewichtsreduktion innerhalb des ersten halben Jahres mit anschließender 6monatiger Gewichtsstabilisierung weitgehend erreicht werden konnte; im Durchschnitt erzielen die Teilnehmer im Verlauf der Kur eine Gewichtsabnahme von 7 kg. Nach einem halben Jahr geben 27,6% der Teilnehmer an, ihre Ernährung entsprechend den Empfehlungen umgestellt zu haben. Die größte Schwierigkeit bereitet den Teilnehmern dabei die schrittweise Umstellung der Ernährung unter Verzicht auf feste Diätpläne. Weiter zeigt sich, daß die Motivation, sich über 1 Jahr lang am Trainingsprogramm zu beteiligen, entscheidend von der Zusammensetzung der Nahrung abhängt und wesentlich von dem Abnahmeerfolg in den ersten Wochen beeinflußt wird. Das Durchhaltevermögen der Teilnehmer mit einem hohen Kohlenhydratanteil in der Ernährung ist deutlich größer als das von Probanden mit einem niedrigen Kohlenhydratanteil, und eine höhere anfängliche Gewichtsabnahme korreliert mit einer ausgeprägten *kognitiven Kontrolle* (FEV-Faktor 1) sowie einer geringen *Störbarkeit des Eßverhaltens* (FEV-Faktor 2; vgl. S. 5). Das Ausmaß an kognitiver Kontrolle und die Störbarkeit des Eßverhaltens konnten als wichtige Prädiktoren für den Abnahmeerfolg gesichert werden [59] (s. Abb. 5).

Die bisher positive Erfolgsbilanz dieses Trainingsprogramms zeigt, daß der Einübung von selbstgesteuertem Verhalten eine entscheidende Rolle bei der Therapie und Prävention der Adipositas zukommt, da es offensichtlich die Entwicklung von Verhaltensstrategien fördert, die eine zeitlich übergreifende Stabilisierung des Körpergewichts ermöglichen.

Die Ausbildung von selbstkontrolliertem gezügeltem Eßverhalten weist einen weiteren Vorteil gegenüber herkömmlichen Diätplänen auf: Bei der Durchführung von Abnahmeprogrammen, die aus starren Verhaltensvorschriften bestehen, werden kurzfristige Erfolge in der Verminderung oder Stabilisierung des Körpergewichts eher external der Wirkung des Diätplanes zugeschrieben, der Zusammenbruch der Pseudokontrolle jedoch als eigenes Versagen internal attribuiert. Abnahmekonzepte, die die Entwicklung von Selbstkompetenz fördern, verstärken dagegen die langfristige Aufrechterhaltung der Selbstregulation, weil Erfolge eher internal attribuiert werden können.

Insgesamt scheint mit der Entwicklung eines derartigen Expertensystems eine sinnvolle und effektive Strategie zur Beeinflussung des Ernährungsverhaltens gefunden worden zu sein. Als problematisch erwies sich jedoch die Erwartungs-

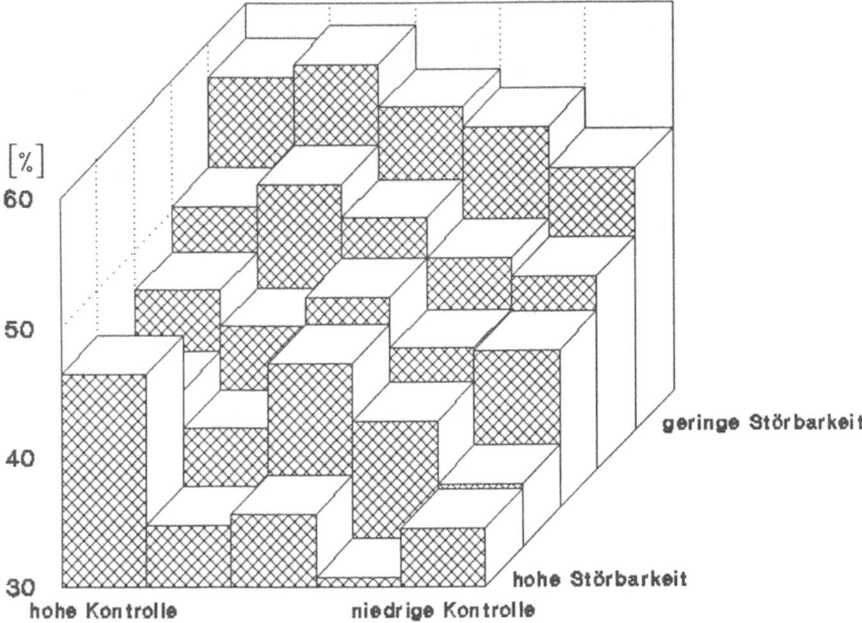

Abb. 5. Anteil erfolgreicher Teilnehmer an dem einjährigen Programm zur Gewichtsreduktion („Vierjahreszeitenkur") in Abhängigkeit der Testwerte im FEV auf den Skalen *Kontrolle* und *Störbarkeit des Eßverhaltens*. (Nach Daten aus [58])

haltung vieler Teilnehmer: Vor dem Hintergrund kurzfristig beeindruckender Ergebnisse bereits durchgeführter Diäten und damit verbundener Werbeversprechen hatten die meisten Probanden die unrealistische Vorstellung, mit Hilfe der *„Vierjahreszeitenkur"* innerhalb kurzer Zeit eine relativ hohe Gewichtsabnahme zu erzielen.

Derartige *Fehlinformationen* behindern die Akzeptanz und Durchsetzbarkeit von Behandlungskonzepten, die auf eine allmähliche, selbstkontrollierte Veränderung des Ernährungsverhaltens und damit auf langfristige Wirksamkeit angelegt sind. Eine wichtige Aufgabe weiterführender Programme der Adipositastherapie und -prävention wird daher in einer sorgfältigen, auf die Verbesserung des Ernährungswissens abzielenden Aufklärung der Teilnehmer bzw. der Allgemeinbevölkerung bestehen.

Literatur

1. Basdevant A, Raison J, Guy-Grand B (1987) Influence de la distribution de la masse grasse sur le risque vasculaire. Presse Med 16:167–170
2. Bennett GA (1988) Eating matters: why we eat what we eat. Heinemann Kingswood, London
3. Bennett W (1987) Dietary treatments of obesity. Ann NY Acad Sci 499:250–263

4. Berchtold P, Berger M, Gries FA, Zimmermann H (1980) Adipositas: Stand der Forschung und Therapie. Schweiz Med Wochenschr 110:470–478
5. Beyer J, Opperman J (1983) Endokrine Veränderungen bei Adipositas und Magersucht. Med Welt 34, 29/30:823–828
6. Björntorp P (1985) Obesity and the risk of cardiovascular disease. Ann Clin Res 17:3–9
7. Björntorp P (1985) Regional patterns of fat distribution. Ann Intern Med 103:994–995
8. Björntorp P (1986) Hypertension and other complications in human obesity. J Clin Hypertens 2:163–165
9. Blackburn GL, Kanders BS (1987) Medical evaluation and treatment of the obese patient with cardiovascular disease. Am J Cardiol 60:55–58
10. Bray GA (1978) Definition, measurement, and classification of the syndromes of obesity. Int J Obes 2:99–112
11. Brownell KD, Kramer FM (1989) Behavioral management of obesity. Med Clin North Am 73/1:185–201
12. Brownell KD, Wadden TA (1986) Behavior therapy for obesity: Modern approaches and better results. In: Brownell KD, Foreyt JP (eds) Handbook of eating disorders. Basic Books, New York, pp 180–197
13. Brownell KD, Heckerman CL, Westlake RJ et al. (1978) The effect of couples training and partner cooperativeness in the behavioral treatment of obesity. Behav Res Ther 16:323–333
14. Council of Scientific Affairs (1988) Treatment of obesity in adults. JAMA 260/17:2547–2551
15. Deutsche Gesellschaft für Ernährung (1980) Stellungnahme zu den gesundheitlichen Auswirkungen des relativen Körpergewichtes. Ernährungsumschau 27:322–323
16. Ditschuneit H (1988) Adipositas. Verh Dtsch Ges Inn Med 94:378–381
17. Ditschuneit H, Faulhaber JD (1979) Fettsucht und Diabetes Mellitus. Ärztl Forsch 24:313–325
18. Engelhardt I, Jaus ER, Jaeger H, Wechsler JG, Ditschuneit H (1976) Neue anthropometrische Meßdaten von 7000 Kindern im Alter von 4 bis 16 Jahren. Verh Dtsch Ges Inn Med 82:1445–1447
19. Ferster CB, Nurnberger JI, Levitt EB (1962) The control of eating. J Math 1:87–109
20. Gries FA, Berchtold P, Berger M (1976) Adipositas, Pathologie, Klinik und Therapie. Springer, Berlin Heidelberg New York
21. Hausmann L, Kaffarnik HK, Hauss JH, Pudel V (1987) Adipositas. In: Krück E, Kaufmann W, Bünte H, Gladtke E, Tölle R (Hrsg) Therapie-Handbuch, 2. Aufl. Urban & Schwarzenberg, München Wien Baltimore, S 947–953
22. Henke K-D, Behrens C, Arab L, Schlierf G (1986) Die Kosten ernährungsbedingter Krankheiten. Kohlhammer, Stuttgart
23. Herman CP, Polivy J (1975) Anxiety, restraint, and eating behavior. J Abnorm Psych 84/6:666–672
24. Higgins M, Kannel W, Garrison R, Pinsky J, Stokes J (1988) Hazards of obesity – the Framingham experience. Acta Med Scand [Suppl] 723:23–36
25. Holmes MD, Zysow B, Delbanco TL (1989) An analytic review of current therapies for obesity. J Fam Prac 28/5:610
26. IGLO-Forum (1989) Die Deutschen und ihre Einstellung zu Ernährungsfragen. Forschungsbericht über eine repräsentative Erhebung des IGLO-Forums
27. James G, Christakis G (1966) Current programs and research for the treatment of obesity. J Am Diet Assoc 61:399–404
28. Jooste PL, Steenkamp HJ, Benade AJ, Rossouw JE (1988) Prevalence of overweight and obesity and its relation to coronary heart disease in the CORIS study. Acta Med Scand [Suppl] 723:71–78
29. Kahlke W (1982) Übergewicht – Wechselwirkungen mit anderen Risikofaktoren. In: Abholz H-H, Borgers D, Karmaus W, Korporal J (Hrsg) Risikofaktorenmedizin – Konzept und Kontroverse. De Gruyter, Berlin, S 134–146
30. Keesey RE (1978) Set points and body weight regulations. Psychiatr Clin North Am 1:523–543
31. Keys A, Brozek J, Henschel A, Mickelsen O, Taylor HL (1950) The biology of human starvation. Univ of Minnesota Press, Minneapolis

32. Keys A, Fidanza F, Karvonen MJ, Kimura N, Taylor H (1972) Indices of relative weight and obesity. J Chronic Dis 25:329–343

33. Kinzl J, Günther V, Biebl W et al. (1989) Adipositas – Prädiktoren für Therapieeffizienz bzw. Therapieresistenz. Aktuel Ernähr 1/14:22–26

34. Kludas C, Schmeling C, Bengel J, Koch U (1984) Übergewichtige in der ärztlichen Praxis. Aktuel Ernähr 9:71–76

35. Kluthe R (1985) Ernährungsmedizinische ädiopathogenetische Aspekte der Adipositas. In: Gromus B, Kahlke W, Koch W (Hrsg) Interdisziplinäre Therapie der Adipositas – Forschungsbericht. Kohlhammer, Stuttgart, S 19–28

36. Knußmann R, Toeller M, Holler HD (1972) Zur Beurteilung des Körpergewichts. Med Welt 23/15:529–535

37. Köpp W (1988) Adipositas – psychosoziale Dimension und therapeutische Möglichkeiten. MMG 13:252–259

38. Köpp W (1989) Zum psychotherapeutischen Verständnis der Adipositas. Klinikarzt 18/6: 292–300

39. Krotkiewsky M (1988) Can body fat patterning be changed? Acta Med Scand [Suppl] 723:213–223

40. Krotkiewsky M, Sjöström L, Björntorp P, Carlgreen G, Garellick G, Smith U (1977) Adipose tissue cellularity in relation to prognosis for weight reduction. Int J Obes 1:395–416

41. Lerman RH, Cave DR (1989) Medical and surgical management of obesity. Adv Intern Med 34:127–164

42. Marston AR, Criss J (1984) Maintainance of successful weight loss: Incidence and prediction. Int J Obes 8:435–439

43. Mrosovsky N, Powley TL (1977) Setpoints for body weight and fat. Behav Biol 20:205–223

44. Mueller WH, Malina RM (1987) Relative reliability of circumference and skinfolds as measures of body fat distribution. Am J Phys Anthropol 72:437–439

45. National Institut of Health Consensus Development Panel on the Health Implications of Obesity (1985) Health implications of obesity. Ann Intern Med 103:1073–1077

46. Newmark SR, Williamson B (1983) Survey of very-low-calorie weight reduction diets: I. Novelty diets. Arch Intern Med 143:1195–1198

47. Newmark SR, Williamson B (1983) Survey of very-low-calorie weight reduction diets: II. Total fasting, protein-sparing modified fasts, chemically defined diets. Arch Intern Med 143:1423–1427

48. Nisbett RE (1968) Determinants of food intake in human obesity. Science 159:1254–1255

49. Nisbett RE (1968) Taste, deprivation and weight determinants of eating behavior. J Pers Soc Psychol 10:107–116

50. Nisbett RE (1972) Hunger, obesity, and the ventromedial hypothalamus. Psychol Rev 79:433–453

51. Nüssel E, Buchholz L, Bergdolt H, Ebschner HJ (1977) Übergewicht und Risikofaktoren bei 30–60jährigen Männern und Frauen. Ernährungsumschau 24:366

52. Perri MG, Shapiro RM, Ludwig WW (1984) Maintainance strategies for the treatment of obesity. J Consult Clin Psychol 52:404–413

53. Perri MG, McAdoo WG, McAllister DA et al. (1987) Effects of peer support and therapist contact on long-term weight loss. J Consult Clin Psychol 55:615–617

54. Piziak VK (1983) Medical management of obesity. Postgrad Med 74/5:158–173

55. Pudel V (1982) Zur Psychogenese und Therapie der Adipositas. Springer, Berlin Heidelberg New York Tokyo

56. Pudel V (1983) Psychotherapeutische und verhaltenstherapeutische Maßnahmen bei Übergewicht. Diabetes J 33:217–220

57. Pudel V (1984) Psychologie der Fettsucht. In: Ketterer H (Hrsg) Fettsucht – Gicht. Thieme, Stuttgart, S 43–46

58. Pudel V, Westenhöfer J (1989) Die Vier-Jahreszeiten-Kur. Forschungsbericht zur Entwicklung und Evaluation. Ernährungspsychologische Forschungsstelle, Universität Göttingen

59. Pudel V, Westenhöfer J (1989) Beeinflussung des Eßverhaltens im Hinblick auf Prävention der Adipositas. Aktuel Ernähr 14:125–130

60. Pudel V, Westenhöfer J (1989) Der Fragebogen zum Eßverhalten – FEV. Hogrefe, Göttingen
61. Pudel V, Metzdorff M, Oetting M (1975) Zur Persönlichkeit Adipöser in psychologischen Tests unter Berücksichtigung latent Fettsüchtiger. Z Psychosom Med Psychoanal 21:345–361
62. Rimm AA, Hartz AJ, Fischer ME (1988) A weight shape index for assessing risk of disease in 44,820 women. J Clin Epidemiol 41:459–465
63. Schachter S (1971) Emotion, obesity, and crime. Academic Press, New York
64. Schachter S, Gross LP (1968) Manipulated time and eating behavior. J Pers Soc Psychol 10:98–106
65. Sjoberg L, Persson L (1979) A study of attempts by obese persons to regulate eating. Addict Behav 4:349–359
66. Stunkard AJ (1988) The salmon lecture – Some perspectives on human obesity: Treatment. Bull NY Acad Med 64/8:924–940
67. Stunkard AJ, Messick S (1985) The three-factor eating questionnaire to measure dietary restraint, disinhibition and hunger. J Psychosom Res 29:71–83
68. Stunkard AJ, Pudel V (im Druck) Adipositas. In: Uexküll TH von (Hrsg) Psychosomatische Medizin, 4. Aufl. München
69. Vague J (1947) La différenciation sexuell, facteur déterminant des formes de l'obésité. Presse Med 55:339–340
70. Vague J (1983) Different forms of human obesity. In: Curtis-Prior PB (ed) Biochemical pharmacology of obesity. Elsevier Science Publisher, Amsterdam, pp 13–66
71. Vague J, Vague P, Jublin J, Barre A (1987) Fettsuchtsformen und Stoffwechselstörungen. Verh Dtsch Ges Inn Med 93:448–462
72. Wadden TA, Stunkard AJ (1986) Controlled trial of very low calorie diet, behavior therapy, and their combination in the treatment of obesity. J Consult Clin Psychol 54:482–488
73. Wadden TA, Stunkard AJ, Brownell KD (1983) Very low calorie diets: Their efficacy, safety, and future. Ann Intern Med 99:675–684
74. Wadden TA, Stunkard AJ, Liebschutz J (im Druck) Correcting for the effects of subsequent therapy in three-year follow-up of the treatment of obesity. J Consult Clin Psychol
75. Weisz G, Bucher B (1980) Involving husbands in the treatment of obesity: Effects on weight loss, depression, and marital satisfaction. Behav Ther 11:643–650
76. Westenhöfer J, Pudel V, Maus N, Schlaf G (1987) Das kollektive Diätverhalten deutscher Frauen als Risikofaktor für Eßstörungen. Aktuel Ernähr 12:154–159

6 Hypertonie

Überblick für die Praxis

Diätetische Behandlung der Hypertonie

Risikofaktor Hypertonie

Die arterielle Hypertonie stellt einen wichtigen Risikofaktor für die Arteriosklerose und ihre Endorganschäden dar. Dabei ist das **Risiko eng mit der Höhe des systolischen und des diastolischen Blutdrucks korreliert.** Das Risiko steigt kontinuierlich ab 120 mmHg systolisch und 75 mmHg diastolisch und sprunghaft ab 95 mmHg diastolisch an. Insofern gibt es bezüglich der Risikobewertung keine scharfe Grenze zwischen normalem und pathologischem Blutdruck.

Therapieindikation

Da die Hypertonie oftmals mit anderen kardiovaskulären Risikofaktoren wie Adipositas, Hyperlipoproteinämie, Diabetes mellitus und Rauchen vergesellschaftet ist, stehen die nichtmedikamentösen Maßnahmen ganz im Vordergrund der Therapie. Bevorzugte **Indikation für die nichtmedikamentösen Maßnahmen ist die milde Hypertonie** (85% aller Hypertonien), besonders dann, wenn mehrere diätetisch beeinflußbare Risikofaktoren vorliegen. Des weiteren sollten die nichtmedikamentösen Maßnahmen **stets die medikamentöse Therapie der Hypertonie begleiten,** da hierdurch die Effektivität der Pharmaka deutlich gesteigert werden kann.

Therapieansätze

Gewichtsreduktion

Jeder 2. Hypertoniker ist übergewichtig. Die Gewichtsnormalisierung ist die wirkungsvollste antihypertensive Behandlung überhaupt. Die durchschnittliche Blutdrucksenkung beträgt **2–3 mmHg** (systolisch und diastolisch) **pro kg Gewichtsverlust.** Die stärkste Blutdrucksenkung erfolgt zu Beginn der Gewichtsabnahme. Damit ist bei der milden Hypertonie eine Blutdrucknormalisierung bei übergewichtigen Patienten möglich. Bei ca. 20% der bereits medikamentös behandelten Patienten mit mittelschwerer Hypertonie können die Antihypertensiva reduziert werden, bei ca. 15% können die Antihypertensiva vollständig abgesetzt werden nach Gewichtsreduktion.

Beschränkung der Kochsalzaufnahme

Von einer Einschränkung der Kochsalzzufuhr profitieren **alle** medikamentös behandelten Hypertoniker und **alle** hypertensiven Diabetiker. Die Blutdrucksenkung beträgt bei salzsensitiven Hypertonikern durchschnittlich 10% des Ausgangsblutdrucks. Die Salzzufuhr sollte auf **ca. 5 g** Kochsalz (entsprechend 2000 mg Natrium) beschränkt werden. Die Ausprägung einer Salzsensitivität ist zwar von einer hohen Zufuhr von Natrium **und** Chlorid abhängig; praktische Gründe sprechen jedoch dafür, sich am Natriumgehalt der Lebensmittel zu orientieren.

Erhöhung der Kaliumzufuhr

Die Beschränkung der Kochsalzaufnahme sollte, wenn keine Kontraindikation vorliegt (z. B. Niereninsuffizienz), mit einer gleichzeitigen Erhöhung der Kaliumzufuhr auf **> 2–3 g** pro Tag empfohlen werden. Natrium und Kalium wirken antagonistisch auf den Blutdruck.

Kalzium und Magnesium

Eine generelle Empfehlung, die Kalzium- und Magnesiumzufuhr zu erhöhen, ist derzeit noch nicht gerechtfertigt. Patienten unter Diuretika, Diabetiker und Alkoholiker haben oft ein **Magnesiumdefizit.** Diese Patienten sollten gezielt behandelt werden. Die derzeit empfohlene tägliche Magnesiumzufuhr beträgt 300 mg.

Beschränkung des Alkoholkonsums

Der Blutdruck korreliert signifikant mit dem Alkoholkonsum. Insbesondere werden schwere Hypertonieformen bei schweren Trinkern beobachtet. Die Einschränkung des Alkoholkonsums bzw. eine völlige Abstinenz können bei vielen Patienten zu einer deutlichen Blutdrucksenkung führen. Der tägliche Alkoholkonsum sollte bei **Frauen maximal 20–30 g** und bei **Männern 30–40 g** nicht überschreiten.

Fettmodifizierte Ernährung

Die Verminderung der Gesamtfettzufuhr, eine Anreicherung der Kost mit mehrfach ungesättigten Fettsäuren aus Pflanzen- und Fischöl, die Reduktion der Zufuhr tierischer Fette mit hohem Gehalt an gesättigten Fettsäuren hat eine blutdrucksenkende Wirkung und wirkt sich günstig auf den Fettstoffwechsel aus. Eine natürliche Veränderung der Ernährung (mehr Fisch statt und Verwendung von Pflanzenöl) kann bedenkenlos empfohlen werden. Die Wirksamkeit von Fischölkapseln muß in klinisch-pharmakologischen Studien noch genauer untersucht werden.

Hypertonie – Diätetische Behandlung

M. Middeke

Einleitung

Es ist heute kein Problem mehr, einen erhöhten Blutdruck medikamentös zu behandeln. Eine breite Palette gut wirksamer und relativ nebenwirkungsarmer Antihypertensiva steht dazu zur Verfügung. Der Fortschritt in der antihypertensiven Behandlung hat sich in der Abnahme der Schlaganfallrate niedergeschlagen. Vergleichsweise gering ist dagegen der Einfluß auf die kardialen Folgen der Hypertonie. Die Ursachen hierfür sind noch nicht ausreichend geklärt. Es ist derzeit noch nicht abzuschätzen, wie sich das Verhältnis von Nutzen zum Risiko einer jahrzehntelangen (lebenslangen?) medikamentösen Blutdrucksenkung – insbesondere bei der milden Hypertonie – in großem Maßstab darstellen wird. Entsprechende Langzeituntersuchungen liegen bisher nicht vor. Die bisherigen Interventionsstudien konnten den Nutzen einer medikamentösen Therapie bei der milden Hypertonie nicht zweifelsfrei nachweisen. Unter Berücksichtigung dieser Unsicherheiten kommt der nichtmedikamentösen Therapie bei der Primärprophylaxe der Hypertonie und ihrer kardiovaskulären Folgen eine hervorragende Rolle zu. Nichtmedikamentöse Maßnahmen können sehr stark wirksam sein und vielen Patienten Medikamente und Nebenwirkungen vollständig oder z. T. ersparen. Neuere Untersuchungen zeigen auch, daß geringgradige stufenweise Änderungen des Ernährungsverhaltens (Reduktion von Übergewicht, erhöhtem Kochsalz- und Alkoholkonsum), verbunden mit moderater körperlicher Aktivität, die Ausprägung einer manifesten Hypertonie bei prädisponierten Patienten verhindern können [64]. In der Interventionsgruppe (30–44 Jahre) betrug die Inzidenz der Hypertonie nach 5 Jahren 9% im Vergleich zu 19% in der Kontrollgruppe. Die Hypertonieprädisposition beruhte auf hochnormalen diastolischen Blutdruckwerten und/oder Übergewicht bzw. einem beschleunigten Ruhepuls ($> 80 \text{ min}^{-1}$). In der Interventionsgruppe wurde durchschnittlich eine Reduktion des Salzkonsums um 25%, des Alkoholkonsums um 30% und des Körpergewichts um 2,7 kg erreicht [64]. Diese sicher nicht sehr einschneidenden Maßnahmen konnten sehr erfolgreich die Hypertonieentstehung primär verhindern: In der Behandlungsgruppe entwickelte nur 1 von 11 innerhalb von 5 Jahren eine Hypertonie, in der Kontrollgruppe jedoch 1 von 5 Probanden.

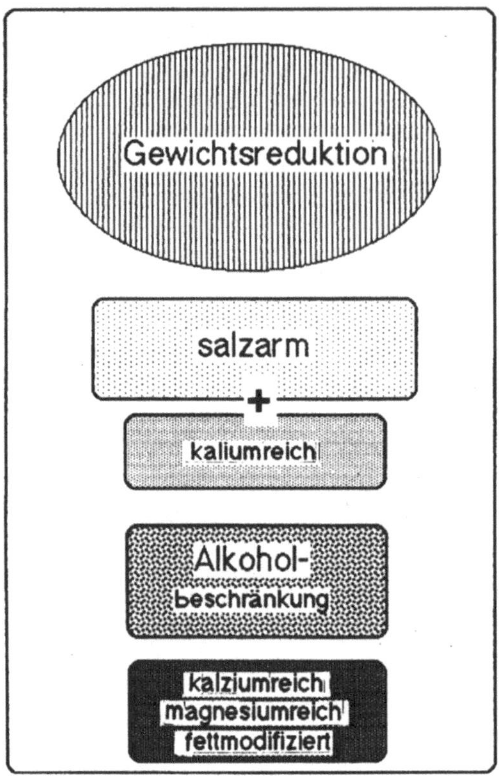

Abb. 1. Schema der diätetischen Behandlung der Hypertonie

Gewichtsreduktion

Jeder zweite Hypertoniker ist übergewichtig [20, 61]. Die Adipositas (> 20% des Körpergewichts über dem Normalgewicht) ist einerseits ein eigenständiger Risikofaktor für kardiovaskuläre Erkrankungen und gilt andererseits als derjenige Faktor, der wohl am häufigsten zur Ausprägung einer manifesten Hypertonie führt [20, 61]. Die Gewichtsnormalisierung gehört daher auch zu den immer wieder empfohlenen sog. Allgemeinmaßnahmen, die ihren festen Stellenwert im Behandlungsschema der Hypertonie haben [45]. Obwohl der Erfolg einer Gewichtsreduktion im Hinblick auf die Blutdrucksenkung bei übergewichtigen Hypertonikern anhand kontrollierter Studien gut belegt ist [20, 53, 61, 68], bereitet die Umsetzung dieser Erkenntnisse in der täglichen Praxis oft große Schwierigkeiten. Die beschriebenen Blutdrucksenkungen in der Größenordnung von ca. 2 mm Hg (systolisch und diastolisch) pro Kilogramm Gewichtsverlust könnten bei vielen übergewichtigen Hypertonikern zu einer Blutdrucknormalisierung führen; denn 85% aller Hypertoniker haben nur eine milde Hypertonie (bis 104 mm Hg diastolisch). Am Beginn der Gewichtsabnahme ist die stärkste Blutdrucksenkung zu beobachten, während im weiteren Verlauf der Blutdruck nicht mehr so deutlich abfällt. Von der Gewichtsreduktion profitieren sowohl leicht übergewichtige als auch stark adipöse Patienten – unabhängig von der Blutdruckhöhe. Die wiederholte Motivierung zur Gewichtsnormalisierung, verbunden mit konkreten und befolgbaren Handlungsanleitungen zur Eßverhaltensänderung [3, 4, 43], sind Voraussetzungen für eine erfolgreiche Gewichtsreduktion. Während früher sicher durch eine Überbetonung der „Bilanztheorie" der Adipositas [36] zu viele Patienten als „Fresser" disqualifiziert wurden und sich daher nicht ernstgenommen fühlten, stellt das Abrücken von Bilanzen und wiederholten Ernährungsprotokollen und die gleichzeitige Betonung der chronischen Eßverhaltensstörung (näheres hierzu s. Beitrag Pudel „Adipositas"), sowie die Berücksichtigung konstitutioneller Faktoren [22, 36, 54] ein patientenorientierteres Therapieprinzip dar. Die Patienten werden wiederholt – besonders in „kritischen" Situationen – auf die Möglichkeiten und Chancen einer Gewichtsreduktion aufmerksam gemacht. Kritische Situationen sind in diesem Zusammenhang 1. Auftreten von Nebenwirkungen unter medikamentöser Behandlung, 2. schlecht eingestellte Hypertonie und 3. besonders gut eingestellte Hypertonie – was vom Patienten als Heilung mißverstanden wird und zum selbständigen Absetzen der Medikamente führen kann. Dies sind wichtige Augenblicke in der Krankengeschichte, und sie sollten Anlaß sein, die Motivierung zur Durchführung nichtmedikamentöser Maßnahmen zu verstärken. Dies setzt eine kontinuierliche Langzeitbetreuung mit einem funktionstüchtigen Wiedereinbestellungs- und Erinnerungssystem voraus [43]. Regelmäßige Gewichtskontrollen und die Selbstmessung des Blutdrucks sind wichtige Begleitmaßnahmen. Nach eigenen Beobachtungen nimmt die Bereitschaft zur Gewichtsreduktion im Laufe der ambulanten Langzeitbetreuung zu: Von 57 übergewichtigen Hypertonikern, die mindestens 1 Jahr betreut wurden, nahmen 43 (75%) erfolgreich in ihrem Gewicht ab. Die durchschnittliche Gewichtsabnahme von 9,4 ± 5,3 kg führte zu einer Blutdrucksenkung von 21 ± 11/11 ± 6 mm Hg; bei 10 Patienten (23%) konnten die Antihypertensiva reduziert und bei 6 (14%) vollständig abgesetzt werden [43]. Die Gewichtsabnahme erfolgte aber erst nach einer durchschnittlichen Behandlungsdauer von 67 ± 28 Monaten (!). Es ist u. a. auch aus diesem Grund nicht gerechtfertigt, gleich zu Beginn der Therapie eine Gewichtsreduktion vom Patienten zu erwarten. Die Gewichtsabnahme ist daher auch als eine ideale Begleitmaßnahme zur medikamentösen Therapie zu betrachten.

Eine Gewichtsabnahme führt fast immer gleichzeitig zu einer erwünschten Verminderung der Kochsalzaufnahme und neben der Blutdrucksenkung zu einer Verbesserung des Lipidprofils [6, 49, 63].

Kochsalz

Die Bedeutung der Kochsalzzufuhr bei der Hypertonieentstehung und der Einschränkung des Kochsalzkonsums zur Blutdrucksenkung bei Hypertonikern ist in letzter Zeit sehr kontrovers diskutiert worden. Anlaß hierfür sind die Ergebnisse der Intersalt-Studie [25], die unterschiedliche Wirkung der verschiedenen

Natriumsalze auf den Blutdruck und ungünstige Veränderungen des Lipidprofils unter kurzfristiger starker Kochsalzeinschränkung bei normotensiven Probanden.

Epidemiologie

Bereits vor 4000 Jahren soll der chinesische Kaiser Nei Ching bemerkt haben, daß „zuviel Salz den Puls hart macht" [56]. Daß der Blutdruck tatsächlich von der Salzzufuhr abhängig ist, konnte in mehreren Populationsstudien gezeigt werden [15, 16, 51]: bei Völkern mit niedrigem Salzkonsum, z. B. bei brasilianischen Indianern, gibt es weder Hypertoniker noch steigt der Blutdruck mit zunehmendem Alter an. Eine groß angelegte Studie (Intersalt) hat an über 10000 Männern und Frauen zwischen 20 und 59 Jahren in 52 Zentren weltweit (in 32 Ländern) den Zusammenhang zwischen der renalen Elektrolytausscheidung über 24 h und dem Blutdruck untersucht [25]. Die Natriumausscheidung variierte von 0,5 mg/24 h (Yanomamo-Indianer in Brasilien) bis 556 mg/24 h (Nord-China). Innerhalb der Zentren war der Blutdruck signifikant mit der Natriumausscheidung korreliert. Im Vergleich zu den übrigen 48 Zentren hatten die Zentren in Brasilien, Kenia und Neuguinea mit der geringsten Natriumausscheidung und der geringsten Kochsalzaufnahme (1–3 g/Tag) mit 103 gegenüber 120 mm Hg (systolisch) und 63 gegenüber 74 mm Hg (diastolisch) signifikant niedrigere Blutdruckwerte. Die durchschnittliche Kochsalzzufuhr in den übrigen 48 Zentren betrug ca. 9 g/Tag [9]. Im ländlichen Kenia wurden nur 5% Hypertoniker beobachtet, in dem neuguineanischen und den 2 brasilianischen Zentren gab es keine Hypertoniker. Das Durchschnittsgewicht war in diesen Zentren ebenfalls niedriger als in den restlichen Zentren und ebenso der Alkoholkonsum. Wegen der sehr geringen Variabilität der Natriumausscheidung in den 4 Zentren war auch die Blutdruckvariabilität sehr gering. In anderen Zentren mit ebenfalls niedrigem Durchschnittsgewicht, aber höherem Kochsalzkonsum (7–12 g/Tag) betrug die Prävalenz der Hypertonie dagegen 8–19% [9].

Die individuelle Kaliumausscheidung korrelierte (negativ) ebenso wie das Körpergewicht und der Alkoholkonsum (positiv) mit dem Blutdruck.

In den 48 Zentren war die Natriumausscheidung zwar signifikant mit dem altersabhängigen Anstieg des mittleren Blutdrucks korreliert, nicht jedoch mit dem durchschnittlichen Blutdruck oder mit der Prävalenz der Hypertonie. Diese Beobachtung ist z. T. als negatives Ergebnis der Intersalt-Studie interpretiert worden. Der Vergleich der Ergebnisse unter Berücksichtigung der Zentren mit den extremen (hohen und niedrigen) Natriumausscheidungen zeigen aber sehr wohl den Zusammenhang zwischen Salzzufuhr, Blutdruckhöhe und Hypertonieprävalenz. In Ländern mit mittelhoher Kochsalzaufnahme (z. B. BRD) ist die Korrelation nicht bzw. nur schwach nachweisbar. Hier spielen wahrscheinliche andere Faktoren (Übergewicht und hoher Alkoholkonsum) eine größere Rolle.

Natrium und Hypertonie

Blaustein [7] postuliert ein Zusammenwirken von Natriumzufuhr, natriuretischem Hormon, Natrium/Kalium- und Kalzium-Austausch an der Zellmembran und einem genetischen Defekt der renalen Natriumausscheidung bei der Hypertonieentstehung. Die zugrundeliegende renale Funktionsstörung führt zu einer verminderten Natriumausscheidung bei erhöhter Zufuhr. Die erhöhte kumulative Natriumzufuhr und die konsekutive Blutvolumenzunahme kann bis zu einem gewissen Ausmaß durch die vermehrte Ausschüttung eines (oder mehrerer) natriuretischen Hormons kompensiert werden. Das postulierte Hormon blockiert die tubuläre Natriumpumpe und führt so zu einer erhöhten renalen Natriumausscheidung. Da aber gleichzeitig auch an anderen Zellen die Natriumpumpe gehemmt wird, kommt es z.B. in der Gefäßmuskelzelle zur intrazellulären Natriumkonzentrationserhöhung. An der Gefäßmuskelzelle ist der Natriumtransport mit dem Kalziumtransport gekoppelt, und es kommt infolgedessen bei einer Blockade der Natriumpumpe (Na-K-ATPase) zu einer intrazellulären Kalziumanreicherung. Die Zunahme der Kalziumkonzentration erhöht die Kontraktionsbereitschaft und Reaktivität der Gefäße und führt zu einer Erhöhung des Gefäßtonus und des peripheren Widerstandes und damit zur Hypertonie. Diese Hypothese der Hochdruckentstehung infolge eines defekten Elektrolyttransports ist in sich sehr schlüssig und stellt eine logische Verknüpfung verschiedener experimenteller Befunde bei der Hypertonie dar.

Die Wirkung einer erhöhten Kochsalzzufuhr (10 g NaCl pro Tag zusätzlich zur normalen Kost) über 14 Tage auf den Blutdruck und die kardiovaskuläre Streßantwort (Rechenaufgaben) wurde an 18- bis 23jährigen Weißen und Schwarzen mit normalem Blutdruck untersucht. 18% der Weißen und 37% der Schwarzen antworteten salzsensitiv. Die *salzinsensitiven* Probanden hatten eine höhere Natriumausscheidung, während die *salzsensitiven* Probanden eine größere Gewichtszunahme aufwiesen. Zwischen der Natriumausscheidung und der Blutdruckänderung bestand bei den salzsensitiven Probanden eine signifikante Korrelation [13].

Salzsensitivität

Nicht alle Hypertoniker reagieren auf eine Salzrestriktion mit einer Blutdrucksenkung, sondern nur ca. 50%. Es ist bis heute aber nicht möglich, mit einfachen Methoden die salzsensitiven Responder zu identifizieren. Dieses praktische Problem erschwert eine gezielte Beratung derjenigen Patienten, die von einer Einschränkung des Kochsalzkonsums profitieren würden. In der Praxis muß die diätetische Beratung bezüglich der Salzrestriktion zunächst noch „pauschal" für alle Hypertoniker erfolgen. Als zusätzliche Maßnahme zur medikamentösen Therapie ist *allen* Hypertonikern zur Salzeinschränkung zu raten. Diabetiker haben eine erhöhte Natriumbilanz. Dies wird als ein wichtiger Faktor für die häufige Hochdruckentwicklung bei Diabetikern angesehen. Eine Einschränkung der Kochsalzzufuhr sollte daher fester Bestandteil einer Diabetesdiät sein. Der Erfolg jeder blutdrucksenkenden Maßnahme kann durch die Blutdruckmessung einfach erfaßt werden. Hierbei kommt der Selbstmessung des Blutdrucks eine große Bedeutung zu. Sie ermöglicht den Patienten, die Wirkung ihrer eigenen Maßnahmen zu überprüfen.

Was bringt eine salzarme Ernährung?

Die Mehrzahl der Untersuchungen zur Salzrestriktion erbrachte ein positives Ergebnis. Allerdings ist das Ausmaß der Blutdrucksenkung bei alleiniger Kochsalzbeschränkung nicht sehr groß und betrifft vorwiegend den systolischen Blutdruck [18, 42]. Die Schwankungsbreite der Blutdrucksenkung ist jedoch enorm. Der wahrscheinlichste Grund hierfür ist die Heterogenität der untersuchten Kollektive, die nicht nach salzsensitiven und nichtsalzsensitiven Hypertonikern unterschieden wurden. Der Blutdruckabfall beträgt bei den salzsensitiven Hypertonikern 10% und mehr [27]. Die stärkste Blutdrucksenkung von durchschnittlich 200/115 auf 160/100 mmHg konnte Kempner [28] mit einer drastischen Einschränkung der Kochsalzzufuhr (Reisdiät) auf ca. ½ g pro Tag (!) erreichen. MacGregor [40] konnte in einer Analyse von 22 Studien, die sich nur mit der Wirkung einer Salzrestriktion befaßten, folgendes zeigen: Wird der Blutdruck vor der Behandlung gegen den Blutdruck nach Salzeinschränkung aufgetragen, so zeigt sich für alle Studien eine Abhängigkeit der Drucksenkung vom Ausgangsblutdruck – je höher der Blutdruck, um so größer die Wirkung der Salzrestriktion. Eine neuere Untersuchung zeigt jedoch auch bei der milden Hypertonie eine positive Wirkung der Salzrestriktion [2]: bei 55 Patienten (mittleres Alter 58 Jahre) mit einem diastolischen Blutdruck von 90–100 mmHg fiel der Blutdruck im Vergleich zu einer gleich großen Kontrollgruppe um durchschnittlich 6,1/3,7 mmHg unter einer Einschränkung der Natriumzufuhr von 160 auf 80 mmol pro Tag (entsprechend ca. 8 bzw. 4 g Kochsalz) nach 8 Wochen. Dies bedeutet für viele milde Hypertoniker eine ausreichende Blutdrucksenkung mit einer nur geringen Einschränkung der Kochsalzzufuhr! Auch in dieser Arbeit zeigte sich die Beziehung zwischen Ausgangsblutdruck, Alter und Blutdruckabfall. Eine stärkere Kochsalzbeschränkung auf 3 g pro Tag führte bei 16 Patienten (42–72 Jahre) mit milder Hypertonie zu einer Blutdrucknormalisierung auch noch nach 1 Jahr [42].

Wahrscheinlich profitieren *alle* medikamentös behandelten Hypertoniker von einer zusätzlichen Salzeinschränkung; sicher trifft dies auf die Patienten zu, deren Renin-Angiotensin-Aldosteron-System (RAAS) vorher durch β-Blockade oder ACE-Hemmung blockiert wurde [41]. Der Erfolg einer Salzrestriktion korreliert negativ mit der Aktivität des RAAS und positiv mit dem Ausgangsblutdruck und dem Alter der Patienten. Leider hat die Einschränkung der Kochsalzzufuhr allein nur einen geringen Effekt bei jungen Patienten mit milder Hypertonie [18]. Gerade hier wäre aber eine effektive nichtmedikamentöse Therapie wünschenswert. So kann die Kochsalzeinschränkung bei jungen Hypertonikern mit milder Hypertonie nur als eine unterstützende Maßnahme angesehen werden.

Unterschiedliche Wirkung der verschiedenen Natriumsalze!

Ist die blutdrucksteigernde Wirkung des Kochsalzes nur auf das Natriumion oder auch auf das Chloridion, oder sogar nur auf das Chloridion zurückzuführen? Wie wirken andere Natriumsalze (Natriumbikarbonat oder Natriumzitrat) auf den Blutdruck? Diese Fragen werden in letzter Zeit heftig diskutiert. Die bisherigen Untersuchungen zur Bedeutung des Chloridions und der anderen Natriumsalze lassen aber doch eine vorläufige Einordnung zu. Besonders die Untersuchungen von Kurtz u. Morris [34] und Kurtz et al. [35] haben die Bedeutung des Chloridions für die „Salzsensitivität" ins Spiel gebracht. In einer Studie an 5 salzsensitiven Patienten mit einer essentiellen Hypertonie, die unter kochsalzarmer Diät einen normalen Blutdruck hatten, führte die Zugabe von Natriumchlorid, nicht aber von Natriumzitrat zu einem signifikanten Blutdruckanstieg [35]. Die Aussage der Studie wird eingeschränkt durch die niedrige Fallzahl einerseits und durch eine „unrealistisch" niedrige Chloridaufnahme (35 mg/Tag) während der zusätzlichen Gabe von Natriumzitrat. Der Chloridgehalt der normalen Ernährung liegt wesentlich höher. Normalerweise stehen in der Nahrung genügend Chloridionen zur Bildung von Kochsalz zur Verfügung. So ist es auch sehr unwahrscheinlich, daß z.B. in Mineralwässern eine hohe Natriumkonzentration dann unproblematisch ist – wie oft behauptet wird – wenn die Chloridkonzentration niedrig ist. Es gibt viele „Chloridquellen" in der natürlichen Nahrung, einschließlich der von vielen Hypertonikern verwendeten Kochsalzersatzmittel, die z.T. hohe Chloridkonzentrationen enthalten. Im Zusammenhang mit den Mineralwässern wird auch gelegentlich behauptet, daß andere Natriumsalze, z.B. Natriumbikarbonat, einen günstigen Effekt auf den Blutdruck hätten. In der Untersuchung von Kurtz et al. [35] an 5 (!) Hypertonikern führte Natriumzitrat zu einer diskreten systolischen Blutdruckerhöhung (nicht signifikant) und einem diskreten diastolischen Blutdruckabfall (nicht signifikant) im Vergleich mit Placebo. Zwei andere Untersuchungen zeigen, daß Natriumbikarbonat und Natriumphosphat zu einem Blutdruckanstieg führen, der jedoch geringer ist als bei Natriumchlorid [47, 60]. Diese Befunde sprechen dafür, daß Natriumionen vor allen Dingen in der Verbindung mit Chloridionen blutdrucksteigernd wirken. Welche Wirkung das Chloridion allein hat, ist derzeit noch nicht bekannt. Eine Übersichtsarbeit der tierexperimentellen Daten und der Studien an Patienten kommt zu dem Schluß, daß die volle Ausprägung einer Salzsensitivität von einer hohen Zufuhr von Natrium- *und* Chloridionen abhängig ist [8].

Viele praktische Gründe sprechen dafür, sich nach wie vor am Natriumgehalt der Lebensmittel, einschließlich der Mineralwässer, zu orientieren (s. Tabellen 1–3). Die deutsche Liga zur Bekämpfung des hohen Blutdrucks empfiehlt für Hypertoniker auch auf den Natriumgehalt der Mineralwässer zu achten.

Führt eine salzarme Ernährung zu Fettstoffwechselstörungen?

Zu der Frage, ob eine Salzreduktion zu ähnlichen ungünstigen Veränderungen im Fettstoffwechsel führt wie Diuretika [44, 46], wurde von 2 deutschen Arbeitsgruppen je eine Untersuchung an normotensiven Probanden durchgeführt. Es zeigte sich, daß eine kurzfristige starke Einschränkung der Natriumzufuhr zu einer Erhöhung des Gesamtcholesterins und des LDL-Cholesterins führt [55, 59]. Die Beobachtungszeiten über jeweils nur 1 Woche mit einer sehr starken Einschränkung der Kochsalzzufuhr auf ca. 1 g pro Tag bei jungen Probanden mit normalem Blutdruck kann natürlich nicht ohne weiteres auf eine langfristige moderatere Einschränkung der Kochsalzzufuhr (3–5 g/Tag) für Hypertoniker übertragen werden. Die Einschränkung der Kochsalzzufuhr auf 1 g/Tag führt zu schweren neurohumoralen Veränderungen im Sinne einer Gegenregulation, die u. a. auch zu ungünstigen metabolischen Wirkungen führen können. Es erscheint nicht gerechtfertigt, aus diesen Untersuchungen vorschnelle Schlußfolgerungen hinsichtlich der Salzrestriktion bei Hypertonikern zu ziehen.

Tabelle 1. Natrium- und Kochsalzgehalt industriell hergestellter Lebensmittel (Grundnahrungsmittel, Fertig- und Halbfertigprodukte). Die Angabe *Natrium* bedeutet den Gesamtnatriumgehalt (natürlicher Natriumgehalt der Rohstoffe, Zusatz von Kochsalz und anderen Natriumsalzen). Die Angabe *Kochsalz* ergibt sich aus: Natrium in mg · 2,54 ≙ Kochsalz in g. (Nach Middeke et al. [45] aus: Pospisil E (1984) Neptuns Geschenk Kochsalz. Med Welt 39:1–6)

100 g	Natrium [mg]	Kochsalz [g]	100 g	Natrium [mg]	Kochsalz [mg]
Brot und Backwaren			Fleischwurst	820	2,1
Brötchen (Semmeln)	485	1,1	Frankfurter Würstchen	778	1,95
Grahambrot	430	1,1	Gelbwurst	640	1,6
Knäckebrot	463	1,15	Göttinger	1030	2,6
Kommißbrot	468	1,2	Jagdwurst	818	2,1
Pumpernickel	569	1,45	Kalbsbratwurst	520	1,3
Roggenbrot	520	1,3	Knackwurst	1190	3,0
Roggenmischbrot	537	1,35	Leberpastete	738	1,85
Roggenschrot-			Leberwurst	810	2,05
und Vollkornbrot	524	1,3	Lyoner	900	2,3
Schlüterbrot	269	0,7	Mettwurst	1090	2,75
Simonsbrot	380	0,95	Mortadella	668	1,7
Steinmetzbrot	420	1,05	Münchner Weißwurst	620	1,55
Toastbrot, Weißbrot	380	0,95	Plockwurst	1460	3,7
Weizenmischbrot	400	1,0	Regensburger	829	2,1
Weizenvollkornbrot	430	1,1	Salami	1260	3,0
Zwieback, eifrei	265	0,65	Wiener Würstchen	941	2,4
Bisquitplätzchen	49	0,1	Corned Beef, deutsch	830	2,1
Butterkeks.	387	1,0	Luncheon meat	1060	2,7
			Rindfleisch in Dosen	600	1,5
Fleisch- und Wurstwaren			Schweinefleisch in Dosen	510	1,3
Bierschinken	753	1,9	Schweinefleisch, Kasseler	950	2,4
Blutwurst	680	1,7	Schinken, gekocht	960	2,4
Bockswurst	700	1,8	Schinken, roh, geräuchert	1400	3,55
Bratwurst			Schinkenspeck,		
(Schweinsbratwurst)	520	1,3	durchwachsen	1770	4,5
Bündnerfleisch	2100	5,3			
Cervelatwurst	1260	3,0	**Fisch und Fischwaren**		
Dosenwürstchen	711	1,8	Aal, geräuchert	500	1,25
Fleischkäse (Leberkäse)	599	1,5	Bückling	720	1,8

(Fortsetzung Tabelle 1)

100 g	Na-trium [mg]	Koch-salz [g]	100 g	Na-trium [mg]	Koch-salz [mg]
Brathering	569	1,45	Limburgerkäse, 20% Fett i. Tr.	1280	3,25
Flunder, geräuchert	481	1,2	Limburgerkäse, 40% Fett i. Tr.	1300	3,3
Heilbutt, geräuchert	406	1,0	Mozzarellakäse	500	1,25
Hering in Gelee	594	1,5	Münsterkäse, 45% Fett i. Tr.	1020	2,6
Hering, mariniert (Bismarckhering)	1030	2,6	Parmesankäse, 30% Fett i. Tr.	1000	2,55
Heringsfilet in Tomatensauce	526	1,35	Parmesankäse, 35% Fett i. Tr.	1200	3,05
Kaviar, echt	1940	4,9	Raclettekäse, 48% Fett i. Tr.	800	2,05
Kaviarersatz	2120	5,4	Räucherkäse, 45% Fett i. Tr.	800	2,05
Klippfisch (getrockneter Kabeljau	7917	20,1	Rauchschinkenkäse, 45% Fett i. Tr.	800	2,05
Krebsfleisch in Dosen	356	0,9	Romadur, 40% Fett i. Tr.	1200	3,05
Lachs in Dosen	540	1,35	Romadur, 20% Fett i. Tr.	1280	3,25
Makrele, geräuchert	261	0,65	Roquefortkäse	1810	4,6
Matjeshering	2500	6,35	Sauermilchkäse (Handkäse)	1100	2,8
Ölsardinen in Dosen	510	1,3	Schafskäse (Feta), 50% Fett i. Tr.	1300	3,3
Rotbarsch, geräuchert	550	1,4	Steppenkäse	800	2,05
Salzhering	5930	15,05	Schmelzkäse, 45% Fett i. Tr.	1260	3,2
Schellfisch, geräuchert	557	1,4	Tilsiterkäse, 45% Fett i. Tr.	773	1,95
Schillerlocken	704	1,8	Tilsiterkäse, 30% Fett i. Tr.	1000	2,55
Seeaal, geräuchert	626	1,6	Trappistenkäse, 45% Fett i. Tr.	900	2,3
Seelachs, geräuchert	455	1,15	Weichkäse mit Pfeffer, 70% Fett i. Tr.	700	1,8
Seelachs in Öl (Lachsersatz)	2900	7,35	Weinkäse, 45% Fett i. Tr.	1200	3,05
Sprotten, geräuchert	780	2,0	Weißlacker	1400	3,55
Thunfisch in Öl	360	0,9			
Krabben in Dosen	1000	2,55	Butter, gesalzen	280	0,7
			Kräuterbutter	300	0,75
Milchprodukte und Käse			Halbfettmargarine	39	–
Kondensmilch, 4% Fett	130	0,35	Kräutercreme fraiche, 38% Fett i. Tr.	200	0,5
Magermilchpulver	557	1,4			
Trockenvollmilch	371	0,95			
Briekäse, 50% Fett i. Tr.	1170	2,95	**Gemüseprodukte und Pilze**		
Butterkäse, 50% Fett i. Tr.	860	2,2	Bohnen, grün, in Dosen	275	0,7
Camembertkäse, 30% Fett i. Tr.	954	2,4	Champignons in Dosen	360	0,9
Camembertkäse, 45% Fett i. Tr.	1150	2,9	Erbsen, grün, in Dosen	211	0,55
Chesterkäse, 50% Fett i. Tr.	675	1,7	Gurken, milchsauer	960	2,45
Doppelrahmfrischkäse, 60% Fett i. Tr.	375	0,95	Maiskörner in Dosen	235	0,6
Edamerkäse, 45% Fett i. Tr.	654	1,65	Möhren in Dosen	61	0,15
Edamerkäse, 30% Fett i. Tr.	800	2,0	Oliven, grün, mariniert	2250	5,7
Edelpilzkäse, 50% Fett i. Tr.	1450	3,7	Oliven, schwarz, griechische Art	3288	8,4
Emmentalerkäse, 45% Fett i. Tr.	620	1,55	Pfifferlinge in Dosen	165	0,4
Goudakäse, 45% Fett i. Tr.	868	1,9	Sauerkraut, abgetropft	355	0,9
Hüttenkäse, 20% Fett i. Tr.	400	1,0	Spargel in Dosen	355	0,9
Kräuterquark	300	0,75	Tomatenmark	590	1,5
Kochkäse	1300	3,3			

(Fortsetzung Tabelle 1)

100 g	Na-trium [mg]	Koch-salz [g]	100 g	Na-trium [mg]	Koch-salz [mg]
Kartoffelprodukte			Chili-, Puszta-,		
Püreeflocken	100	0,25	Schaschliksauce	1180	3,0
Flockenpüree mit Milch	1600	4,1	Mangosauce (Chutney)	236	0,6
Böhmische Knödel	800	2,05	Meerrettichsauce	890	2,5
Hausmacher Knödel	90	0,2	Mustardsauce	866	2,2
Kartoffelknödel			Coctailsauce	787	2,0
in Kochbeuteln	1300	3,3	Cumberlandsauce	255	1,0
Knödel halb und halb	1400	3,55	Tomatenketchup	1180	3,0
Semmelknödel					
in Kochbeuteln	1400	3,55	French-, Gartenkräuter-		
Speckknödel in Kochbeuteln	1400	3,55	dressing	720	1,8
Gekochte Klöße	1500	3,8	Catalinadressing	945	2,4
Reibeklöße in Kochbeuteln	1700	4,3	Italiandressing	1338	3,4
Kroketten	1300	3,3	1000-Island-Dressing	510	1,3
Kartoffelpuffer	900	2,3			
Kartoffelplätzchen	2000	5,1	Senf	1307	3,3
Rösti, pfannenfertig	500	1,25	Sojasauce	7085	18,0
Bauernfrühstück,			Mayonnaise, 80% Fett	255	1,0
pfannenfertig	400	1,0	Salatmayonnaise, 50% Fett	472	1,2
Hüttenschmaus,			Miracel Whip	787	2,0
pfannenfertig	500	1,25	Remoulade, 50% Fett	276	0,7
Bratkartoffeln, pfannenfertig	400	1,0	Kartoffelsalatsauce	984	2,5
Frühstücksflocken, Müslis			**Fleischbrühen**		
Cocokrispies	510	1,3	**(1 Teller = 250 ml)**		
Cornpops	2,76	0,7	Gekörnte Brühe	985	2,5
Cornflakes	1260	2,7	Klare Fleischsuppe	945	2,4
Crunchy Nut	550	1,4	Klare Hühnersuppe	945	2,4
Feinschmeckermüsli	215	0,55			
Kleiemüsli	402	1,0	**Würzmittel**		
Knusprige Haferfleks	410	1,0	**(1 gestrichener Teelöffel = 3 g)**		
Frosties	709	1,8	Fleischwürze, flüssig	201	0,5
Ricekrispies	905	2,3	Speisewürze, Streuwürze	210	0,55
Reisfrosty	590	1,5	Speisesalz, Jodsalz	1170	2,97
Special K	710	1,8	Meersalz	1157	2,94
Schokomüsli	155	0,4	Gewürzsalz (Sellerie-,		
			Zwiebelsalz)	472	1,2
Snacks			Die Prise (Speisesalz/		
Erdnußflips	455	1,15	Kaliumsalz)	585	1,48
Kartoffelsticks	720	1,8	Diätsalz (Kochsalzersatz)		
Kartoffelchips	450	1,15	weniger	40	–
Salzstangen, -brezeln	1790	4,55			
Kräcker	770	3,05	**Getränke (1 Liter)**		
			Gemüsesaft mit Kochsalz-		
Fertigsaucen, Salatdressings			zusatz	2900	7,5
Barbecuerelish	590	1,5	Tomatensaft mit	2480	6,0
Fonduerelish	255	1,0	Kochsalzzusatz		
Mexican Relish	255	1,0	Sauerkrautsaft	2900	7,5
			Diäterfrischungsgetränke	105	0,25
Barbecue-, Grill-,			(mit Na-Saccharin/		
Peppersteaksauce	255	1,0	Na-Cyclamat)		

Tabelle 2. Natürlicher Natriumgehalt in frischen Lebensmitteln pro 100 g. (Nach Middeke et al. [45])

Unter 100 mg

Milch und Milchprodukte
Kuhmilch (Trink-, Mager-, H-Milch)
Butter-, Sauer-, Dickmilch, Molke
Joghurt, Kefir
Sahne, Sauerrahm
Speisequark, Schichtkäse

Eier

Streichfette und Öle
Butter, Margarine, Speiseöle

Fleisch
Schweine-, Rind-, Geflügel-, Kalb-, Hammel-, Lamm-, Wildfleisch

Fisch
Süßwasser-, Seefische (außer Hering, Makrele, Schellfisch, Steinbutt) Austern

Getreide, Mehle, Stärke, Teigwaren

Hülsenfrüchte, Reis, Kartoffeln

Samen und Nüsse

Gemüse und Pilze (außer Bleichsellerie)

Obst und Obstprodukte (Säfte, Dosenobst, Konfitüren, Trockenfrüchte)

Kakaopulver

Honig

100–200 mg

Innereien (Herz, Lunge, Niere, Leber)

Seefische (Hering, Makrele, Schellfisch, Steinbutt)

Garnelen (Speisekrabben)

Gemüse (Bleichsellerie, Rote-Bete-Saft)

200–300 mg

Hummer, Krebs (Flußkrebs), Miesmuscheln (Pfahlmuscheln)

Kaliumreich!

Der physiologische Kaliumbedarf des menschlichen Organismus beträgt ca. 2000–3000 mg und entspricht damit etwa dem Natriumbedarf. Im Gegensatz zur durchschnittlich überhöhten Natriumzufuhr in den westlichen Ländern ist die Kaliumzufuhr mit der täglichen Nahrung eher zu niedrig. Ein wesentlicher Grund hierfür ist, daß beim Verarbeiten von Lebensmitteln Kaliumverluste auftreten, während Natrium über das Kochsalz reichlich zugeführt wird. Dadurch wird das Natrium-Kalium-Verhältnis ungünstig verändert. Früher betrug dieses Verhältnis in der Nahrung 1:16. Durch die Industrialisierung der Lebensmittelproduktion und die Umstellung unserer Ernährung in den westlichen Ländern hat sich das Verhältnis auf 3:1 umgekehrt [12]. Eine erhöhte Kaliumzufuhr kann den Blutdruck von Hypertonikern mit einer durch Diuretika induzierten Hypokaliämie signifikant senken [26]. Andererseits führt eine künstliche Kaliumverarmung bei normotensiven Probanden (20–40 Jahre) zu einem signifikanten Blutdruckanstieg [32]. Eine zusätzliche Kochsalzinfusion führte bei den kaliumverarmten Probanden (Plasmakalium Konzentration 3,2 mg/dl), nicht aber bei den normokaliämischen Kontrollpersonen zu einer weiteren signifikanten Blutdrucksteigerung. Diese Untersuchungen, epidemiologische Daten [25] und die Beobachtung der blutdrucksenkenden Wirkung einer erhöhten Kaliumzufuhr [24, 26, 29, 30, 67] legen eine Schlüsselrolle des Kaliums bei der Blutdruckregulation nahe. Natrium und Kalium erscheinen als Gegenspieler bei der Blutdruckregulation. Der genaue Mechanismus ist noch nicht geklärt. Es scheint jedoch, daß die Sensitivität des Gefäßsystems für Natrium durch Kalium abgeschwächt wird [32]. Die Abnahme tödlicher Schlaganfälle durch eine erhöhte Kaliumzufuhr [29] ist ein wichtiger Hinweis für die klinische Bedeutung einer kaliumreichen Ernährung (s. Tabelle 3). Es erscheint daher sinnvoll, eine salzarme Diät mit einer kaliumreichen Ernährung zu koppeln [49]. Prospektive Langzeituntersuchungen für diese kombinierte Diät fehlen bisher. Es können jedoch Rückschlüsse aus epidemiologischen Untersuchungen an Schwarzen (niedrige Kaliumzufuhr – hohe Hypertonierate) und Vegetariern (hohe Kaliumzufuhr – niedrige Hypertonierate) gezogen werden [14, 17, 29, 30, 50].

Nach jüngsten Untersuchungen kann eine kaliumreiche Ernährung bereits im Kindesalter möglicherweise vor der Entstehung einer Hypertonie schützen [69].

Tabelle 3. Kaliumreiche Nahrungsmittel (Kaliumgehalt über 300 mg in 100 g Nahrungsmittel). (Nach Middeke et al. [45] aus: Die große GU-Nährwert-Tabelle, Neuausgabe 1990/91. Gräfe & Unzer, München)

100 g	Kalium [mg]	100 g	Kalium [mg]
Gemüse, roh			
Artischocke	353	Rettich	322
Bleichsellerie		Rosenkohl	390
vn	344	Rote Rüben	335
Blumenkohl	311	Sauerampfer	362
Broccoli	410	Schnittlauch	434
Endiviensalat	320	Spinat	470
Erbsen, grün	316		
Feldsalat	420	**Gemüsesäfte**	
Fenchel	494	Petersiliensaft	400
Gartenkresse	550	Kartoffelsaft	350
Grünkohl	436	Knoblauchsaft	800
Kartoffeln	500		
Knollensellerie	310	**Obstdicksäfte**	
Kohlrabi	372	Apfelkraut	650
Kürbis	383	Birnenkraut	750
Löwenzahnblätter	435		
Mangold	376	**Pilze, frisch**	
Meerrettich	554	Champignon	418
Möhren	341	Birkenpilz	346
Petersilienblätter	1000	Pfifferling	507
Petersilienwurzel	880	Steinpilz	486

(Fortsetzung Tabelle 3)

100 g	Kalium [mg]	100 g	Kalium [mg]
Dörrobst		Erdnußmus	670
Apfel	596		
Aprikosen	1175	**Getreide, Getreideerzeugnisse**	
Banane	1477	Buchweizen	324
Birne	573	Buchweizenmehl	380
Datteln	649	Gerste	444
Feigen	745	Grünkern	447
Korinthen	710	Hafer, Vollkornhaferflocken	355
Pfirsich	1145	Schmelzhaferflocken	400
Pflaumen	824	Hirse	430
Rosinen, Sultaninen	860	Roggen	510
		Roggenflocken	450
Obst, frisch		Weizen	502
Avocado	503	Weizenkeimflocken	1065
Banane	382	Sojamehl, halbfett	2025
Holunderbeeren	303	Sojamehl, vollfett	1870
Johannisbeeren, schwarz	341		
Kiwi	345	**Fleisch, Geflügel, Wild**	
Netzmelone	320	Kalb, Muskelfleisch	388
Passionsfrucht (Maracuja)	350	Kaninchen	382
		Lamm (Keule, Kotelett)	345
Hülsenfrüchte		Rind (Muskelfleisch)	385
Bohnen, weiß	1310	Rind (Filet, Lende)	350
Erbsen, gelb	944	Schwein (Muskelfleisch)	387
Kichererbsen	580	Schwein (Filet, Kotelett)	348
Linsen	810	Schwein (Schnitzel)	373
Sojabohnen	1750	Huhn	359
		Truthahn (Brust)	333
Nüsse und Samen		Hase	400
Cashewnüsse	460	Hirsch	330
Erdnüsse, geröstet	740	Reh	309
Kokosnuß, geraspelt	750		
Kürbissamen	900	**Fisch, frisch**	
Mandeln	690	Barsch	330
Maronen (Kastanien)	410	Forelle	465
Haselnüsse	630	Renke	318
Paranüsse	670	Lachs	371
Walnüsse	570	Kabeljau	350
Sesamsamen	458	Makrele	396
Sonnenblumenkerne	725	Seelachs	374
Mandelmus	700	Seezunge	309

Kalzium und Magnesium

Epidemiologische Daten aus Großbritannien zeigen eine inverse Beziehung zwischen der Härte des Wassers, die vorwiegend von Kalzium- und Magnesiumionen bestimmt wird, und dem Blutdruck [66]. Es ist nicht auf den ersten Blick einleuchtend, warum eine erhöhte Kalziumzufuhr sich günstig auf den Blutdruck auswirken soll, wenn doch Kalziumantagonisten blutdrucksenkend wirken und eine erhöhte intrazelluläre Kalziumkonzentration (s. oben) als ein wichtiger Mechanismus bei der Blutdrucksteigerung und der Hypertonieentstehung betrachtet wird. Theoretische Überlegungen gehen davon aus, daß durch eine Erhöhung der Kalziumzufuhr ein latenter oder manifester extrazellulärer Kalziummangel bei Hypertonikern behoben wird und dadurch die Regulation der intrazellulären Kalziumkonzentration normalisiert wird. Tatsächlich deuten vereinzelte Berichte auf einen blutdrucksenkenden Effekt einer erhöhten Kalziumzufuhr hin [39]. Grobbee u. Waal-Manning [19] kommen auch nach der Analyse von 22 Studien zu keiner eindeutigen Schlußfolgerung, da die Untersuchungen im Design und hinsichtlich der Wirkung auf den Blutdruck sehr unterschiedlich sind. Die bisherigen Befunde reichen noch nicht aus, um auf ihrer Basis diätetische Empfehlungen auszusprechen. Patienten, die sich sehr einseitig ernähren, z. B. wenig oder keine Milchprodukte konsumieren und eine niedrige Serumkalziumkonzentration und einen erhöhten Parathormonspiegel aufweisen, sollten speziell beraten werden ihre Kalziumaufnahme zu erhöhen. Die empfohlene Kalziumzufuhr liegt bei 800–1000 mg/Tag. Patienten unter Thiaziddiuretika haben eine positive Kalziumbilanz, da Thiazide die Kalziumausscheidung vermindern. Dies ist möglicherweise ein zusätzlicher antihypertensiver Wirkmechanismus der Thiazide. Therapeutisch wird dieser Effekt auch bei einer idiopathischen Hyperkalziurie mit Nephrolithiasis genutzt. Hier verhindern die Thiazide eine erneute Steinbildung.

Diuretika, insbesondere Schleifendiuretika führen zu renalen Kalium- und Magnesiumverlusten. Die zusätzliche Magnesiumgabe führt bei diuretisch behandelten Hypertonikern zu einer weiteren signifikanten Blutdrucksenkung [10, 38]. Die Daten zur blutdrucksenkenden Wirkung einer alleinigen Erhöhung der Magnesiumzufuhr sind noch spärlicher als diejenigen zur Kalziumzufuhr. Sie erlauben derzeit noch keine generelle diätetische Empfehlung. Allerdings sollten auch hier gezielt Risikopatienten beraten werden, wobei neben den diuretisch behandelten Hypertonikern auch Diabetiker und Alkoholiker häufig einen Magnesiummangel haben. Die derzeit empfohlene tägliche Magnesiumzufuhr beträgt 300 mg.

Alkoholkonsum

Die Beziehung zwischen Alkohol und Hypertonie wurde erstmalig von Lian 1915 [37] beschrieben. Er fand damals eine erhöhte Hypertonikerrate bei schweren Alkoholikern. Erst in den letzten Jahren fand der Zusammenhang zwischen Blutdruck und Alkoholkonsum wieder wissenschaftliches Interesse. Neuere Untersuchungen bestätigen die Beziehung zwischen starkem Alkoholkonsum und schwerer Hypertonie. Die Untersuchung von 5500 (!) Zwillingspaaren ergab höhere Blutdruckwerte bei Trinkern im Vergleich zu Kontrollpersonen und insbesondere schwere Hypertonien bei schweren Trinkern [57, 58]. Über die genauen Mechanismen der alkoholbedingten Blutdrucksteigerung herrscht noch Unklarheit. Direkte pressorische Effekte [1] werden ebenso vermutet wie eine verstärkte Stimulierbarkeit kardiovaskulärer Reflexe und indirekte Wirkungen über das Renin-Angiotensin-Aldosteron-System [1] bzw. das adrenerge System [52]. Eine

Einschränkung der Alkoholzufuhr bzw. eine absolute Karenz kann bei schwerer Hypertonie zu starker Blutdrucksenkung führen. Saunders et al. [57] beobachteten bei 132 Alkoholikern den Blutdruckverlauf während des Alkoholkonsums, während einer Entziehung und nach einer Abstinenzperiode. Der Blutdruck korrelierte signifikant mit dem täglichen Alkoholkonsum in den letzten 3 Monaten, fiel bei den meisten Patienten während des Entzugs und blieb niedrig bei den Abstinenzlern.

Bei allen Hypertonikern sollte der Alkoholkonsum eruiert werden. Im Bereich des milden Alkoholkonsums besteht keine enge Korrelation zur Hypertonie. Schwerer und chronischer Alkoholkonsum ist jedoch häufiger bei schwerer Hypertonie (ursächlich?) anzutreffen, und die Alkoholkarenz kann in diesen Fällen zur Blutdrucknormalisierung führen. Beträgt die tägliche Alkoholaufnahme > 40 g, sollte auf eine Einschränkung bzw. vollständige Abstinenz hingewirkt werden. Der tägliche Alkoholkonsum sollte bei Frauen maximal 20–30 g und bei Männern maximal 30–40 g nicht überschreiten. Als Faustregel kann gelten, daß ein Glas eines alkoholischen Getränkes ca. 8–10 g Alkohol enthält (z.B. 1 Glas Bier, 1 Glas Wein, 1 Glas Whisky usw.).

Fischölreiche, fettmodifizierte Diät

Eine Anreicherung der Kost mit mehrfach ungesättigten Fettsäuren führte in mehreren Kurzzeituntersuchungen zu einer Blutdrucksenkung. Ursächlich kommt für die Senkung des Blutdrucks eine durch Prostaglandine vermittelte Vasodilatation in Betracht. Während in früheren Untersuchungen die omega-6-Fettsäuren aus Pflanzenöl verwendet wurden [21, 23], wurden in den letzten Jahren auch omega-3-Fettsäuren aus marinen Fischölen untersucht [31, 48, 62]. Es herrscht aber noch keine Klarheit darüber, mit welchen Dosen Fischöl welche Blutdrucksenkung erreichbar ist. Knapp u. Garret [31] berichten bei einer hochdosierten Therapie (50 ml pro Tag) über eine Blutdrucksenkung von 6,5/4,4 mm Hg nach 4 Wochen. Steiner et al. [65] erreichten mit 4 g Fischöl pro Tag ebenfalls eine geringgradige, aber signifikante systolische und diastolische Blutdrucksenkung. Zum jetzigen Zeitpunkt sind Empfehlungen für Fischölkapseln zur Blutdrucksenkung sicher verfrüht. Es fehlt an Langzeituntersuchungen, die den Erfolg und auch die möglichen Nebenwirkungen einer solchen Therapie darlegen. Für eine „natürliche" Modifizierung der Ernährung, die eine Reduktion des Fleischkonsums zugunsten eines vermehrten Fischkonsums beinhaltet, sprechen auch die positiven Effekte auf die Blutfette, die Blutviskosität und die Blutgerinnung. Eine solche Ernährung könnte evtl. antiarteriosklerotisch wirken, worauf epidemiologische Untersuchungen hindeuten [11, 33].

Zusammenfassung

Diätetische Maßnahmen (Abb. 1) können den Blutdruck sehr effektiv senken. Neben der Gewichtsnormalisierung als insgesamt wirkungsvollste Behandlung eines erhöhten Blutdrucks bei übergewichtigen Hypertonikern hat die Einschränkung der Kochsalzzufuhr einen besonderen Stellenwert unter den nichtmedikamentösen Therapieformen.

Eine Gewichtsreduktion erbringt eine Blutdrucksenkung in einer Größenordnung, wie sie durch keine andere Maßnahme, einschließlich der medikamentösen Therapie, erreicht wird.

Die Beschränkung der Kochsalzzufuhr sollte heute automatisch zusammen mit einer kaliumreichen Ernährung propagiert werden, da diese Kombination wirkungsvoller erscheint als die alleinige Salzrestriktion. Kalium und Natrium sind natürliche Gegenspieler hinsichtlich der Blutdruckregulation. Im Gegensatz zur überhöhten Kochsalzaufnahme ist der durchschnittliche Kaliumkonsum zu niedrig. Das Problem der Identifikation salzsensitiver Hypertoniker, die auf eine salzarme Diät mit einer Blutdrucksenkung reagieren, ist für die Praxis noch nicht befriedigend gelöst. Die Blutdruckantwort auf Kochsalzentzug kann jedoch einfach beobachtet werden. Als additive Maßnahme zur medikamentösen Therapie profitieren jedoch *alle* Hypertoniker von der Salzrestriktion. Ebenso profitieren alle Diabetiker von der Salzrestriktion, da sie eine erhöhte Natriumbilanz haben, die zur Hypertonieentstehung führen kann.

Die verschiedenen Natriumsalze haben unterschiedliche Wirkungen auf den Blutdruck, wobei Natriumchlorid am stärksten blutdrucksteigernd wirkt. Es gibt aber gute Gründe dafür, weiterhin den Natriumgehalt der Lebensmittel und Mineralwässer als Richtwert zu beachten. Jüngste Befunde über eine Erhöhung des LDL-Cholesterins unter kurzfristiger drastischer Kochsalzeinschränkung bei normotensiven Probanden können nicht ohne weiteres auf eine langfristige moderate Kochsalzeinschränkung bei Hypertonikern übertragen werden. Vergleichende kontrollierte Untersuchungen zur Wirkung einer medikamentösen und nichtmedikamentösen antihypertensiver Therapie haben die Bedeutung der diätetischen Behandlung für die Prognoseverbesserung des kardiovaskulären Risikos ergeben, da neben der Blutdrucksenkung und der Gewichtsabnahme auch eine Verbesserung des Lipidprofils erreicht wird.

Es gibt Hinweise dafür, daß eine Erhöhung sowohl der Kalzium- als auch der Magnesiumzufuhr blutdrucksenkend wirkt. Die Daten reichen noch nicht aus, um generelle Empfehlungen auszusprechen; spezielle Patientengruppen können aber von einer gesteigerten Zufuhr dieser Elektrolyte profitieren.

Eine fischölreiche Ernährung hat ebenso wie eine vegetarische Ernährung einen positiven Einfluß auf den Blutdruck. Darüber hinaus ist eine fettmodifizierte Ernährung bei allen Hypertonikern angebracht, die gleichzeitig eine Fettstoffwechselstörung haben.

Die Einschränkung des Alkoholkonsums kann eine wichtige antihypertensive Maßnahme sein, Alkoholabstinenz kann bei schwerer Hypertonie den Blutdruck normalisieren.

Neuere Untersuchungen zeigen, wie durch eine Umstellung der Ernährung nicht nur ein bereits erhöhter Blutdruck gesenkt werden kann, sondern auch die Ausprägung einer manifesten Hypertonie bei prädisponierten Personen primär verhindert werden kann.

Literatur

1. Arkwright PD, Beilin LJ, Vandongen R et al. (1982) The pressor effect of moderate alcohol consumption in man. A search for mechanisms. Circulation 66:1515–1519
2. Australian National Health and Medical Research Council Dietary Salt (1989) Study Management Committee: Fall in blood pressure with modest reduction in dietary salt intake in mild hypertension. Lancet I:399–402
3. Basler HD (1987) Hypertonie im Gespräch. MMW 129/40:703–705
4. Basler HD, Brinkmeier U, Buser K, Haehn KD, Mölders-Kober R (1985) Verhaltensänderung adipöser essentieller Hypertoniker – Gruppenbehandlung versus Gesundheitsberatung in der Allgemeinpraxis. Allgemeinmedizin 14:18–24
5. Berchtold P, Sims EAH, Horton ES, Berger M (1983) Obesity and hypertension: epidemiology, mechanisms, treatment. Biomed Pharmacother 37:251–258
6. Berglund A, Andersson OK, Berglund G, Fagerberg B (1989) Antihypertensive effect of diet compared with drug treatment in obese men with mild hypertension. Br Med J 299:480–485
7. Blaustein MP (1985) How salt causes hypertension: The natriuretic hormone-Na/Ca exchange-hypertension hypothesis. Klin Wochenschr [Suppl III] 63:62–85
8. Boegehold MA, Kotchen T (1989) Relative contributions of dietary Na and Cl to salt-sensitive hypertension. Hypertension 14:579–583
9. Carvalho JJM, Baruzzi RG, Howard PF et al. (1989) Blood pressure in four remote populations in the INTERSALT study. Hypertension 14:328–346
10. Dyckner T, Wester PO (1983) Effect of magnesium on blood pressure. Br Med J 286:1847–1849
11. Dyerberg J (1986) Linolenate-derived polyunsaturated fatty acids and prevention of atherosclerosis. Nutr Rev 44:125–134
12. Eaton SB, Konner M (1985) Paleolithic nutrition. A consideration of its nature and current implications. N Engl J Med 312:283–289
13. Falkner B, Harvey K (1990) Effect of chronic sodium loading on cardiovascular response in young blacks and whites. Hypertension 15:36–43
14. Frisancho AR, Leonard WR, Bollettino LA (1984) Blood pressure in blacks and whites and its relationship to dietary sodium and potassium intake. J Chronic Dis 37:515–519
15. Froment A, Milon H, Gravier C (1979) Relationship of sodium intake and arterial hypertension. Contribution of geographical epidemiology. Rev Epidemiol Sante Publique 27:437–454
16. Gleibermann L (1973) Blood pressure and dietary salt in human populations. Ecol Food Nutr 2:143–156
17. Grim CE, Luft FC, Miller JZ et al. (1980) Racial differences in blood pressure in Evans County/GA: relationship to sodium and potassium intake and plasma renin activity. J Chronic Dis 33:87–94
18. Grobbee DE, Hofman A (1986) Does sodium restriction lower blood pressure? Br Med J 293:27–29
19. Grobbee DE, Waal-Manning HJ (1990) The role of calcium supplementation in the treatment of hypertension. Current evidence. Drugs 39:7–18
20. Havlik RJ, Hubert HB, Fabsitz RR, Feinleib M (1983) Weight and hypertension. Ann Intern Med 98(5 pt 2):855–859
21. Heagerty AM, Ollerenshaw JD, Robertson DI et al. (1986) Influence of dietary linolenic acid on leukocyte sodium transport and blood pressure. Br Med J 293:295–297
22. Himms-Hagen J (1984) Thermogenesis in brown adipose tissue as an energy buffer. N Engl J Med 311:1549–1558
23. Iacono JM, Dougherty RM, Puska P (1982) Reduction of blood pressure associated with dietary polyunsaturated fat. Hypertension [Suppl III] 4:34–42
24. Imura O, Kijima T, Kikuchi K et al. (1981) Studies on the hypotensive effect of high potassium intake in patients with essential hypertension. Clin Sci [Suppl 7] 61:77s–80s
25. Intersalt Cooperative Research Group (1988) An international study of electrolyte excretion and blood pressure. Results for 24 hour urinary sodium and potassium excretion. Br Med J 297:319–328

26. Kaplan NM, Carnegie A, Raskin P et al. (1985) Potassium supplementation in hypertensive patients with diuretic-induced hypokalemia. N Engl J Med 312:746–749
27. Kawasaki T, Delea CS, Bartter FC, Smith H (1978) The effect of high-sodium and low-sodium intakes on blood pressure and other related variables in human subjects with idiopathic hypertension. Am J Med 64:193
28. Kempner W (1948) Treatment of hypertensive vascular disease with rice diet. Am J Med 4:545
29. Khaw KT, Barrett-Connor E (1987) Dietary potassium and stroke-associated mortality: a 12 year prospective population study. N Engl J Med 316:235–240
30. Khaw KT, Thom S (1982) Randomised double-blind cross-over trial of potassium on blood pressure in normal subjects. Lancet II:1127–1129
31. Knapp HR, Garret AF (1989) The antihypertensive effects of fish oil. N Engl J Med 320:1037–1043
32. Krishna GP, Miller E, Kapoor S (1989) Increased blood pressure during potassium depletion in normotensive men. N Engl J Med 320:1177–1182
33. Kromann N, Green A (1980) Epidemiological studies in the Upernarvik district, Greenland: incidence of some chronic diseases 1950–1974. Acta Med Scand 208:401–406
34. Kurtz TW, Morris RC (1989) Chloride as a determinant of salt-sensitivity. In: Rettig R, Ganten D, Luft FC (eds) Salt and hypertension. Springer, Berlin Heidelberg New York Tokyo, pp 211–217
35. Kurtz TW, Al-Bander HA, Morris RC (1987) "Salt-sensitive" essential hypertension in men. N Engl J Med 317:1043–1048
36. Labhart A (1986) Alte und neue Aspekte der Fettsucht. Schweiz Med Wochenschr 116:758–762
37. Lian C (1915) L'alcolism cause de hypertension arteriale. Bull Acad Med (Paris) 74:525–528
38. Lim P, Jacob E (1972) Magnesium deficiency in patients on longterm diuretic therapy for heart failure. Br Med J 3:620–622
39. MacCarron DA, Morris C (1985) Blood pressure response to oral calcium in persons with mild to moderate hypertension: a randomized, double-blind, placebo-controlled, crossover trial. Ann Intern Med 103:825–831
40. MacGregor GA (1989) Alteration of sodium and potassium intake in the treatment of hypertension. In: Rettig R, Ganten D, Luft FC (eds) Salt and hypertension. Springer, Berlin Heidelberg New York Tokyo, pp 300–308
41. MacGregor GA et al. (1987) Moderate sodium restriction with angiotensin converting enzyme inhibitor in essential hypertension: a double blind study. Br Med J 294:531–534
42. MacGregor GA, Sagnella GA, Markandu ND, Singer DRJ, Cappuccio FP (1989) Double-blind study of three sodium intakes and long-term effects of sodium restriction in essential hypertension. Lancet II:1244–1247
43. Middeke M, Beck B (1989) Erfolgreiche ambulante Gewichtsreduktion bei mittelschwerer Hypertonie. Z Allg Med 65:598–601
44. Middeke M, Weisweiler P, Schwandt P, Holzgreve H (1987) Serum lipoproteins during antihypertensive therapy with betablockers and diuretics: A controlled long-term comparative trial. Clin Cardiol 10:94–98
45. Middeke M, Völker K, Pospisil E (1989) Bluthochdruck senken ohne Medikamente. TRIAS (Thieme, Hippokrates, Enke), Stuttgart
46. Middeke M, Richter OW, Schwandt P, Beck B, Holzgreve H (1990) Normalization of lipid metabolism after withdrawal from antihypertensive long-term therapy with betablockers and diuretics. Arteriosclerosis 10:145–147
47. Morgan T (1982) The effect of potassium and bicarbonate ions on the rise in blood pressure caused by sodium chloride. Clin Sci 63:407S–409S
48. Norris PG, Jones CJ, Weston MJ (1986) Effect of dietary supplementation with fish oil on systolic blood pressure in mild essential hypertension. Br Med J 293:104–105
49. Oberman A et al. (1990) Pharmacologic and nutritional treatment of mild hypertension: Changes in cardiovascular risk status. Ann Intern Med 112:89–95
50. Ophir O, Peer G, Galid J et al. (1983) Low blood pressure in vegetarians: the possible role of potassium. Am J Clin Nutr 37:755–762

51. Page LB, Damon A, Moellering RC (1974) Antecedents of cardiovascular disease in six Solomon Islands societies. Circulation 49:1132–1146
52. Perman ES (1958) The effect of ethyl alcohol on the secretion from adrenal medulla in man. Acta Physiol Scand 44:241
53. Reisin E, Abel R, Modan M, Silverberg DS, Eliahou HE, Modam B (1978) Effect of weight loss without salt restriction on the reduction of blood pressure in overweight hypertensive patients. N Engl J Med 298:1–6
54. Romsos DR (1983) Low sympathetic nervous system activity in the brown tissue of obese mice. In: Controversies in obesity. Praeger, London New York (Endocrinology and metabolism series, vol 5, pp 122–129)
55. Ruppert M, Diehl J, Kolloch R, Kraft K, Overlack A, Stumpe KO (1990) Dietary sodium restriction increases serum total and LDL-cholesterol in salt-sensitive and salt-resistant normotensive adults. (13th Scientific Meeting of the International Society of Hypertension, Montreal, Canada, June 1990, abstract IA.6, p 1)
56. Ruskin A (1956) Introduction. In: Classics in arterial hypertension. Thomas, Springfield/IL, p xi
57. Saunders JB, Beevers DG, Paton A (1981) Alcohol-induced hypertension. Lancet II:653–656
58. Savdie E, Grosslight GM, Adena MA (1984) Relation of alcohol and cigarette consumption to blood pressure and serum creatinine levels. J Chronic Dis 37:617–623
59. Sharma AM, Arntz HR, Kribben A, Schattenfroh S, Distler A (1990) Dietary sodium restriction: Adverse effect on plasma lipids. Klin Wochenschr 68:664–668
60. Shore AC, Markandu ND, MacGregor GA (1987) Sodium loading in patients with essential hypertension. Proc Am Soc Hypertens 2:78
61. Sims EAH (1982) Mechanisms of hypertension in the overweight. Hypertension 4/III:43
62. Singer P, Wirth M, Voigt S et al. (1985) Blood pressure- and lipid-lowering effect of mackerel and herring diet in patients with mild essential hypertension. Atherosclerosis 56:223–235
63. Stamler R et al. (1987) Nutrional therapy for high blood pressure. Final report of a four-year randomized controlled trial – the hypertension control program. JAMA 257:1484–1491
64. Stamler R et al. (1989) Primary prevention of hypertension by nutritional-hygienic means. JAMA 262:1801–1807
65. Steiner A, Oertel R, Bättig B et al. (1989) Effect of fish oil on blood pressure and serum lipids in hypertension and hyperlipidemia. J Hypertens [Suppl 3] 7:73
66. Stitt FW, Crawford MD, Clayton DG et al. (1973) Clinical and biochemical indicators of cardiovascular disease among men living in hard and soft water areas. Lancet I:12–126
67. Svetkey LP, Yarger WE, Feussner JR et al. (1987) Double-blind, placebo-controlled trial of potassium trial of potassium chloride in the treatment of mild hypertension. Hypertension 9:444–450
68. Wechsler JG, Ditschuneit H (1987) Bluthochdruck und Übergewicht. MMW 129/48:882–884
69. Geleijnse JM, Grobbee DE, Hofman A (1990) Sodium and potassium intake and blood pressure change in childhood. Br Med J 300:8990–9002

6 Hypertonie

Überblick für die Praxis

Entspannungsverfahren in der Behandlung der Hypertonie

Definition und Indikation

Definition:

Entspannungsverfahren sind Methoden, die eine Veränderung sowohl physiologischer als auch psychischer Prozesse in Richtung auf **Entlastung und Wiederherstellung gestörter seelischer und körperlicher Funktionen bewirken** sollen.

Das **Ziel ist die Entspannungsreaktion** (Reduktion der sympathikotonen Erregungsbereitschaft), die sich in vegetativen Veränderungen zeigt: Abnahme des Muskeltonus, langsame und gleichmäßige Atmung, verminderter O_2-Verbrauch, verstärkte Hautdurchblutung, Zunahme langsamer α-Wellen im EEG, Abnahme der Herzfrequenz und Senkung des Blutdrucks.

Patientenauswahl:

Am besten sprechen diejenigen Patienten auf eine Entspannungsbehandlung an, die psychologisch durch vermehrte Ängstlichkeit und somatisch **durch einen gesteigerten Sympathikotonus gekennzeichnet** sind (z. B. kalte Hände, hohe Pulsfrequenz). Ungeeignet sind die Entspannungsverfahren bei Zwangssymptomatik, hysterieformen Verhaltensformen und Psychosen.

Nutzen der Entspannung:

Die Entspannungsverfahren sind eine ideale adjuvante Therapie; **der Blutdruck kann akut und längerfristig gesenkt werden;** unangenehme Nebenwirkungen sind nicht bekannt; angenehme Begleitwirkungen sind häufig.

Entspannungsverfahren

Die **progressive Muskelrelaxation** nach Jacobson beruht darauf, daß einzelne Muskeln bzw. Muskelgruppen von Kopf bis Fuß kurzfristig willentlich angespannt und dann wieder entspannt werden.

Das **autogene Training** erfolgt durch Selbstanweisung. Die Technik ist ebenso wie bei der progressiven Muskelrelaxation einfach zu erlernen. Es besteht aus 6 körperbezogenen Übungen, die ein Schwere- und Wärmegefühl in den Extremitäten, eine Leichtigkeit der Atmung, eine angenehme Empfindung in der Herzgegend, eine Wärme im Bauchraum, und eine Kühle im Bereich der Stirn erzeugen sollen.

Die **Meditationsverfahren** beinhalten sowohl körperbezogene (Einnahme bestimmter Körperhaltungen) als auch kognitive Übungsteile: Zentrierung der Aufmerksamkeit auf monotone, sich wiederholende Reize wie Atmung, visuelle Symbole oder Worte (Mantra), um die üblichen Denk- und Erlebnisweisen zu durchbrechen.

Biofeedback bedeutet die Rückmeldung biologischer Signale von Körperfunktionen, die üblicherweise nicht der bewußten Wahrnehmung oder Steuerung zugänglich sind (z.B. Atmung, Hautwiderstand, Herzfrequenz, Blutdruck). Die Rückmeldung erfolgt optisch oder akustisch, kontinuierlich oder intermittierend. Biofeedback dient zur Erlangung einer tiefen Entspannung oder zur operanten Konditionierung.

Hypertonie – Entspannungsverfahren

M. Gross, M. Middeke

Einleitung

Innerhalb der nichtmedikamentösen Behandlungsverfahren der Hypertonie haben die auf Entspannung beruhenden Therapieformen neben diätetischer Behandlung und körperlichem Training ihren festen Platz. Die durch Entspannungsverfahren möglichen Blutdrucksenkungen bei Patienten mit Hypertonie sind zwar vergleichsweise gering (im Vergleich zur medikamentösen Behandlung und zur Gewichtsreduktion), häufig aber noch lange Zeit nach Abschluß der Behandlung nachweisbar und können zu einer Abnahme der Mortalität und Morbidität führen. Zusätzlich zu dem Effekt auf den Blutdruck führen diese Verfahren häufig zu erfreulichen Begleitwirkungen wie Verbesserung der psychischen Befindlichkeit oder Abnahme körperlicher Beschwerden.

Die vorliegende Arbeit soll einen Überblick über die verschiedenen Entspannungsverfahren geben, die in der Behandlung der Hypertonie erprobt wurden. Schwerpunkte sollen dabei die Möglichkeiten des Einsatzes von Biofeedbacktechniken, die Wirkfaktoren der Entspannungsverfahren und die möglichen Auswahlkriterien besonders geeigneter Patienten sein.

Beschreibung der Entspannungsverfahren

Gemeinsamkeiten der Entspannungsverfahren

Entspannungsverfahren sind Methoden, die eine Veränderung sowohl physiologischer als auch psychischer Prozesse in Richtung auf Entlastung und Wiederherstellung gestörter seelischer und körperlicher Funktionen bewirken sollen. Dabei wird der Aufbau einer Entspannungsreaktion (Entspannungsinduktion) von dem Einüben (Entspannungsstabilisation) unterschieden.

Gemeinsam sind den meisten Verfahren verschiedene Rahmenbedingungen wie geschlossene Augen, muskuläre Entspannung und geistige Fokussierung zur Unterbrechung üblicher Gedankenabfolgen. Diese geistige Fokussierung kann durch Lenkung der Aufmerksamkeit auf einen mentalen Stimulus wie einen Gedanken, eine Formel oder ein Wort erfolgen, oder durch Konzentration auf nichtmentale Stimuli wie Körpersensationen oder andere Sinneswahrnehmungen. Dabei ist eine geistige Passivität zu fordern im Sinne eines Geschehenlassens und nicht einzelne Gedanken weiterverfolgen zu wollen.

Das Ziel dieser Methoden, die Entspannungsreaktion, zeigt sich in vegetativen Veränderungen, die als Reduktion der sympathikotonen Erregungsbereitschaft

interpretiert werden können und die im Englischen als „relaxation response"
bezeichnet werden [8, 15]: Senkung des Muskeltonus, langsame und gleichmäßige
Atmung, verminderter O_2-Verbrauch, verlangsamte Herzfrequenz und Senkung
des Blutdrucks, verstärkte Hautdurchblutung und Zunahme langsamer α-Wellen
im EEG. Zusätzlich finden sich psychische Veränderungen wie Vigilanzminde-
rung, geringere Störbarkeit durch interne und externe Reize, Gefühl der Ruhe
und der Entspannung und affektive Indifferenz [94].

Die Entspannungsverfahren können darin unterschieden werden, wie der Entspannungszustand herbeigeführt wird: entweder durch ein vorwiegend körperbe-
zogenes Vorgehen wie bei der progressiven Muskelrelaxation nach Jacobson, dem
Feedback oder den Unterstufenübungen des autogenen Trainings, oder durch
kognitive Übungen wie bei den Meditationsverfahren.

Die im Rahmen von Untersuchungen über den Einfluß der Entspanung auf den
Blutdruck am häufigsten eingesetzten Verfahren sind die progressive Muskelrel-
xation, das autogene Training, aus östlichen Meditationsübungen abgeleitete
Verfahren wie die transzendentale Meditation, zen-buddhistische Methoden oder
Formen von Joga sowie seit einigen Jahren auch Biofeedbackmethoden.

Im folgenden sollen exemplarisch die progressive Muskelrelaxation, das autogene Training sowie die Biofeedbacktechniken näher beschrieben werden.

Beschreibung einzelner Entspannungsverfahren

Progressive Muskelrelaxation

Die progressive Muskelrelaxation nach Jacobson [49] beruht darauf, daß einzelne
Muskeln kurzfristig willentlich zuerst sehr stark angespannt und dann locker
gelassen werden. Dabei werden meist nacheinander die Muskeln des Kopfes, der
Schultern und der Arme, des Rumpfes und der Beine angespannt und entspannt.
Bereits 1929 stellte Jacobson [48] eine Blutdrucksenkung durch progressive Muskelrelaxation fest. In den klinischen Studien wird die Muskelentspannung meist
nach der Anleitung von Bernstein u. Borkovec [10] durchgeführt.

Autogenes Training

Beim autogenen Training nach Schultz [64, 83] ist eine Unter- und eine Oberstufe
zu unterscheiden. In klinischen Studien wird fast ausschließlich nur die Unterstufe
eingesetzt. Sie besteht aus 6 körperbezogenen Übungen, die ein Schwere- und
Wärmegefühl in den Extremitäten, eine Leichtigkeit der Atmung („es atmet
mich"), eine angenehme Empfindung im Bereich des Herzens, eine Wärme im
Bauchraum („Sonnengeflecht") sowie eine Kühle im Bereich der Stirn hervorru-
fen sollen. Diese Empfindungen werden mit Hilfe von Formeln (z.B. „es atmet
mich" oder „mein Arm ist ganz schwer"), die sich der Übende selbst im Geist
vorsagt, erreicht. Die Übungen können im Sitzen oder Liegen durchgeführt werden. Zum Erlernen des autogenen Trainings ist eine Anleitung durch einen

Therapeuten oder mit Hilfe einer Tonkassette sinnvoll, später jedoch sollen die Übungen selbständig („autogen") durchgeführt werden.

Während der Übungen stellt sich ein tiefer Entspannungszustand ein, der insbesondere durch die Schwere- und Wärmeübung (neuromuskuläre Entspannung und verstärkte Hautdurchblutung) sowie durch die Atemübung, die zu einer tiefen und ruhigen Atmung führt, hervorgerufen wird. Die Übungen werden von den meisten Personen nach wenigen Sitzungen erfolgreich im Sinne des Erreichens einer tiefen Entspannung durchgeführt.

Wenn die Übungen der Unterstufe beherrscht werden, kann sich die Oberstufe anschließen, die zusätzlich meditative Elemente einführt.

Meditationsverfahren

Die meisten Meditationsverfahren umfassen sowohl körperbezogene als auch kognitive Übungsteile. Zu den körperbezogenen Anteilen gehört beispielsweise die Einnahme bestimmter Körperhaltungen oder die Intensivierung von Körperempfindungen. Die kognitiven Übungen beinhalten die Zentrierung der Aufmerksamkeit auf monotone, sich wiederholende Reize wie die Atmung, visuelle Symbole oder Worte (Mantra), um die üblichen Denk- und Erlebnisweisen zu durchbrechen [94].

Biofeedback

Das Grundprinzip des Biofeedbacks oder der Rückmeldung biologischer Signale besteht darin, daß Körperfunktionen, die üblicherweise nicht der bewußten Wahrnehmung oder Steuerung unterliegen, gemessen und in ein meist optisches oder akustisches Signal umgewandelt werden, welches bewußt wahrgenommen werden kann. Die Rückmeldung kann kontinuierlich oder intermittierend erfolgen, wobei sehr unterschiedliche Zeitintervalle verwendet werden.

Die Rückmeldung physiologischer Funktionen wie Herzfrequenz, Atmung oder Hautwiderstand kann grundsätzlich unter 2 verschiedenen Zielsetzungen eingesetzt werden: Entweder dient das Feedback dazu, einen möglichst tiefen Entspannungszustand zu erreichen, oder es soll die rückgemeldete Körperfunktion operant konditioniert werden.

Operante Konditionierung bedeutet „Lernen am Erfolg": Durch „Belohnung" oder „Bestrafung" (im lerntheoretischen Sinne positive oder negative Verstärkung) können Verhaltensweisen in ihrer Auftretenshäufigkeit beeinflußt werden. Klassische Beispiele für eine solche Konditionierung sind die Dressurergebnisse bei Tieren.

Lange Zeit wurde davon ausgegangen, daß nur solche Körperfunktionen operant konditioniert werden können, die bewußtseinsnahe sind und willentlich direkt beeinflußt werden können. Miller [74] konnte jedoch bei Hunden den Speichelfluß und bei Ratten die Herzfrequenz, die Urinmenge, die Magenkontraktion und die seitendifferente Durchblutung der Ohren durch Feedback instrumentell konditionieren. Dies war auch bei mit Curare gelähmten und beatmeten Tieren möglich, womit gezeigt wurde, daß die konditionierten vegetativen Funktionen nicht durch muskuläre Aktionen (Willkürmotorik), sondern durch Hirnvorgänge beeinflußt wurden.

In Laborversuchen sowie in klinischen Untersuchungen wird beim Menschen das Biofeedback mit direkter Rückmeldung des Blutdrucks, meist akustisch als nach Tonhöhe oder Lautstärke moduliertes Signal oder optisch als Zahl oder durch Anzeige auf einer Analogskala, durchgeführt. Dabei sollen die Versuchspersonen ihren Blutdruck willentlich senken oder anheben, wobei in der Regel keine Hinweise darauf gegeben werden, wie dies durchgeführt werden kann. Tatsächlich gelang es, den Blutdruck auch beim Menschen operant zu konditionieren, d.h. die Versuchspersonen konnten ihren Blutdruck in der gewünschten Richtung beeinflussen.

Die Wirkung des Biofeedbacks im Rahmen der operanten Konditionierung setzt nicht voraus, daß der Person die gewünschte Richtung der Veränderung des physiologischen Prozesses gesagt wird. Ebenso ist es nicht erforderlich, daß mögliche Mechanismen der Einflußnahme auf die Körperfunktion aufgezeigt werden. Dies zeigt sich darin, daß derartige Konditionierungsversuche auch bei Tieren funktionieren.

Eine wesentliche Bedingung für den Erfolg von operanten Konditionierungsansätzen stellt die Verstärkung („Belohnung") der gewünschten Reaktion dar. Bei Anwendung von Feedbacktechniken am Menschen scheint es manchmal der Fall zu sein, daß keine „Belohnung" gegeben wird, aber bei genauer Betrachtung wird deutlich, daß die erfolgreiche Beeinflussung der rückgemeldeten Körperfunktion ein Erfolgserlebnis darstellt, das einen ausreichenden positiven Verstärker darstellt.

Eine zweite Möglichkeit der Anwendung von Feedbacktechniken am Menschen besteht darin, daß nicht die rückgemeldete Körperfunktion operant konditioniert werden soll, sondern daß das Feedback zu einer tiefen Entspannung führt. Dabei werden meist solche Signale gemessen, von denen man annimmt, daß sie mit dem Grad der Entspannung eng zusammenhängen. Beispiele sind das Feedback der Hauttemperatur (warme Haut entspricht größerer Entspannung) oder des Hautwiderstandes sowie die Rückmeldung der Muskelaktivität im EMG. Ein weiteres Beispiel aus dieser Gruppe ist das respiratorische Feedback: Bei der Einatembewegung ertönt beispielsweise in Abhängigkeit von der Atemtiefe und der Atemfrequenz ein Summton in einem Kopfhörer, und vor den Augen leuchten Lämpchen auf. Dies führt zu einer ruhigen und tiefen Atmung, die mit einem tiefen Entspannungszustand einhergeht.

Dieser zweite Ansatz im Rahmen der Feedbacktechniken zeigt Parallelen zu den anderen Entspannungsverfahren: Durch das Feedbacksignal wird die Aufmerksamkeit auf einen relativ monotonen, keine Gedankenketten auslösenden Stimulus gelenkt, und die üblichen, eine Entspannung verhindernden Gedankenfolgen werden unterbrochen.

Die Übergänge zwischen den beiden Arten von Feedback (Herbeiführung eines Entspannungszustandes oder operante Konditionierung von Körperfunktionen) sind bei der Anwendung am Menschen fließend, wie beispielsweise die Behandlung von Spannungskopfschmerzen durch Rückmeldung des EMG zeigt: Hierbei wird sowohl eine wesentliche Ursache der Kopfschmerzen (Muskelverspannung) direkt angeganen, während das Verfahren gleichzeitig einen Entspannungszustand induziert.

Zur Erzielung oder Vertiefung eines Entspannungszustandes werden sehr unterschiedliche Arten von Feedback eingesetzt. Beispiele sind das Feedback der Hauttemperatur, des Hautwiderstandes oder der Muskelaktivität (EMG), sowie das respiratorische Feedback.

Feedback in seinen vielfältigen Möglichkeiten wurde bei zahlreichen Krankheiten eingesetzt (Übersicht in [23]). Beispielsweise konnte duch Trainieren von EEG-Frequenzen zwischen 12 und 15 Hz die Anzahl von Grand-mal-Anfällen reduziert werden [89]. In der Behandlung der funktionellen Stuhlinkontinenz wird von einigen Autoren Feedback als Behandlung der Wahl betrachtet [23]. Ein Überblick über die bei Hypertonikern verwendeten Feedbackverfahren und ihre Effekte wird in [39] gegeben.

Im Rahmen der vorliegenden Übersicht sollen schwerpunktmäßig diejenigen Untersuchungen dargestellt werden, in denen Feedback als Technik zur Induktion von Entspannung eingesetzt wurde.

Belege für die kurz- und längerfristige Wirkung von Entspannung

In zahlreichen Untersuchungen konnte gezeigt werden, daß Entspannungsverfahren und Biofeedback den Blutdruck sowohl kurzfristig (im Laufe einer einzelnen Sitzung) als auch länger anhaltend (über Monate und Jahre) senken können. In Übersichtsarbeiten wurde das durchschnittliche Ausmaß der in der Literatur berichteten Blutdrucksenkung durch Entspannung oder Feedback ermittelt. Die Werte für den systolischen Blutdruck liegen dabei zwischen 4,5 und 10–26 mmHg, für den diastolischen Blutdruck zwischen 2,6 und 5–15 mmHg [39, 51], wobei das Ausmaß der Blutdrucksenkung teilweise vom Ausgangsblutdruck der Patienten abhängig war [51].

Johnston [50] kommt allerdings in seiner Übersichtsarbeit zu dem Ergebnis: "The effects of biofeedback have been almost entirely disappointing" (p. 447), wobei er sich jedoch auf das kardiovaskuläre Feedback bezog, das im Sinne operanter Konditionierung und nicht als Entspannungsverfahren eingesetzt wurde. "A number of investigations of relaxation training and stress management have shown reliable reductions in pressure, although some contrary findings have been reported". Er stellte fest, daß der Ausgangsblutdruck in Untersuchungen, die über Erfolge berichteten, höher lag als in den anderen Studien ohne antihypertensive Wirkung.

Keinen Unterschied im Blutdruckabfall zwischen Gruppen von Hypertonikern, die entweder mit progressiver Muskelrelaxation oder mit Placebomedikation behandelt wurden, und einer unbehandelten Kontrollgruppe fanden beispielsweise Cottier et al. [18]. Allerdings wiesen die „Hypertoniker" dieser Studie nach Ende der Erhebungsphase nur einen Blutdruck von durchschnittlich 130/90 mmHg als Ausgangswert auf. Bei solchen Ausgangswerten wird der Erfolgsnachweis natürlich erheblich „erschwert".

Mehrere Arbeiten untersuchten die Frage, wie lange die blutdrucksenkende Wirkung von Entspannungstherapien oder Feedback anhält: Wadden [97] konnte 5 Monate nach einer Entspannungsbehandlung noch einen unveränderten positiven Effekt feststellen. 6 Monate nach einer Behandlung mit Feedback und/oder Entspannungsübungen, die teilweise zuhause weitergeführt werden sollten, wurden noch deutlich niedrigere Blutdruckwerte als vor der Behandlung festgestellt, wobei die Unterschiede zu Kontrollgruppen, soweit sie im Studiendesign vorgesehen waren, signifikant waren [22, 34, 78, 80].

Eine Kombinationsbehandlung, die u. a. Entspannungsverfahren und Meditationsübungen sowie die Instruktion zu täglichen Übungen zuhause beinhaltete, bewirkte bei 17 Patienten einen deutlichen Blutdruckabfall, der auch nach 1 Jahr noch feststellbar war [76].

Andere Untersuchungen konnten noch nach 18 Monaten [22, 30] und sogar noch nach 4 Jahren [79] einen Effekt von Feedback und Entspannungsbehandlung nachweisen. Einige wenige Untersuchungen konnten jedoch schon nach 6 Monaten keinen Effekt mehr finden [12, 28].

Diesen positiven Berichten muß jedoch entgegen gehalten werden, daß das National Committee on Detection, Evaluation, and Treatment of High Blood Pressure in den USA die Wirkung von Entspannung oder Feedback noch als nicht wissenschaftlich ausreichend gesichert ansieht [52], sondern unter den nichtmedikamentösen Ansätzen lediglich die Gewichtsreduktion sowie die Begrenzung des Alkoholkonsums und der Salzzufuhr als Behandlungsansätze mit wissenschaftlich genügend belegter Wirkung anerkennt.

Wirkstärkenvergleich untereinander und mit medikamentöser Therapie

In 2 großen Übersichtsarbeiten wurden keine systematischen Unterschiede in der Stärke der Wirkung zwischen den verschiedenen Verfahren der Entspannungs- oder Feedbackbehandlung festgestellt [16, 86]. Entsprechend konnten in einer Untersuchung an 52 Patienten keine Unterschiede zwischen einem Biofeedback des diastolischen Blutdrucks, einer progressiven Muskelrelaxation, einer alleinigen Medikation oder einer Kontrollbehandlung, die jedoch auch eine Art von Entspannungsbehandlung darstellte, gefunden werden [37].

In einer anderen Übersicht [99] wird hingegen eine Abnahme der Wirkstärke in der Reihenfolge Entspannung – Meditation – Biofeedback beschrieben: Die direkten Entspannungsverfahren wie progressive Muskelrelaxation bewirkten meist einen Blutdruckabfall von 10–15/5–10 mmHg, das Biofeedback (allerdings ein Feedback im Sinne einer operanten Konditionierung) einen Abfall meist um 10 mmHg systolisch und diastolisch.

Mehrere Arbeiten beschäftigen sich mit dem Effekt von Kombinationsbehandlungen aus verschiedenen Entspannungs- und/oder Feedbacktechniken. Eine Kombination aus Biofeedback und Entspannung scheint dabei effektiver zu sein als jede Therapie für sich allein oder als die umgekehrte Reihenfolge [30].

Eine Kombinationsbehandlung aus Informationen, Atemübungen, Muskelentspannung, Meditation, Biofeedback des Hautwiderstandes und des EMG sowie einer Instruktion zur Weiterführung der Übung zuhause bewirkte bei den Patienten nach einer 6wöchigen Behandlungsphase einen Blutdruckabfall von 27/16 mmHg (n = 34), während in einer gleich großen Kontrollgruppe (gleiche Zeitzuwendung, nur unspezifische Entspannung) der Blutdruck lediglich um 9/4 mmHg fiel [77].

Irvine et al. [44] führten eine multimodale Behandlung durch, deren wesentlichen Bestandteile die muskuläre Entspannung, das Feedback des Hautwiderstandes sowie ein kognitives Streßbewältigungsprogramm waren. Mit der Kontrollgruppe, die möglichst vergleichbar hinsichtlich Glaubwürdigkeit der Behandlung, Erwartungshaltungen, Zuwendungen und zeitlichem Aufwand sein sollte, wurde ein körperliches Trainingsprogramm durchgeführt. Nach der 10wöchigen Behandlung sowie nach 3 Monaten wies die Therapiegruppe signifikant niedrigere Blutdruckwerte als die Kontrollgruppe auf. Die Werte für die ohne Medikation behandelten Patienten der Therapiegruppe betrugen 144,8/94,2 mmHg vor der Behandlung, 138,2/89,0 mmHg nach der Behandlung und 138,1/91,2 mmHg 3 Monate nach der Behandlung (alle Werte in der Klinik durch eine Krankenschwester gemessen), für die entsprechenden Personen der Kontrollgruppe hingegen 148,1/93,5, 149,4/98,0 und 149,6/93,8 mmHg. Diese Ergebnisse sprechen für eine Wirksamkeit der Behandlung, die über unspezifische Faktoren wie Erwartungshaltungen hinausgeht.

Zurawski et al. [101] führten eine multimodale „Stress-management-Behandlung" durch, die als wesentliche Elemente die progressive Muskelrelaxation, die zusätzliche Entspannungsimagination sowie die Entwicklung von Bewältigungsmechanismen für den Umgang mit belastenden Situationen beinhaltete. Eine Kontrollgruppe wurde nur mit Feedback des Hautwiderstandes behandelt, um unspezifische Effekte zu kontrollieren. Nach der 8wöchigen Behandlung betrug der Blutdruck in den Gruppen 128/79 vs. 136/89 mmHg, ausgehend von einem Ausgangswert von 137/87 bzw. 138/85 mmHg. Auch in dieser Untersuchung ist das bessere Ergebnis in der Therapiegruppe höchstwahrscheinlich nicht auf unterschiedliche Erwartungshaltungen zurückzuführen, da aufgrund von Befragungen in beiden Gruppen von gleichen Erwartungen ausgegangen werden kann.

Andererseits wurde bei bislang unbehandelten Hypertonikern zwischen einer Kontrollgruppe, die lediglich Eigenmessungen des Blutdrucks durchführte, und einer mit einem komplexen Verhaltensprogramm einschließlich Entspannung, einem kognitiven Therapieansatz sowie Komponenten eines Gesundheitsprogramms behandelten Therapiegruppe kein Unterschied festgestellt: Beide wiesen einen vergleichbaren Blutdruckabfall auf, und der Effekt war auch noch nach 36 Wochen festzustellen [17]. Dies traf auch auf die am Arbeitsplatz gemessenen Werte zu.

Im Vergleich zu dem blutdrucksenkenden Effekt antihypertensiver Pharmaka muß jedoch die Wirkung der Entspannungsverfahren oder eines Feedback als relativ gering bezeichnet werden: Entsprechende Untersuchungen an bislang unbehandelten Hypertonikern stellten eine signifikant stärkere Wirkung der Pharmaka fest [33, 63]. Zu dem gleichen Ergebnis einer Unterlegenheit der Entspannungsverfahren im Hinblick auf die Stärke der Blutdrucksenkung kamen entsprechende Übersichtsarbeiten [5, 95].

Whyte [99] schätzt ausgehend von einer Literaturübersicht die Wirkstärke (Veränderungen im Verhältnis zur Standardabweichung) von antihypertensiven Medikamenten auf 2,9, von Muskelentspannung auf 2,0, von Meditation und Biofeedback auf 0,7 und von Placebo ebenfalls auf 0,7.

Methodische Schwierigkeiten bei Versuchsplanungen und beim Vergleich verschiedener Studien im Rahmen der Hypertonieforschung

Der Vergleich verschiedener Arbeiten sowie die Beurteilung einzelner Arbeiten hinsichtlich Behandlungserfolg (Ausmaß und Dauer der Blutdrucksenkung) wird durch mehrere Probleme erschwert, die auch bei der Planung entsprechender Studien von Bedeutung sind.

Ein wichtiger Punkt ist die Ermittlung des Ausgangswertes des Blutdrucks vor Beginn der Therapie. Wiederholte Blutdruckmessungen bei Patienten mit Hypertonie führen meist zu abnehmenden Werten [21, 57], was wahrscheinlich durch das statistische Phänomen der Regression zum Mittelwert und durch die Gewöhnung an die Situation erklärt werden kann.

In einer großen australischen Studie [66] wurden 1119 Personen zufällig einer Kontrollgruppe zugewiesen, die bei diastolischen Blutdruckwerten ab 95 mmHg Placebotabletten erhielt. Nach 4 Wochen war ihr Blutdruck um 5,1/5,1 mmHg gefallen und nach 4 Monaten um 12,8/9,8 mmHg. Eine Untergruppe von 237 Patienten mit Grenzwerthypertonie wies nach 4 Wochen ohne Medikamenteneinnahme eine Abnahme von 17,4/15,7 mmHg auf. Neben der Wirkung unspezifischer Faktoren wie Erwartungshaltungen ist als Ursache auch die Tendenz zum Abfall der Blutdruckwerte bei wiederholter Messung zu berücksichtigen. Diese Ergebnisse bedeuten, daß eine lange Beobachtungszeit notwendig ist, um einen stabilen Ausgangswert zu erhalten.

Ein zweiter wesentlicher Punkt betrifft die Höhe des Ausgangswertes vor Beginn der Behandlung. Auswertungen der Literaturberichte ergaben, daß der durch die Behandlung induzierte Blutdruckabfall hoch signifikant mit dem Ausgangsblutdruck korreliert [45, 46]. Eine Teilerklärung hierfür liegt in dem zuvor beschriebenen Phänomen, daß bei wiederholter Messung erhöhte Blutdruckwerte eine fallende Tendenz zeigen. Außerdem können durch Entspannungstechniken erhöhte Blutdruckwerte sicherlich höchstens normalisiert werden. Je geringer die Erhöhung der Ausgangswerte ist, um so geringer ist die Spannbreite der möglichen Blutdrucksenkung. Entspannungsverfahren und Feedbacktechniken werden aber häufig gerade bei Grenzwerthypertonie oder medikamentös bereits mehr oder weniger gut eingestellten Hypertoniker eingesetzt, wodurch der Nachweis der Wirksamkeit beträchtlich erschwert wird.

Ein dritter Problempunkt betrifft die Frage, welche Blutdruckwerte zur Beurteilung des Behandlungserfolges herangezogen werden sollen. Als Möglichkeiten sind in erster Linie die Werte im Rahmen der einzelnen Sitzungen sowie die bei einem anderen Arzt (z. B. Hausarzt) oder vom Patienten selbst gemessenen Werte zu nennen. Weiterhin besteht die Möglichkeit, mittels Langzeitmessung über 24 h die Blutdruckwerte im Verlauf eines Tages unter den verschiedenen Bedingungen des alltäglichen Lebens zu messen. Eine andere gelegentlich angewendete Methode besteht darin, das Verhalten des Blutdrucks während einer Belastung unter Laborbedingungen zu messen.

Diese verschiedenen Meßbedingungen für den Blutdruck können zu unterschiedlichen Ergebnissen führen, da die Werte nicht zwangsläufig hoch miteinander korrelieren. Für die Studien über den Effekt der Entspannung wirft dies die Frage auf, inwieweit die während der Sitzungen gemessenen Werte auf das Verhalten des Blutdrucks in alltäglichen Situationen, beispielsweise am Arbeitsplatz, übertragen werden können.

Mehrere Arbeiten berichten über eine gute Generalisierung der Blutdrucksenkung durch Entspannungsbehandlung auf Situationen außerhalb des Behandlungsrahmens [12, 91], jedoch wurden auch deutliche Unterschiede im Blutdruck zwischen den Werten zuhause, am Arbeitsplatz und in der Klinik nachgewiesen [82].

Diese Frage kann entscheidend sein, wenn es um die Beurteilung des Therapieeffekts geht: Bei Patienten mit Grenzwerthypertonie oder milder Hypertonie, die entweder nur eine Placebomedikation (Kontrollgruppe) oder zusätzlich eine progressive Muskelrelaxation erhielten, wurde bei den in der Klinik gemessenen Werten kein Unterschied in dem Ausmaß der Blutdrucksenkung festgestellt, während die zuhause gemessenen Werte in der Kontrollgruppe deutlich höher lagen [18].

Hatch et al. [37] haben in ihrer kontrollierten Studie den Blutdruck sowohl in der Klinik, im Versuchslabor und zuhause (mit Hilfe einer Krankenschwester) gemessen. Dabei stellten sie zwar signifikante Korrelationen der systolischen (r = 0,56) und der diastolischen (r = 0,42) Blutdruckwerte in der Klinik und zuhause fest, jedoch müssen diese Korrelationskoeffizienten als eher gering bezeichnet werden. Zwischen den Messungen im Labor und denen entweder zuhause oder in der Klinik erreichten die Korrelationen nicht das Signifikanzniveau. Die niedrigsten Werte wurden im Labor nach einer 20minütigen Ruhepause gemessen (im Mittel 121,7/81,0 mmHg), die höchsten Werte in der Klinik (138,0/87,7 mmHg). Die Werte zuhause lagen dazwischen (135,2/87,7 mmHg).

In einer Untersuchung über die Wirksamkeit eines Entspannungsverfahrens, das u. a. eine progressive Muskelrelaxation enthielt, betrugen die Korrelationen der Blutdruckwerte zwischen den Werten in den Räumen des Entspannungstherapeuten und denen in der Klinik im Mittel 0,50 für den systolischen und 0,34 für den diastolischen Blutdruck [47]. Die unter diesen beiden Bedingungen gemessenen Werte wurden durch das Entspannungsverfahren signifikant gesenkt, während eine ambulant durchgeführte Langzeitmessung über 24 h keinen Effekt zeigte.

Ein Vergleich zwischen einem multimodalen Streßbewältigungsansatz (Therapiegruppe mit Entspannung und mit kognitiver Bewältigungstherapie) und einem körperlichen Übungsprogramm (Kontrollgruppe) zeigte eine deutliche Überlegenheit des Therapieansatzes [44] in bezug auf die Senkung der in der Klinik gemessenen Blutdruckwerte. Die von den Patienten selbst zuhause gemessenen Werte hingegen, die durchschnittlich etwas niedriger lagen, zeigten keinen Vorteil für die Therapiegruppe. Ebenso zeigte das Verhalten des Blutdrucks unter Belastungsbedingungen im Labor keinen Unterschied.

Diese Beispiele zeigen deutlich die Problematik, die sich aus der Wahl der Meßbedingungen für die Blutdruckwerte ergibt, die zur Erfolgsbeurteilung herangezogen werden sollen.

Neben diesem grundsätzlichen Problem weisen viele Arbeiten teilweise beträchtliche Schwachpunkte auf. Häufig wurde keine Kontrollgruppe eingerichtet, wodurch spezifische Effekte der Behandlung von unspezifischen Wirkfaktoren, wie beispielsweise Erwartungshaltungen, nicht unterschieden werden können. Viele Untersuchungen haben die Blutdruckwerte nicht über längere Zeit nachuntersucht, wodurch natürlich keine Aussagen über die Stabilität der erzielten Blutdrucksenkung möglich sind. Einfach- oder doppeltblinde Studien sind auf diesem Gebiet zwar nicht unmöglich, aber doch schwer realisierbar, und wurden deshalb auch kaum durchgeführt. Da die Behandlungsansätze meist sehr personalintensiv sind, wurden zahlreiche Untersuchungen nur an kleinen Fallzahlen durchgeführt.

Wenn verschiedene Studien über Entspannungsverfahren miteinander verglichen werden sollen, müssen u. a. folgende Aspekte berücksichtigt werden: Haben die Patienten zuhause geübt? Wurden Hilfsmittel wie Kassetten zur Entspannung eingesetzt? Welche Blutdruckwerte wurden zur Erfolgsbeurteilung herangezogen? Fand eine Gruppen- oder eine Einzelbehandlung statt? Erfolgte die Behandlung zeit- oder erfolgsbegrenzt?

Unspezifische und spezifische Wirkfaktoren der Entspannungsverfahren

Bei den Entspannungsbehandlungen müssen wie auch bei anderen Therapien unspezifische und spezifische Wirkfaktoren unterschieden werden. Die spezifischen Faktoren sind solche, die sich aus dem speziellen Behandlungsansatz ergeben. Bei den Entspannungsverfahren beruhen sie auf der Wirkung der Entspannung auf den Blutdruck. Unspezifische Wirkfaktoren sind solche, die sich nicht unmittelbar aus dem Verfahren selbst ergeben, sondern die sich auch bei einem anderen therapeutischen Vorgehen einstellen. Hierzu gehören insbesondere die Erwartungshaltungen der Patienten, aber auch der Therapeuten, sowie der Aufbau einer vertrauensvollen Beziehung zwischen Patient und Therapeut einschließlich der Zuwendung, die die Patienten erhalten.

In der Literatur finden sich zahlreiche Belege für die Wirksamkeit solcher unspezifischen Wirkfaktoren nicht nur bei den Entspannungsverfahren, sondern generell bei der Betreuung von Hypertonikern. So war in der bereits erwähnten australischen Studie [66] bei 1119 Personen der Kontrollgruppe (Placebotabletten bei diastolischen Blutdruckwerten ab 95 mmHg) der Blutdruck nach 4 Wochen um 5,1/5,1 mmHg und nach 4 Monaten um 12,8/9,8 mmHg gefallen. 2 andere Studien konnten keinen Unterschied zwischen Kontrollgruppen nur mit regelmäßigen Blutdruckkontrollen und Feedback- oder Entspannungsgruppen feststellen [33, 46], wobei in beiden Gruppen der Blutdruck gleich stark fiel.

Derartige Befunde werden häufig verkürzt als „Placeboeffekte" bezeichnet, aber es lohnt sich, die hierbei beteiligten Mechanismen näher zu charakterisieren.

Offensichtlich sind gemeinsame, unspezifische Wirkfaktoren in der Behandlungs- und in der Kontrollgruppe anzutreffen. Dabei ist zum einen an den Effekt wiederholter Messungen zu denken, der bereits bei den methodischen Problemen erwähnt wurde. Die Ursache dieses Phänomens ist noch nicht völlig geklärt. Neben der Regression zur Mitte und der Gewöhnung an die Situation wurde auch spekuliert, daß die wiederholten Messungen als eine Art Feedback wirken könnten [16].

Ein weiterer wesentlicher unspezifischer Wirkfaktor ist in den Erwartungen von Patient und Therapeut zu sehen. Die Erwartung des Therapeuten, seine Hoffnung auf das gewünschte Behandlungsergebnis, kann den Verlauf der Entspannungsbehandlung und ihr Ergebnis beeinflussen. Derartige Effekte können durch Blindstudien zumindest zum Teil kontrolliert werden, jedoch sind derartige Ansätze aufgrund methodischer Schwierigkeiten im Rahmen der Entspannungsverfahren noch nicht ausreichend entwickelt.

Die Erwartungen der Patienten bezüglich des Verfahrens und des Behandlungserfolgs in ihrer Wirkung auf die Blutdrucksenkung wurden hingegen in mehreren Untersuchungen berücksichtigt:

Bei gleicher Entspannungsbehandlung wurde je einer Hälfte der Patienten gesagt, daß der blutdrucksenkende Effekt entweder sofort oder verzögert auftreten werde. Diejenigen, die von einem sofortigen Effekt ausgingen, zeigten einen systolischen Blutdruckabfall um 17 mmHg, die anderen im gleichen Zeitraum hingegen nur einen Abfall um 2 mmHg. Der diastolische Blutdruck zeigte jedoch keinen Unterschied (6 bzw. 7 mmHg) [1]. Ein weiterer Hinweis auf die Wirksamkeit der Erwartungshaltungen zeigt sich darin, daß der Blutdruckabfall bei den Kontrollgruppen um so größer war, je mehr sie einer Behandlungsgruppe glichen [98].

Wittrock et al. [100] hingegen konnten bei der Behandlung mit progressiver Muskelentspannung keinen Zusammenhang zwischen Erwartungshaltungen und dem Ausmaß der Blutdrucksenkung feststellen, was er damit erklärte, daß möglicherweise der starke Effekt der Behandlung geringere Effekte der Erwartungshaltungen überdeckt habe. Für das Feedback der Handtemperatur hingegen stellte er den erwarteten Zusammenhang fest.

Einen weiteren unspezifischen Wirkfaktor in den Behandlungsgruppen stellt die intensive Interaktion dar, die sich bei Entspannungsverfahren zwischen dem Patienten und dem Therapeuten einstellt. Die zeitlich intensive Zuwendung des Therapeuten unterscheidet die Verfahren grundsätzlich von der Verordnung einer antihypertensiven Medikation. Hinzu kommt, daß das eigene Erleben der Patienten in Entspannungsverfahren häufig eine sehr persönliche Erfahrung darstellt, die unter den Rahmenbedingungen der meisten Entspannungsverfahren (liegende Position, geschlossene Augen) Phänomene begünstigt, die in der Sprache der Psychoanalyse als Regression und Übertragung bezeichnet werden, und die zu intensiven therapeutischen Beziehungen zwischen Patient und Therapeut führen können.

Zu den spezifischen Wirkfaktoren der Entspannungsverfahren gehören die wirksamen Elemente, die unmittelbar durch den jeweiligen Behandlungsansatz und nur durch ihn ausgelöst werden. Dabei sind psychische von physischen Faktoren zu unterscheiden.

Einige Verfahren (insbesondere die sog. multimodalen Ansätze) beinhalten neben der eigentlichen Entspannung kognitive Behandlungsansätze. Hierzu zählen im Rahmen der Behandlung der Hypertonie besonders die „Streßbewältigungsansätze". Sie sollen dazu führen, daß die Patienten lernen, mit belastenden Situationen in anderer Weise umgehen zu können. Diese zu den psychotherapeutischen Ansätzen zu rechnenden Verfahen sind jedoch kein obligater Bestandteil der Entspannungsbehandlungen, sondern können ebenso wie viele andere Techniken hiermit gut kombiniert werden. Deshalb sollen sie im Rahmen dieser Übersicht über Entspannungsbehandlung nicht weiter besprochen werden.

Die spezifischen Wirkfaktoren der Entspannungsverfahren ergeben sich aus der Entspannung selbst. Das wiederholte Ausführen von Entspannungsübungen hat sowohl psychische als auch physiologische Veränderungen zur Folge, die miteinander in einem wechselseitigen Beziehungsgefüge stehen.

Die psychischen Folgen einer wiederholten tiefen körperlichen Entspannung können vereinfacht als „psychische Entspannung" bezeichnet werden, was jedoch noch eine redundante Aussage darstellt, wenn man von einer psychophysischen Parallelität oder einer wechselseitigen Beeinflussung bzw. Stellvertretung ausgeht. Die wiederholte Erfahrung einer tiefen (auch psychischen) Entspannung kann zu kognitiven Umstrukturierungen im Sinne eines gelasseneren Umgangs mit belastenden Situationen und über diesen Weg auch zu lang anhaltenden Effekten auf den Blutdruck führen.

Entsprechend diesen Überlegungen erleben sich die Patienen nach einer Entspannungsbehandlung mit respiratorischem Feedback als emotional belastbarer und mit größerer Frustrationstoleranz versehen [34]. In mehreren Untersuchungen wurde gefunden, daß die Ängstlichkeit der Patienten mit Hypertonie, gemessen mittels des State Trait Anxiety Inventory [91], im Laufe der Entspannungsbehandlung abnimmt [18, 70, 81, 99], und in einer Arbeit wurden noch 4 Monate nach einer Behandlung mittels progressiver Muskelrelaxation niedrigere Werte gefunden [81]. Eine Untersuchung konnte allerdings keine Veränderung durch progressive Muskelrelaxation oder Temperaturfeedback nachweisen [13].

Gemeinsam sind den aufgeführten Entspannungsmethoden physiologische Veränderungen, die mit dem subjektiven Empfinden einer tiefen Entspannung einhergehen, und die mit Entspannungsreaktion bezeichnet werden.

Die Entspannungsreaktion kann unter vielen Aspekten als Gegensatz zu einer sympathikotonen Reaktion bezeichnet werden. Bekanntlich führt eine sympathische Aktivitätssteigerung zu einer zumindest kurzfristigen Blutdrucksteigerung über eine Steigerung der Herzleistung und einen Anstieg des peripheren Gefäßwiderstandes. Von solchen Beobachtungen ausgehend wurde vermutet, daß zumindest bei einem Teil der Patienten mit essentieller Hypertonie eine gesteigerte Aktivität des sympathischen Nervensystems vorliegt und daß die Entspannungsverfahren über eine Dämpfung des Sympathikus den Blutdruckabfall bewirken.

Als Ursache der erhöhten Aktivität des Sympathikus kommen insbesondere akute oder chronische Belastungen in Frage, wobei das subjektive Empfinden der betroffenen Person entscheidend dafür ist, was eine Belastung darstellt. Tatsächlich gibt es eine Reihe von Hinweisen, die für einen Zusammenhang zwischen Belastungen und Hypertonie sprechen:

Shapiros [85] Befunde sprechen dafür, daß „streßvolle" Stimuli (Stressoren) aus dem Umfeld der Patienten von Bedeutung für die Entwicklung und die Aufrechterhaltung der Hypertonie sind. Dabei sind zuerst zentralnervöse Strukturen (einschließlich der Großhirnrinde) bei der Verarbeitung der Stimuli beteiligt, später wirken verschiedene periphere Mechanismen, die für die Ausbildung der Hypertonie von Bedeutung sind (renal, hormonal, kardiovaskulär). Möglicherweise sind wiederholte oder lang anhaltende Belastungssituationen in der Ausbildung und Aufrechterhaltung der essentiellen Hypertonie selbst dann beteiligt, wenn die Stressoren später weggefallen sind.

So konnte bei Affen durch Belastungen wie Überfüllung und konflikthafte Konditionierungsbedingungen eine anhaltende Erhöhung des Blutdrucks erzeugt weden [9]. Beim Menschen konnte eine Tendenz zum Anstieg des Blutdrucks bei Arbeitslosen [55] sowie bei Gefängnisinsassen, wenn sie in überfüllten Räumen zu leben gezwungen waren [20], gefunden werden. Die Kombination aus Streß und verstärkter Salzaufnahme führt zu einer größeren und länger anhaltenden Blutdrucksteigerung als jeder Faktor für sich allein [4].

Offensichtlich gibt es aber auch eine konstitutionelle Komponente für die gesteigerte Reaktivität des sympathischen Nervensystems: Patienten mit Grenzwerthypertonie [60] und normotensive Nachkommen von Hypertonikern [27] zeigen im Vergleich zu Kontrollpersonen einen gesteigerten Blutdruckanstieg unter Streßbedingungen.

Die Annahme eines höheren Sympathikotonus zumindest bei einem Teil der Hypertoniker kann auch durch physiologische Untersuchungen belegt werden: Bei einem Teil der Hypertoniker und insbesondere bei Patienten mit Grenzwerthypertonie, bei denen noch keine kardiovaskulären Folgeveränderungen bestehen, finden sich eine erhöhte Herzfrequenz und ein erhöhtes Schlagvolumen, erhöhte Plasmawerte für Noradrenalin, eine erhöhte Plasmaaktivität der Dopamin-β-Hydroxylase, die von den sympathischen Nervenzellen zusammen mit Noradrenalin ausgeschieden wird, und erhöhte Plasmareninspiegel, was zusammen als Ausdruck einer gesteigerten Aktivität des Sympathikus interpretiert werden kann [53]. Die Zahl der β-Rezeptoren auf mononukleären Zellen ist bei Patienten mit essentieller Hypertonie deutlich erhöht und korreliert hoch signifikant mit dem arteriellen Mitteldruck [72, 73].

Marmot [67] geht davon aus, daß der Zusammenhang zwischen Streß und Blutdruck bzw. Hypertonie zwar plausibel, aber nicht sicher erwiesen ist. Ein möglicher Zusammenhang bestehe darin, daß die sympathische Stimulation die Freisetzung von Renin mit konsekutiver Angiotensinbildung und vermehrter Aldosteronsekretion sowie eine Natriumretention bewirkt. Entsprechend konnte gezeigt werden, daß Streß die Natrium- und Wasserausscheidung beeinflußt [61]. Ein erhöhter Natriumgehalt der arteriellen Gefäßwände kann wiederum zu einer erhöhten Sensitivität auf eine sympathische Stimulation führen. Der Zusammenhang zwischen einem erhöhten Sympathikotonus bzw. einer hohen Noradrenalinkonzentration und der Hypertonie trifft v. a. zu auf junge Hypertoniker (Beginn der Hochdruckkrankheit), auf Grenzwerthypertoniker und auf Patienten mit hohen Plasmareninspiegeln [67].

Folgende physiologische Parameter einer gesteigerten sympathischen Aktivität werden durch Entspannungsverfahren beeinflußt:

6 Monate nach einer buddhistischen Form der Meditation fand sich eine deutliche Blutdrucksenkung (9,0/8,1 mmHg) sowie eine Abnahme der furosemidstimulierten Reninaktivität und der Dopamin-β-Hydroxylaseaktivität im Plasma, verglichen mit den Ausgangswerten und einer Kontrollgruppe [90]. Das Plasmavolumen war unverändert. Die Korrelation zwischen der Veränderung des Blutdrucks und der Dopamin-β-Hydroxylaseaktivität im Plasma war signifikant. Der Befund einer verminderten Dopamin-β-Hydroxylaseaktivität im Plasma nach Entspannungstherapie konnte jedoch von einer anderen Gruppe nicht reproduziert werden [14].

Nach Entspannungsbehandlungen wurden sowohl niedrigere [47, 78], höhere [33] als auch unveränderte Werte [69] für den Plasmareninspiegel gefunden. Im Vergleich zu einer Kontrollgruppe fand man niedrigere Plasmaaldosteronspiegel [78]. Die Urinausscheidung von Katecholaminen scheint durch Entspannungsverfahren nicht beeinflußt zu werden [44, 69], hingegen wurde ein Rückgang der Kortisolausscheidung [69] festgestellt. Diese teilweise widersprüchlichen Befunde können vielleicht auf die Heterogenität der unter dem Etikett „essentielle Hypertonie" zusammengefaßten Krankheit zurückgeführt werden.

Eine differenzierte Auswertung ergab, daß die Personen, die auf eine durch EMG-Feedback unterstützte Entspannungstherapie besonders gut ansprachen, vor Therapiebeginn höhere Plasmakortisolspiegel und eine höhere Kortisolausscheidung mit dem Urin aufwiesen als die Kontrollgruppe und durch die Behandlung eine stärkere Abnahme dieser beiden Parameter zeigten [70].

Bei der physiologischen Reaktion auf Belastungen wurden ebenfalls Effekte von Entspannungsbehandlungen festgestellt: Vor und nach einer Behandlung über 30 Tage wurde eine standardisierte isometrische Belastung (Fingerhantel) durchgeführt. Nach der Behandlung wurde ein höherer Anstieg des Plasmaadrenalinspiegels als in der Kontrollgruppe gefunden, wobei jedoch das Verhalten von Puls und Blutdruck gleich war. Anschließend wurde die vorherige Kontrollgruppe mit dem Entspannungsverfahren behandelt, und die Ergebnisse wurden bestätigt [41]. Möglicherweise sind nach der Entspannungsbehandlung höhere Noradrenalinspiegel notwendig, um eine gleiche kardiovaskuläre Reaktion zu zeigen. Dies würde bedeuten, daß die wiederholte Entspannungsreaktion zu länger anhaltenden Veränderungen im sympathischen Nervensystem bzw. zu einer verminderten Empfindlichkeit der Endorgane auf eine sympathische Stimulation führt.

Der Befund einer Tendenz zu höheren Plasmanoradrenalinspiegeln der mit einem Entspannungsverfahren (Meditation) behandelten Patienten nach belastenden Situationen (Venenpunktion oder isometrische Muskelbelastung mittels Fingerhantel) wurde zwar bestätigt, aber es fand sich kein Hinweis auf eine verringerte Empfindlichkeit der Endorgane auf die sympathische Stimulation [75].

Zusammenfassend sprechen die Befunde dafür, daß die spezifischen Wirkfaktoren der Entspannungsverfahren zum einen in psychischen Veränderungen im Sinne einer größeren Gelassenheit oder geringeren Ängstlichkeit und zum anderen in einer Dämpfung des Sympathikus und länger anhaltenden Veränderungen im sympathischen Nervensystem zu bestehen scheinen. Wahrscheinlich bestehen zwischen diesen beiden Ebenen enge Zusammenhänge.

Bedeutung der Häufigkeit des Übens

Die Frage, ob ein häufiges Üben der Entspannungsreaktion eine sinnvolle oder gar eine unverzichtbare Voraussetzung für den Behandlungserfolg darstellt, wird unterschiedlich beantwortet, wobei die Mehrzahl der Untersucher jedoch die Patienten zum regelmäßigen Üben zuhause angehalten hat.

Wadden [96] führte eine Entspannungsbehandlung mit und ohne Ehepartner durch. Dabei stellte er fest, daß die Gruppen mit Paarbehandlung öfter zuhause übten als die Einzelpatienten, daß sich aber beide Gruppen nicht im Therapieerfolg unterschieden. Ebenso konnten Wittrock et al. [100] sowohl bei einem auf der progressiven Muskelrelaxation beruhenden Therapieansatz als auch bei Feedback der Hauttemperatur keinen direkten Zusammenhang zwischen der Häufigkeit, mit der die Patienten zuhause übten und dem Therapieerfolg feststellen. Allerdings wiesen 5 von 11 Personen, die nicht zuhause übten, und nur 6 von 26 Personen, die zumindest etwas geübt hatten, keinen Therapieeffekt auf. Ein Mindestmaß an Üben scheint damit für den Behandlungserfolg von großer Bedeutung zu sein, wenn auch die Häufigkeit des Übens und das Ausmaß der Blutdrucksenkung nicht eng miteinander korreliert sind.

Hoelscher et al. [40] setzten ein muskuläres Entspannungsverfahren bei 3 Therapiegruppen ein: Einzeltherapie, Gruppentherapie und Gruppentherapie mit einer Art vertraglicher Vereinbarung, daß die Patienten täglich zuhause übten. Allerdings wurden alle 3 Gruppen dazu angehalten, mindestens einmal täglich zuhause zu üben. Im Vergleich zu einer Kontrollgruppe wiesen alle 3 Gruppen einen signifikanten Abfall des Blutdrucks auf, wobei keine Unterschiede zwischen den Entspannungsgruppen festzustellen waren. Das Ausmaß des Übens korrelierte nur mit dem systolischen, nicht aber mit dem diastolischen Blutdruckabfall. Interessanterweise hatte die Gruppe mit der vertraglichen Regelung am wenigsten geübt!

1–5 Jahre nach einer Behandlung mit Feedback und/oder verschiedenen Entspannungsverfahen bei Patienten aus 6 Gruppen (Migräne-Kopfschmerz, Spannungskopfschmerz, gemischter Kopfschmerz, chronische Schmerzen, Angstzustände und essentielle Hypertonie) wurde eine Nachbefragung durchgeführt [59]. 86% der Patienten, die die Übungen noch weiterführten, wiesen Verbesserungen auf, während dies nur bei 50% derjenigen der Fall war, die keine Übungen mehr durchführten. Unter denen, die eine Verbesserung angaben, führten 91% die Übungen weiter, während dies nur 63% der Patienten ohne noch vorhandene Verbesserung berichteten. Insgesamt gaben 86% der Patienten an, noch weiter die Übungen durchzuführen, aber 74% dieser Gruppe praktizierten sie nur gelegentlich. Dies hatte aber keinen negativen Einfluß auf die Verbesserung der Beschwerden bzw. des Blutdrucks. Offensichtlich sind weitere Übungen nach Abschluß der Behandlung für einen bleibenden Therapieerfolg förderlich, wobei zwischen häufigem und gelegentlichem Üben kein Unterschied zu bestehen scheint.

Es ist denkbar, daß regelmäßiges Üben eine bessere Perfektion in der Auslösung der Entspannungsreaktion bewirkt. Der Zusammenhang zwischen Perfektion und Behandlungserfolg wurde bei progressiver Muskelrelaxation und Feedback der Hauttemperaur untersucht [100]. Die Perfektion wurde bei progressiver Muskelrelaxation durch Befragung der Patienten nach der Tiefe der erlebten Entspannung und durch Therapeutenrating nach verschiedenen Kriterien wie Atmung oder Augenbewegungen ermittelt. Bei dem Feedback der Hauttemperatur wurden verschiedene Maße wie die Temperaturänderung oder die erreichte absolute Temperatur als Erfolgskriterium gewählt. Bei der Muskelrelaxation korrelierte die vom Patienten selbst eingeschätzte Tiefe der Entspannung im Gegensatz zu den Therapeuteneinschätzungen signifikant mit dem Blutdruckabfall. In der Feedbackbehandlung waren die objektiven Maße für die Perfektion zwischen den im Hinblick auf die Blutdrucksenkung mehr oder weniger erfolgreichen Personen nicht signifikant unterschiedlich.

Offensichtlich ist zumindest gelegentliches Üben der Entspannungstechnik förderlich für den kurz- und längerfristigen Behandlungserfolg, aber weder regelmäßiges Üben noch eine besondere Perfektion sind notwendige Bedingungen.

Auswahlkriterien für geeignete Patienten

Die Diagnose „essentielle Hypertonie" scheint auf den ersten Blick ein einheitliches Krankheitsbild zu bezeichnen, hinter dem sich bei näherer Betrachtung jedoch sehr unterschiedliche Konstellationen der für die Hypertonie entscheidenden Faktoren auf psychischer und physischer Ebene finden lassen. Es ist nicht zu erwarten, daß Entspannungsverfahren bei allen Patienten gleich wirken. In analoger Weise kann festgestellt werden, daß beispielsweise eine Gewichtsreduktion ein sehr effektives Mittel zur Reduktion eines erhöhten Blutdrucks sein kann, aber es käme niemand auf den Gedanken, es bei allen Patienten einsetzen zu wollen, sondern man würde nur bei übergewichtigen Personen einen Effekt erwarten [40, 71].

Eine Entspannung wirkt wahrscheinlich, wie zuvor ausgeführt, überwiegend über eine Reduktion der Aktivität des sympathischen Nervensystems, die als Folge psychologischer Zustände wie Angst oder allgemein „Streß" erhöht ist. Entsprechend wäre zu erwarten, daß Patienten mit chronischer psychischer Belastung oder physiologischen Hinweisen auf eine gesteigerte Aktivität des sympathischen Nervensystems besonders gut auf Entspannungsverfahren ansprechen. Somit wäre eine Auswahl geeigneter Patienten sowohl aufgrund psychologischer als auch physiologischer Größen denkbar.

In dem Versuch, aufgrund psychologischer Merkmale solche Patienten auswählen zu können, wurden zahlreiche Persönlichkeitsfragebogen vorgelegt. Zu den am häufigsten eingesetzten Instrumenten gehören das State Trait Anxiety Inventory (STAI) [88], das Minnesota Multiphasic Personality Inventory (MMPI) [38], der Gießen-Test [7], das Freiburger Persönlichkeitsinventar (FPI) [25] und die Depressionsskala von Beck et al. [6]. Die mit diesen Instrumenten erhobenen Befunde sind jedoch teilweise widersprüchlich:

Harrell [36] geht davon aus, daß das Typ-A-Verhalten, das verkürzt mit Wettbewerbsorientiertheit, Aggressivität und dem Gefühl von Zeitnot umschrieben werden kann [29], wahrscheinlich das wichtigste Persönlichkeitsmerkmal für die Ausbildung der essentiellen Hypertonie darstellt. Wadden [96] stellte in seiner Untersuchung mit einem im wesentlichen auf progressiver Muskelentspannung beruhenden Behandlungsansatz eine negative Korrelation zwischen Blutdrucksenkung und psychometrischen Maßen für Typ-A-Verhalten fest. Möglicherweise können sich diese Patienten weniger gut auf die Entspannungstherapie einlassen, wobei der empfundene Zeitdruck vielleicht eine wichtige Rolle spielt.

In einer Untersuchung mit respiratorischem Feedback korrelierte der Faktor „Neurotizismus" des FPI signifikant mit dem Blutdruckabfall [11], doch konnte dieses Ergebnis nicht reproduziert werden [34, 35].

Am besten scheint das State Trait Anxiety Inventory (STAI) mit dem Behandlungserfolg zu korrelieren: Patienten, die besonders gut auf die Behandlung ansprachen, wiesen vor der Behandlung erhöhte Werte in der Ängstlichkeitsskala auf [18, 68, 70], die zudem, wie zuvor erwähnt, im Laufe der Behandlung abfielen [18, 70]. Bei einer Nachuntersuchung nach einem Monat korrelierte die Ängstlichkeit („trait anxiety") positiv mit dem Ausmaß der systolischen Blutdrucksenkung [96]. Eine andere Arbeit konnte zwar keine Vorhersagemöglichkeit des Ansprechens auf eine Entspannungstherapie, die muskuläre Relaxation enthielt, feststellen, jedoch fielen im Rahmen der Therapie die Ängstlichkeitswerte ab [97]. Eine weitere Untersuchung fand allerdings keine Veränderung der Skalenwerte im STAI durch progressive Muskelrelaxation oder durch Temperaturfeedback, wobei die Ausgangswerte nicht erhöht gewesen waren, so daß hier offensichtlich keine Gruppe mit erhöhter Ängstlichkeit untersucht wurde [13].

Viele Versuche wurden auch unternommen, geeignete Patienten aufgrund physiologischer Befunde auszuwählen:

Patienten mit Hypertonie werden häufig je nach Plasmareninspiegel gruppiert [15]. Niedrige Spiegel werden mit einer Hypertonie mit Volumenvermehrung und hohe Spiegel mit einer vasokonstriktorischen Hypertonie, die mit nervalen Faktoren und sympathischer Innervation zusammenhängt, in Verbindung gebracht [24, 56]. Außerdem wurden bei Hypertonikern mit hohem Plasmareninspiegel gehäuft psychologische Auffälligkeiten im Sinne einer erhöhten Ängstlichkeit oder Feindseligkeit gefunden [92], die wiederum sinnvoll mit Aktivitätssteigerungen des sympathischen Nervensystems in Verbindung gebracht werden konnten [24].

Aufgrund dieser Befunde und den Überlegungen über den Zusammenhang zwischen sympathischem Nervensystem, Hypertonie und Entspannungsverfahren könnte angenommen werden, daß Hypertoniker mit erhöhtem Plasmareninspiegel besonders gut auf Entspannung ansprechen.

Dies scheint tatsächlich zuzutreffen: McGardy u. Higgins [68] behandelten Hypertoniker mit einer Kombinationsbehandlung aus EMG-Feedback, Temperaturfeedback und autogenem Training oder progressiver Muskelrelaxation. Von den erfolgreich behandelten Patienten wiesen 91% normale oder hohe Plasmareninspiegel auf, während dies nur bei 33,3% der erfolglos Behandelten der Fall war. Außerdem war die Wahrscheinlichkeit des Ansprechens höher bei Patienten mit klinischen Zeichen einer gesteigerten sympathischen Aktivität wie kalte Hände oder hohe Pulsfrequenz. Die erfolgreichen Patienten wiesen zudem eine signifikant höhere Ausscheidung von Kortisol mit dem Urin auf [68, 70].

Weiterhin gibt es Hinweise dafür, daß Patienten mit milder Hypertonie, die einen erhöhten Ruhepuls und Noradrenalinspiegel sowie psychologisch eine erhöhte Ängstlichkeit aufweisen, mehr als andere Patienten auf eine Entspannungsbehandlung ansprechen [18].

Zusammenfassend kann festgestellt werden, daß erwartungsgemäß diejenigen Patienten am besten auf eine Entspannungsbehandlung ansprechen, die psychologisch eine vermehrte Ängstlichkeit und somatisch eine gesteigerte Aktivität des Sympathikus aufweisen, wobei zwischen diesen beiden Dimensionen natürlich wechselseitige Beeinflussungen bestehen.

Kombinationen mit Medikamenten

Eine Reihe von Untersuchungen hat sich mit der Frage beschäftigt, ob bislang unbehandelte Hypertoniker von einer Entspannungsbehandlung zusätzlich zu einer neu eingeleiteten Pharmakotherapie profitieren. Diese Frage wurde durchweg bejaht [2, 19, 77, 87, 91].

Bei bereits medikamentös eingestellten Hypertonikern kann es durch zusätzliche Behandlung mit einem Entspannungsverfahren [37] oder mit einem multimodalen Ansatz mit Eigenmessungen des Blutdrucks und Entspannungsverfahren sowie kognitiven Elementen zu einer deutlichen Einsparung einer antihypertensiven Medikation ohne Verschlechterung der Blutdruckwerte [58] kommen.

Unter einer multimodalen Therapie einschließlich Feedback der Hauttemperatur, EMG-Feedback, Atemübungen, kognitiven Behandlungsansätzen und Weiterführung der Übungen zuhause konnten 58% der Patienten ihre antihypertensive Medikation absetzen, und der Blutdruck fiel trotzdem noch weiter ab. Dieser Effekt konnte noch nach 33 Monaten bestätigt werden [26].

Zuvor medikamentös schlecht eingestellte Hypertoniker erzielten durch ein zusätzliches Entspannungsverfahren oder durch regelmäßige Blutdruckkontrollen eine Verbesserung ihrer Werte: 69% bzw. 42% der Patienten erreichten diastolische Werte unter 90 mmHg. Vergleichbare Zahlen wurden auch noch nach 2 Jahren festgestellt (64% vs. 48%) [3].

Durch schrittweisen Einsatz von regelmäßigen Messungen, Feedback des systolischen Blutdrucks und Entspannungsverfahren je nach Höhe des Blutdrucks bei 51 zuvor nur medikamentös behandelten Hypertonikern konnten Medikamente eingespart werden [31], was auch zu einer deutlichen Kostenersparnis führte (Vergleich vor und 12 Monate nach Beginn der Studie: Abfall von 318 auf 274 Dollar/Patient/Jahr bei den zusätzlich mit Entspannung und Feedback behandelten Patienten, Anstieg von 359 auf 392 Dollar/Patient/Jahr in einer nur medikamentös behandelten Kontrollgruppe).

Stufenplan der Behandlung

Die Entspannungsverfahren können folgendermaßen in den Stufenplan der Behandlung der Hypertonie eingebaut werden [16, 22]:

Neu entdeckte Patienten mit milder Hypertonie sollten zunächst über mehrere Monate kontrolliert werden. In Anbetracht der Befunde über die antihypertensiven Effekte von Erwartungshaltungen kann die Induktion der Erwartung sinnvoll sein [16]. Positive Effekte können auch durch Eigenmessungen der Patienten hervorgerufen werden. Falls die Werte erhöht bleiben, ist der nächste Schritt die nichtmedikamentöse Behandlung einschließlich Entspannungsverfahren oder Feedback, wobei zuerst Einzel- und dann Kombinationsbehandlungen in Frage kommen (z. B. erst Feedback des Blutdrucks und dann, wenn nicht ausreichend, zusätzlich Entspannung [22]). Selbstverständlich lassen sich Entspannungstechniken sehr gut mit anderen nichtmedikamentösen Ansätzen kombinieren. Erst als dritte Stufe käme die zusätzliche Gabe von Medikamenten in Frage. Bei bislang medikamentös behandelten Hypertonikern kann durch Entspannungsverfahren eine Einsparung von Medikamenten oder eine verbesserte Blutdruckeinstellung erreicht werden.

Ein solcher Stufenplan hängt sehr von der Bereitschaft des Patienten zur Mitarbeit ab. In der Mehrzahl der Untersuchungen mit Langzeitkontrollen konnte die überwiegende Zahl der Patienten zur weiteren Mitarbeit einschließlich Weiterführung der Entspannungstherapie gewonnen werden [78, 80].

Einige Patienten sind für die Entspannungstechniken möglicherweise ungeeignet: Bei manchen Patienten können Entspannungsverfahren mit ihrer Konzentration der Aufmerksamkeit auf körperliche Prozesse zu funktionellen Störungen wie Herzrasen oder Schweißausbrüchen führen, wozu wahrscheinlich hypochondrische Patienten besonders neigen. Ebenso können die Verfahren bei Zwangssymptomatik, starken symbiotischen Tendenzen, hysterieformen Verhaltensformen oder psychotischen Manifestationen ungeeignet sein, wobei je nach Schwere auch eine absolute Kotraindikation vorliegen kann [93].

Einfluß auf Morbidität und Mortalität, zusätzliche Wirkungen

Die durch Entspannungsverfahren möglichen Blutdrucksenkungen bei Patienten mit essentieller Hypertonie sind im Vergleich zu der Wirkung von Medikamenten relativ gering. Dies darf jedoch nicht so verstanden werden, daß dieser Gewinn unbedeutend sei: In einer großen Studie betrug die diastolische Blutdruckdifferenz zwischen medikamentös behandelten Patienten und einer Placebogruppe zwar nur durchschnittlich 5,6 mmHg, aber die Häufigkeit zerebrovaskulärer Ereignisse konnte um die Hälfte gesenkt werden [65]. In einer anderen Studie führte eine diastolische Blutdrucksenkung von 4,3 bzw. 5,4 mmHg bei einem Ausgangsblutdruck von 90–104, bzw. 105–114 mmHg zu einer Reduktion von 20,3% bzw. 13,0% in der Fünfjahresmortalität [42, 43].

Entspannungsverfahren weisen einen weiteren entscheidenden Vorteil gegenüber einer medikamentösen Behandlung auf: Im Gegensatz zu den unerwünsch-

ten Nebenwirkungen der antihypertensiven Medikamente führen Entspannungsverfahren gelegentlich zu erfreulichen Begleitwirkungen: Nach solchen Behand-
lungen fühlen sich zumindest manche Patienten wohler und berichten über weniger Ängstlichkeit [32]. Respiratorisches Feedback bei 13 Hypertonikern führte in
3 Fällen zum Verschwinden anderer Beschwerden, was nicht erwartet worden
war: Migräne, Asthma bronchiale und unklare krampfartige Oberbauchschmer-
zen [34]. Schwangere Frauen wurden in einem Joga-ähnlichen Entspannungsverfahren unterrichtet, das sie auch zuhause üben sollten. Eine Gruppe erhielt
zusätzlich ein Feedback des Hautwiderstandes [62]. Im Vergleich zu Kontrollpersonen wiesen beide Gruppen durchschnittlich niedrigere Blutdruckwerte auf (in
der letzten Schwangerschaftswoche 119,2/79,4 vs. 125,9/83,8 mmHg); die Zahl der
Krankenhausaufenthalte wurde um über 50% reduziert, und es trat seltener eine
Proteinurie auf.

Diese positiven Nebeneffekte der auf Entspannung beruhenden Behandlungsansätze sind in Anbetracht der gelegentlich sehr unangenehmen und teilweise
auch gefährlichen Nebenwirkungen der medikamentösen Therapie ein wichtiges
zusätzliches Argument für den Einsatz dieser Verfahren.

Literatur

1. Agras WS, Horne M, Taylor CB (1982) Expectation and blood pressure lowering effects of
   relaxation. Psychosom Med 44:389–395
2. Agras WS, Southam MA, Taylor CB (1983) Long-term persistence of relaxation-induced
   blood pressure lowering during the working day. J Consult Clin Psychol 51:792–794
3. Agras WS, Taylor CB, Kraemer HC, Southam MA, Schneider JA (1987) Relaxation
   training for essential hypertension at the worksite: II. The poorly controlled hypertensive.
   Psychosom Med 49:264–273
4. Anderson DE (1984) Interactions of stress, salt, and blood pressure. Annu Rev Physiol
   46:143–153
5. Andrews G, Macmahon SW, Austin A, Byrne DG (1982) Hypertension: Comparison of
   drug and non-drug treatments. Br Med J 284:1523–1526
6. Beck AT, Ward CH, Mendelson M, Mock J, Erbaugh J (1961) An inventory for measuring
   depression. Arch Gen Psychiatry 5:561–571
7. Beckmann D, Richter H (1972) Giessen-Test. Huber, Bern
8. Benson H (1975) The relaxation response. Morrow, New York
9. Benson H, Herd JA, Morse WH, Kelleher RT (1969) Behavioral reduction of arterial
   hypertension and its reversal. Am J Physiol 217:30–36
10. Bernstein DA, Borkovec TD (1973) Progressive relaxation training: A manual for the
    helping professions. Research Press, Champaign/IL
11. Bischof F, Buchmüller T, Herrmann JM, Wagner H (1987) Welche Hypertoniker sind für
    eine Entspannungstherapie mit respiratorischem Feedback geeignet? Klin Wochenschr
    [Suppl 9] 65:105
12. Blanchard EB, Miller ST, Abel GG, Haynes MR, Wicker R (1979) Evaluation of biofeed-
    back in the treatment of borderline essential hypertension. J Appl Behav Anal 12:99–109
13. Blanchard EB, McCaffrey RJ, Musso A, Gerardi MA (1987) A controlled comparison of
    thermal biofeedback and relaxation training in the treatment of essential hypertension: III.
    Psychological changes accompanying treatment. Biofeedback Self Regul 12:227–240
14. Brauer AP, Horlick L, Nelson E, Farquhar JW, Agras WS (1980) Relaxation therapy for
    essential hypertension: a veterans administration out-patient study. J Behav Med 2:21–29
15. Caudill MA, Friedman R, Benson H (1987) Relaxation therapy in the control of blood
    pressure. Bibl Cardiol 41:106–119

16. Chesney MA, Black GW (1986) Behavioral treatment of borderline hypertension: An overview of results. J Cardiol Pharmacol [Suppl 5] 8:S 57–S 63
17. Chesney, MA, Black GW, Swan GE, Ward, MM (1987) Relaxation training for essential hypertension at the worksite: I. The untreated mild hypertensive. Psychosom Med 49:250–263
18. Cottier C, Shapiro K, Julius S (1984) Treatment of mild hypertension with progressive muscle relaxation: predictive value of indexes of sympathetic tone. Arch Intern Med 144:1954–1958
19. Crowther JH (1983) Stress management training and relaxation imagery in the treatment of essential hypertension. J Behav Med 6:169–187
20. D'Art DA, Ostfeld D (1975) Crowding: Its effects on the elevation of blood pressure in a prison setting. Prev Med 4:550–566
21. Engel BT, Gaarder KR, Glasgow MS (1981) Behavioral treatment of high blood pressure. I. Analyses of intra- und interdaily variations of blood pressure during a one-month baseline period. Psychosom Med 43:255–270
22. Engel BT, Glasgow MS, Gaarder KR (1983) Behavioral treatment of high blood pressure: III. Follow-up results and treatment recommendations. Psychosom Med 45:23–29
23. Engel-Sittenfeld P (1977) Biofeedback und die Kontrolle autonomer Funktionen: Therapeutische Anwendungen. Med Klin 72:840–847
24. Esler M, Zweifler A, Harburg E, Gardiner H, DeQuattro V (1977) Mild high-renin essential hypertension: neurogenic human hypertension? N Engl J Med 296:405–411
25. Fahrenberg J, Selg H, Hampel R (1973) Freiburger Persönlichkeitsinventar FPI. Hogrefe, Göttingen
26. Fahrion S, Norris P, Green A, Green E, Snarr C (1986) Behavioral treatment of essential hypertension: a group outcome study. Biofeedback Self Regul 11:257–277
27. Falkner B, Onesti G, Angelakos ET, Fernandes M, Langmann C (1979) Cardiovascular response to mental stress in normal adolescents with hypertensive parents. Hemodynamics and mental stress in adolescents. Hypertension 1:23–30
28. Frankel BI, Patel DJ, Horowitz D, Friedwald WT, Gaardner K (1978) Treatment of hypertension with biofeedback and relaxations techniques. Psychosom Med 40:276–293
29. Friedman M, Rosenman RH (1974) Type A behavior and your heart. Knopf, New York
30. Glasgow MS, Gaarder KR, Engle BT (1982) Behavioral treatment of high blood pressure: II. Acute and sustained effects of relaxation and systolic blood pressure biofeedback. Psychosom Med 44:155–170
31. Glasgow MS, Engel BT, D'Lugoff BC (1989) A controlled study of a standardized behavioral stepped treatment for hypertension. Psychosom Med 51:10–26
32. Goldberg RJ (1982) Anxiety reduction by self-regulation: theory, practice, and evaluation. Ann Intern Med 96:483–487
33. Goldstein IB, Shapiro D, Thananopavaran C, Sambhi MP (1982) Comparison of drug and behavioral treatments of essential hypertension. Health Psychol 1:7–26
34. Gross M, Kinader H, Klußmann R, Middeke M (1989) Antihypertensive Behandlung mit respiratorischem Feedback. MMW 131:270–272
35. Gross M, Böttcher S, Middeke M (1989) Vergleich der Wirkung von unspezifischer Entspannung und respiratorischem Feedback bei der Behandlung der essentiellen Hypertonie. Klin Wochenschr [Suppl 16] 67:83
36. Harrell JP (1980) Psychosocial factors and hypertension: a status report. Psychol Bull 87:482–501
37. Hatch JP, Klatt KD, Supik JD, Rios N, Fisher JG, Bauer RL, Shimotsu GW (1985) Combined behavioral and pharmacological treatment of essential hypertension. Biofeedback Self Regul 10:119–138
38. Hathaway SR, McKinley JC (1967) The Minnesota Multiphasic Personality Inventory (revised). Psychological Corporation, New York
39. Health and Public Policy Committee, American College of Physicians (1985) Biofeedback for hypertension. Ann Intern Med 102:709–715
40. Hoelscher TJ, Lichstein KL, Rosenthal TL (1986) Home relaxation practice in hypertension treatment: objective assessment and compliance induction. J Consult Clin Psychol 54:217–221

41. Hoffman JW, Benson H, Arns PA, Stainbrook GL, Landsberg L, Young JB, Gill A (1982) Reduced sympathetic nervous system responsivity associated with the relaxation response. Science 215:190–192
42. Hypertension Detection and Follow-up Program Cooperative Group (1979) Five-year findings of the hypertension detection and follow-up program: I. Reduction in mortality of persons with high blood pressure, including mild hypertension. JAMA 242:2562–2571
43. Hypertension Detection and Follow-up Program Cooperative Group (1979) Five-year findings of the hypertension detection and follow-up program: II. Mortality by race-sex and age. JAMA 242:2572–2577
44. Irvine MJ, Johnston DW, Jenner DA, Marie GV (1986) Relaxation and stress management in the treatment of essential hypertension. J Psychosom Res 30:437–450
45. Jacob R, Kraemer H, Agras W (1977) Relaxation therapy in the treatment of hypertension: a review. Arch Gen Psychiatry 34:1417–1427
46. Jacob RG, Fortmann SP, Kraemer HC, Farquhar JW, Agras WS (1985) Combining behavioral treatments to reduce blood pressure: a controlled outcome study. Behav Modif 9:32–54
47. Jacob RG, Shapiro AP, Reeves RA, Johnson AM, McDonald RH, Coburn PC (1986) Relaxation therapy for hypertension. Comparison of effects with concomitant placebo, diuretics, and β-blocker. Arch Intern Med 146:2335–2340
48. Jacobsen E (1929) Variation of blood pressure with skeletal muscle tension and relaxation. Ann Intern Med 12:1194–1212
49. Jacobson E (1938) Progressive relaxation. Univ of Chicago Press, Chicago
50. Johnston DW (1985) Invited review psychological interventions in cardiovascular disease. J Psychosom Res 29:447–456
51. Joint National Committee on Detection, Evaluation and Treatment of high blood pressure (1984) The 1984 Report of the Joint National Committee on Detection, Evaluation and Treatment of high blood pressure. Arch Intern Med 144:1045–1057
52. Joint National Committee on Detection, Evaluation, and Treatment of high blood pressure (1986) Nonpharmacological approaches to the control of high blood pressure. Final report of the subcommittee on nonpharmacological therapy of the 1984 Joint National Committee on Detection, Evaluation, and Treatment of high blood pressure. Hypertension 8:444–467
53. Julius S, Esler M (1975) Autonomic nervous cardiovascular regulation in borderline hypertension. Am J Cardiol 36:685–696
54. Kaplan NM (1985) Non-drug treatment of hypertension. Ann Intern Med 102:359–373
55. Kasl SV, Cobb S (1970) Blood pressure changes in men undergoing job loss: a preliminary report. Psychosom Med 32:19–38
56. Laragh J, Letcher R, Pickering T (1979) Renin profiling for diagnosis and treatment of hypertension. JAMA 241:11–156
57. Laughlin KD, Fisher L, Sherrard DJ (1979) Blood pressure reductions during self-recording of home blood pressure. Am Heart J 98:629–634
58. Lehnert H, Kaluza K, Vetter H, Losse H, Dorst K (1987) Long-term effects of a complex behavioral treatment of essential hypertension. Psychosom Med 49:422–430
59. Libo LM, Arnold GE (1983) Relaxation practice after biofeedback therapy: a long-term follow-up study of utilization and effectiveness. Biofeedback Self Regul 8:217–227
60. Light K, Obrist P (1980) Cardiovascular reactivity to behavioral stress in young males with and without marginally elevated causal systolic pressures. Comparison of clinic, home and laboratory measures. Hypertension 2:802–808
61. Light KC, Koepke JP, Obrist JA, Willis PW (1983) Psychological stress induces sodium and fluid retention in men at high risk for hypertension. Science 220:429–431
62. Little BC, Hayworth J, Benson P, Hall F, Beard RW, Dewhurst J, Priest GR (1984) Treatment of hypertension in pregnancy by relaxation and biofeedback. Lancet I:865–867
63. Luborsky L, Crist-Christoph P, Brady JP, Kron RE, Weiss T, Cohen M, Levy L (1982) Behavioral versus pharmacological treatments for essential hypertension: a needed comparison. Psychosom Med 44:203–213
64. Luthe W (1969) Autogenic therapy, vol 1–5. Grune & Stratton, New York
65. Management Committee (1980) The australian therapeutic trial in mild hypertension. Lancet I:1261–1267

66. Management Committee of the Australian Therapeutic Trial in mild Hypertension (1982) Untreated mild hypertension. Lancet I:185–191
67. Marmot MG (1985) Psychosocial factors and blood pressure. Prev Med 14:451–465
68. McGrady A, Higgins JT (1989) Prediction of response to biofeedback-assisted relaxation in hypertensives: development of a hypertensive predictor profile (HYPP). Psychosom Med 51:277–284
69. McGrady AV, Yonker R, Tan SY, Fine TH, Woerner M (1981) The effect of biofeedback-assisted relaxation training on blood pressure and selected biochemical parameters in patients with essential hypertension. Biofeedback Self Regul 6:343–355
70. McGrady A, Utz SW, Woerner M, Bernal GAA, Higgins JT (1986) Predictors of success in hypertensive treatment with biofeedback-assisted relaxation. Biofeedback Self Regul 11:95–103
71. Middeke M, Beck B (1989) Erfolgreiche ambulante Gewichtsreduktion bei mittelschwerer Hypertonie – eine retrospektive Untersuchung. Z Allg Med 65:598–601
72. Middeke M, Remien J, Block LH, Kirzinger S, Landrock A, Holzgreve H (1983) Beta$_2$-adrenoceptors density on membranes and on intact mononuclear cells in essential hypertension. Res Exp Med 183:227–232
73. Middeke M, Remien J, Holzgreve H (1984) The influence of sex, age, blood pressure and physical stress on β_2-adrenoceptor density of mononuclear cells. J Hypertens 2:261–264
74. Miller NE (1978) Biofeedback and visceral learning. Ann Rev Psychol 29:373–404
75. Morrell EM, Hollandsworth JG (1986) Norepinephrine alterations under stress conditions following the regular practise of meditation. Psychosom Med 48:270–277
76. Patel C (1975) Twelve-month follow-up of yoga and bio-feedback in the management of hypertension. Lancet I:62–64
77. Patel C, North WRS (1975) Randomised controlled trial of yoga and biofeedback in management of hypertension. Lancet II:93–95
78. Patel C, Marmot MG, Terry DJ (1981) Controlled trial of biofeedback-aided behavioural methods in reducing mild hypertension. Br Med J 282:2005–2008
79. Patel C, Marmot MG, Terry DJ, Carruthers M, Hunt B, Patel M (1985) Trial of relaxation in reducing coronary risk: four year follow up. Br Med J 290:1103–1106
80. Peled-Ney R, Silverberg DS, Rosenfeld JB (1984) A controlled study of group therapy in essentiel hypertension. Isr J Med Sci 20:12–15
81. Pender NJ (1985) Effects of progressive muscle relaxation training on anxiety and health locus of control among hypertensive adults. Res Nurs Health 8:67–72
82. Pickering G, Harshfield GA, Kleinert HD, Blank S, Laragh JH (1982) Blood pressure during daily activities, sleep, and exercise. JAMA 44:389–395
83. Schultz JH ([18] 1987) Das autogene Training. Thieme, Stuttgart
84. Seer P (1979) Psychological control of hypertension: review of the literature and methodological critique. Psychol Bull 86:1015–1043
85. Shapiro AP (1960) Psychophysiologic pressor mechanisms in hypertensive vascular disease. Ann Intern Med 53:64–83
86. Shapiro AP, Schwartz GE, Ferguson DCE, Redmond DP, Weiss SM (1977) Behavioral methods in the treatment of hypertension: a review of their clinical status. Ann Intern Med 86:626–636
87. Southam MA, Agras WS, Taylor CB, Kraemer HC (1982) Relaxation training: blood pressure lowering during the working day. Arch Gen Psychiatry 39:715–717
88. Spielberger CD, Gorsuch RL, Lushene RE (1970) STAI, Manual for the State-Trait Anxiety Inventory. Consulting Psychological Press, Palo Alto/CA
89. Sterman MB (1975) Neurophysiologische und klinische Studien zum sensomotorischen EEG-Biofeedback-Training: Effekte bei Epilepsie. In: Legewie H, Nusselt L (Hrsg) Biofeedback-Therapie. Lernmethoden in der Psychosomatik, Neurologie und Rehabilitation. Urban & Schwarzenberg München, S239–254
90. Stone RA, De Leo J (1976) Psychotherapeutic control of hypertension. N Engl J Med 294:80–84
91. Taylor CB, Farquhar JW, Nelson E, Agras S (1977) Relaxation therapy and high blood pressure. Arch Gen Psychiatry 34:399–432

92. Thailer S, Friedman R, Harshfield G, Pickering T (1985) Psychological differences between high-, normal- und low-renin hypertensives. Psychosom Med 47:294–297
93. Vaitl D (1978) Entspannungstechniken. In: Pongratz LJ (Hrsg) Klinische Psychologie. Hogrefe, Göttingen (Handbuch der Psychologie, Bd 8/2)
94. Vaitl D (1982) Entspannungsverfahren. In: Bastine R, Fiedler PA, Grawe K, Schmidtchen S, Sommer G (Hrsg) Grundbegriffe der Psychotherapie. Edition Psychologie, Weinheim S 59–61
95. Vaitl C (1982) Psychological management of essential hypertension. Contrib Nephrol 30:87–91
96. Wadden TA (1983) Predicting treatment response to relaxation therapy for essential hypertension. J Nerv Ment Dis 171:683–689
97. Wadden TA (1984) Relaxation therapy for essential hypertension: specific or nonspecific effects? J Psychosom Res 28:53–61
98. Wadden TA, Luborski L, Greer S, Crist-Christoph P (1984) The behavioral treatment of essential hypertension: an update and comparison with pharmacological treatment. Clin Psychol Rev 4:403–429
99. Whyte HM (1983) Psychological methods of lowering blood pressure. Med J Austr [Suppl] 1:S13–S16
100. Wittrock DA, Blanchard EB, McCoy GC (1988) Three studies on the relation of process to outcome in the treatment of essential hypertension with relaxation and thermal biofeedback. Behav Res Ther 26:53–66
101. Zurawski RM, Smith TW, Houston BK (1987) Stress management for essential hypertension: comparison with a minimally effective treatment, predictors of response to treatment, and effects on reactivity. J Psychosom Res 31:453–462

6 Hypertonie

Überblick für die Praxis

Hypertonie und Sport

Risikofaktor körperliche Inaktivität

Aus vielen epidemiologischen Daten und einigen Interventionsstudien ist körperliche Inaktivität klar als Risikofaktor für Herz-Kreislauf-Erkrankungen abzuleiten. Welche Ursachen hierfür letztlich verantwortlich sind, z. B. eine Erniedrigung des HDL-Cholesterins oder ein Anstieg der Herzfrequenz, ist noch nicht endgültig geklärt.

Einsatz des Sports als Mittel gegen Hypertonie

Ausdauersportarten sind geeignet, den Blutdruck zu senken. Die zugrundeliegenden Mechanismen sind:
1. Salz- und Flüssigkeitsverlust,
2. Gewichtsabnahme,
3. Umstellung der vegetativen Reaktionslage,
4. Complianceverbesserung als indirekte Folge.

Es gibt für jeden Schweregrad der Hypertonie sportliche Möglichkeiten. Sport ist aber als therapeutische Maßnahme um so effektiver, je geringer der Schweregrad und je kürzer die Manifestationsdauer ist. In Kombination mit anderen nichtmedikamentösen Maßnahmen erhöht sich seine Effektivität. Bei schwereren Hypertonieformen sollte die Intensität dem Ausmaß der Krankheit angepaßt sein, um nicht neue Probleme zu induzieren.

Reaktion des Blutdrucks auf Sport

Volumenarbeit, verursacht durch dynamische Belastungsformen wie Laufen, Schwimmen und Radfahren, läßt den Blutdruck in Relation zur Belastungsintensität relativ gering ansteigen.

Druckarbeit, verursacht durch statische Kraftbelastungen, läßt den Blutdruck überproportional steil systolisch wie diastolisch ansteigen. *Preßatmung* (erforderlich bei hohen Krafteinsätzen) läßt den Blutdruck stark schwanken.

Labortests wie die Fahrradergometrie oder statische Tests können Aussagen über die Qualität des Blutdruckanstiegs liefern, zuverlässige quantitative Aussagen über das Ausmaß der Blutdruckreaktion außerhalb des Labors sind aber nicht möglich.

Die relativ kurzen Blutdruckanstiege im Sport tragen nicht zur Entwicklung hypertoniebedingter Organschäden bei. Gefahren bestehen evtl. bei schon vorgeschädigten Gefäßen durch plötzliche starke Blutdruckanstiege, wie sie bei hohen Kraftbelastungen, besonders den statischen Belastungen, beobachtet werden.

Geeignete Sportarten bei Hypertonie

Die Eignung einer Sportart als Maßnahme gegen eine Hypertonie ergibt sich aus folgenden Kriterien:

● Art der Belastung	→ dynamisch besser als statisch
● Kraftanteil	→ möglichst niedrig
● Belastungsintensität	→ niedrig bis mittel
● Belastungsdauer	→ mittlere Dauer in Abhängigkeit vom Trainingszustand
● psychische Beanspruchung,	→ locker mit „gezügeltem" Ehrgeiz
● individuelle motorische Vorerfahrung	→ je besser die motorische Vorerfahrung, um so günstiger

Punktetabelle zur Bewertung von Sportarten bezüglich ihrer Eignung für Hypertoniker. 6–9 Punkte: Sportart für Hypertoniker geeignet, 10–11 Punkte: Sportart bedingt für Hypertoniker geeignet, 12 und mehr Punkte: Sportart für Hypertoniker nicht geeignet

			mittel		
Art der Belastung:	dynamisch	1	2	3	statisch
Kraftanteil:	gering	1	2	3	hoch
Belastungsintensität:	gering	1	2	3	hoch
Belastungsdauer:	adäquat	1	2	3	inadäquat
Psychische Beanspruchung:	gering	1	2	3	hoch
Motorische Vorerfahrung:	gut	1	2	3	gering

Hieraus ergeben sich geeignete und weniger geeignete Sportarten für Hypertoniker:

Sport bei Hochdruck	
Geeignet:	*Nicht geeignet:*
Laufen	Kraftsport
Wandern (bergan)	(Gewichtheben, Bodybuilding)
Radfahren	Geräteturnen
Langlauf	Abfahrtslauf
Schwimmen (bedingt)	Surfen, Tauchen
Tennis (bedingt)	Wettkampfsport

Hypertonie – Sport als Therapeutikum

K. Völker

Einleitung

Einer repräsentativen Umfrage nach Opaschowski 1987 [23] zufolge bezeichnen sich 45% (22 Mio.) der bundesrepublikanischen Bevölkerung über 14 Jahre als Freizeitsportler. Lediglich 2% (1 Mio.) hiervon sind Leistungssportler. 21% (10 Mio.) betreiben als Aktivsportler regelmäßig und 22% (11 Mio.) als Gelegenheitssportler weniger regelmäßig Sport. Unter dem Anteil von 55% Nichtsportler finden sich noch 31% (15 Mio.) am Sport Interessierte. Vor dem Hintergrund dieser Zahlen ist es offenkundig, daß der Arzt in der Betreuung mit Fragen über sportliche Belastungen konfrontiert wird. Bei einer geschätzten Zahl von 8 Mio. Hypertonikern wird der Anteil derer, bei denen Sportinteresse und Hochdruck zusammentreffen, nicht unerheblich sein.

Die beiden wesentlichen Fragen, mit denen der Arzt in diesem Zusammenhang konfrontiert wird, lauten:
– Kann man *gegen* den Bluthochdruck Sport treiben?
– Kann man *mit* dem Bluthochdruck Sport treiben?

Sport als Mittel gegen den Bluthochdruck

Präventive Aspekte

In allen epidemiologischen Studien ist unstrittig, daß Bluthochdruck ein Risikofaktor für die Entstehung der Arteriosklerose und deren Folgeerkrankungen ist. Der Bewegungsmangel kann nach dem heutigen Stand der Literatur nicht als Risikofaktor eingestuft werden, wenn er der einzige Risikofaktor ist [9]. In Verbindung mit anderen Risikofaktoren, etwa dem Bluthochdruck, wirkt der Bewegungsmangel aggravierend. Gezieltes körperliches Training kann einen Schutzfaktor darstellen, der nachweislich die Inzidenz arteriosklerotischer Folgeerkrankungen reduzieren kann. Epidemiologische Studien [21, 24] belegen den präventiven Effekt körperlicher Aktivität in Abhängigkeit vom Kalorienverbrauch. In der Primärprävention scheint demnach die Frage nach der geeigneten Sportart zweitrangig; entscheidend ist die Erhöhung des Kalorienverbrauchs. Hierzu ist neben einer sportlichen Betätigung auch eine körperlich aktive Lebensführung relevant. Im Alltag äußert sich dies etwa durch die Benutzung von Treppen statt des Aufzugs oder darin, daß überschaubare Strecken zu Fuß und nicht mit dem Wagen zurückgelegt werden.

Therapeutische Aspekte

Ob Sport in der Lage ist, den Blutdruck bei Hypertonikern zu senken, war lange Zeit umstritten. Eine Reihe von kontrollierten wie nicht kontrollierten Studien konnte jedoch belegen, daß dem Sport eine therapeutische Funktion in der Hochdruckbehandlung zukommt. Sportprogramme können sowohl den Druck in Ruhe als auch den Druck unter körperlicher Belastung senken. Eine Übersicht über die relevanten Studien findet sich bei Fagard [3].

Welche Mechanismen tragen zur Blutdrucksenkung durch Sport bei?

Die Blutdrucksenkung durch Sport kann über verschiedene Mechanismen erklärt werden [30]:
1. Flüssigkeits- und Salzverlust durch den Schweiß,
2. Gewichtsabnahme durch erhöhten Kalorienverbrauch,
3. Umstellung der vegetativen Reaktionslage,
4. Complianceverbesserung durch gesteigertes Körperbewußtsein.

Zu 1:
Der Flüssigkeits- und Salzverlust über den Schweiß kann je nach Umfang und Intensität der Sportart beträchtlich sein. Größenordnungen von 1–2 l sind bei entsprechend warmen Umgebungstemperaturen zu erwarten. Die dadurch verursachte Reduktion des zirkulären Volumens führt zu einem deutlichen Druckabfall. Da in der Erholungsphase der Flüssigkeitsverlust durch Trinken wieder ausgeglichen wird, handelt es sich bei der Drucksenkung häufig nur um einen passageren Effekt. Länger andauernde Absenkungen können nur über den Salzverlust erklärt werden, der sich bei entsprechender Salzrestriktion in der Erholungsphase nicht so schnell wieder ausgleicht.

Zu 2:
Die Gewichtsabnahme durch sportliche Aktivität wird i. allg. deutlich überschätzt [37, 39]. Bei einer Belastungsintensität, die längere Zeit durchgehalten werden kann, muß man von einem Kalorienverbrauch von ca. 10–15 kcal/min für nicht spezifisch trainierte Normalpersonen ausgehen. Um nennenswert Kalorien zu verbrennen, muß sich die sportliche Aktivität über eine relativ lange Zeitdauer erstrecken.

Soll durch körperliche Aktivität das Gewicht reduziert werden, so spielt neben der Dauer der Belastung auch die Intensität eine wichtige Rolle. Fettsäuren können nur dann im Energiestoffwechsel als Brennstoff verwertet werden, wenn die O_2-Aufnahme und der O_2-Verbrauch im Gleichgewicht sind, d. h. wenn aerob gearbeitet wird. Anaerobe Arbeit führt ausschließlich zur Kohlenhydratverbrennung, eine Reduktion der Fettdepots kann bei hoher Intensität nicht erreicht werden.

Längerfristig läßt sich der bei akuter Belastung gering anmutende Kalorienverbrauch durch Veränderung des Substratanteils bei der Verbrennung verbessern.

Der prozentuale Anteil der Fettverbrennung am Energieumsatz kann deutlich gesteigert werden.

Eine Gewichtsabnahme durch Sport kann erfahrungsgemäß im Rahmen einer breitensportlichen Aktivität 2- bis 3mal die Woche mit einer Dauer von 20–30 min kaum erfolgen. Eine Reduzierung der Kalorienzufuhr durch Nahrungsumstellung oder gezielte Diät kann den Effekt der sportlichen Aktivität unterstützen. Beide Maßnahmen zusammen ergänzen sich bei der Gewichtsreduktion. Der Nutzen, den ein Hochdruckpatient durch die Gewichtsreduzierung erzielt, wird mit 2–3 mmHg pro kg Gewichtsabnahme angegeben.

Zu 3:
Im Rahmen der Adaptation an körperliches Training kommt es zu einer Umstellung in der vegetativen Steuerung [36]. Die Verbesserung der motorischen Hauptbeanspruchungsformen Kraft und Koordination führt dazu, daß die Stimuli aus der Peripherie, die die Zirkulation und damit den Blutdruck antreiben, bei sportlicher Aktivität wie bei Alltagsaktivität abgeschwächt werden. Ausdauertraining dämpft die Sympathikusaktivität und erhöht die Rezeptorsensibilität für vagale Impulse. Es kommt zu einer Gesamtverschiebung der vegetativen Reaktionslage von der Ergotropie in Richtung Trophotropie. Das Ausdauertraining zeigt hierbei Parallelen zur β-Blockertherapie.

Hochdruckkranke, bei denen v. a. die hyperzirkulatorische Komponente im Vordergrund steht, profitierten von dieser vegetativen Umstellung. Die Größenordnung der Blutdrucksenkung des systolischen Wertes kann 15–20 mmHg erreichen, in Einzelfällen kann sie sogar höher ausfallen.

Zu 4:
Die Verbesserung der Patientencompliance durch Sport ist schwerlich in einer Blutdrucksenkung in mmHg auszudrücken. Bei der aufgrund des zumeist fehlenden Leidensdrucks bekannten schlechten Mitarbeit der Hochdruckpatienten sind Maßnahmen, die die Compliance verbessern, von eminent großer Bedeutung. Im Sport bieten sich vielfältige Möglichkeiten, die Körperwahrnehmung zu schulen und Körpererfahrung zu sammeln. Dies beinhaltet sowohl positive wie negative Erfahrungen, positive Erfahrungen, indem man durch Erleben seiner eigenen Leistungsfähigkeit Selbstvertrauen gewinnt, negative Erfahrungen, indem man vielfältig an die Grenzen seiner körperlichen Leistungsfähigkeit stößt und die Defizite offenkundig werden. So wird z. B. Übergewicht im Alltag kaum als Behinderung apparent, in vielen Sportdisziplinen ist Übergewicht jedoch ein offensichtliches Handicap.

Das durch Sport entwickelte Körperbewußtsein hat keine direkten Auswirkungen auf den Blutdruck, es ist jedoch in vielen Punkten der nichtmedikamentösen Hochdrucktherapie hilfreich. Positive Körpererfahrung, aber auch das Erfahren von Defiziten, kann die Langzeitmotivation zur Beibehaltung körperlicher Aktivität oder diätetischer Maßnahmen fördern. Verbesserungen der Körperwahrnehmung können die Durchführung und Effizienz von Entspannungstechniken verbessern. Ein gestärktes Körperbewußtsein mit dem Ziel einer risikoärmeren Lebensführung kann ein Schlüssel zur Verhaltensänderung sein.

Welcher Patient darf Sport treiben?

Jeder Hypertoniker, unabhängig vom Schweregrad der Erkrankung, kann Sport treiben. Selbst bei maligner Hypertonie lassen sich über gezielte Bewegungsprogramme positive Effekte erreichen.

Bei der malignen Hypertonie mit deutlichen Organmanifestationen ist der Schwerpunkt von Bewegungsprogrammen auf die Koordinationsverbesserung und die Entwicklung der lokalen Muskelausdauer ausgerichtet. Ziel ist die Ökonomisierung der Bewegung und das Herabsetzen der peripheren Kreislaufstimuli. Klassische Sportarten oder Sportdisziplinen sind in dem Bewegungsprogramm nicht oder nur in Elementen vertreten, die der Belastbarkeit der Patienten entsprechen. Die Durchführung derartiger Rehabilitationsprogramme ist im Gruppenrahmen oder als Einzelmaßnahme unter fachkundiger Anleitung denkbar. Einzelne Elemente sind nach vorhergehender Anleitung auch selbsttätig und allein durchzuführen. Von autodidaktischen Versuchen der Patienten, selbst ein Bewegungsprogramm zu entwickeln, sollte man abraten.

Älteren Hypertonikern und solche mit schweren Hypertonien stehen noch eine Reihe von Sportarten offen. Eine suffiziente medikamentöse Einstellung der Hypertonie vorausgesetzt, kann diese Gruppe von Patienten eine Reihe von Ausdauersportarten wie Wandern, Skiwandern, Radfahren in der Ebene, Schwimmen o. ä. ausüben. Funktionelle gymnastische Übungen mit dem Ziel der Lockerung, Dehnung und auch Kräftigung des Bewegungsapparates sollten als vorbereitende und begleitende Maßnahmen integriert werden. Selbst sog. „kleine Spiele", in denen die Geschicklichkeit und Reaktion vor den intensiven, schnellen Körperaktionen stehen, sind geeignet. Zu diesen Spielen zählen Familytennis, Federball, Boccia, Crocket, Frisbee u. ä. Bei entsprechender motorischer Vorerfahrung läßt sich der Katalog der vertretbaren Sportarten u. U. erweitern. Voraussetzung ist jedoch, daß die Koordination in der Sportart so gut ausgeprägt ist, daß die Intensität kontrolliert, d. h. niedrig gehalten wird. Sportarten mit hohem Krafteinsatz, großer Schnelligkeitsbeanspruchung und solche, die die Gefahr einer überschäumenden Emotion in sich bergen, sollten gemieden werden. Patienten mit gut eingestellter, mittelschwerer und v. a. milder Hypertonie stehen noch weitere Sportarten offen. Die Einschränkung, Sportarten mit hohem Krafteinsatz und größeren Anforderungen an die Schnelligkeit zu meiden, besteht auch für diese Gruppe. Die Grenzziehung ist jedoch etwas großzügiger zu handhaben, v. a. dann, wenn eine langjährige Erfahrung, also eine gute Koordination, vorausgesetzt werden kann.

Patienten mit labiler Hypertonie, Grenzwerthypertonikern und Belastungshypertonikern braucht man, sofern sie noch jung sind, kaum Auflagen für ihr Sporttreiben zu machen. Der relativ geringe Prozentsatz junger Patienten, die in absehbarer Zeit eine Hypertonie entwickeln [1], rechtfertigt stark eingreifende restriktive Maßnahmen nicht. In der Beratung sollte besonders in den Fällen, in denen eine positive Familienanamnese für Hochdruck vorliegt, auf die Problematik von Kraft- und Schnellkraftsportarten hingewiesen werden. Bei älteren Grenzwerthypertonikern, v. a. wenn zusätzlich ein steiler (belastungspositiver) Blutdruckanstieg bei Belastung vorliegt, ist mit einer deutlich höheren Inzidenzrate einer manifesten Hypertonie zu rechnen. Bei der Beratung sollte daher mit mehr Nachdruck auf die Bevorzugung ausdauerbetonter Sportarten hingewiesen werden.

Welcher Hypertoniker profitiert vom Sport als Therapeutikum?

Bei aller differenzierten Erörterung des Sports in diesem Beitrag sollte nicht vergessen werden, daß Bewegung und Sport nur *eine* Maßnahme der nichtmedikamentösen Therapie der Hypertonie ist [30]. Ihre Effizienz wächst, wenn sie mit einer anderen Maßnahme gekoppelt wird.

Die Erfolgsaussichten, mit Bewegung und Sport therapeutische Effekte im Sinne einer Blutdrucksenkung zu erreichen, sind um so größer, je geringer der Schweregrad und je kürzer die Manifestationsdauer der Hypertonie sind. Bei labilen und grenzwertigen Hypertonien sind z. T. deutliche Blutdrucksenkungen zu verzeichnen. Dies gilt besonders, wenn die hyperzirkulatorische Komponente stark ausgeprägt ist. Auch bei milder Hypertonie bestehen gute Aussichten; bei diesen Patienten ist ein zeitlich begrenzter Therapieversuch mit nichtmedikamentösen Maßnahmen, also Sport und/oder zusätzliche Maßnahmen, gerechtfertigt.

Je ausgeprägter der Schweregrad und je länger die Dauer der Hypertonie sind, um so geringer werden die Aussichten, nennenswerte blutdrucksenkende Effekte durch Sport zu erreichen [6, 17, 33]. Die medikamentöse Therapie rückt hier an die erste Stelle. Trotzdem hat auch bei diesen Patienten der Sport als angewandte Maßnahme therapeutische Effekte. Nachweislich wirkt Sport, v. a. in Form des Ausdauersports, auch auf andere gesundheitlich relevante Faktoren. Exemplarisch sei hier auf die positive Beeinflussung des Lipidstoffwechsels, des Zuckerstoffwechsels, des Immunsystems, der rheologischen Eigenschaften u. ä. hingewiesen [8, 9]. Diese Faktoren reichen aus, Sport als angewandte Maßnahme in den Therapieplan eines Hypertonikers zu integrieren, selbst wenn blutdrucksenkende Effekte nicht oder kaum zu erwarten sind.

*Welche Stellung hat Sport im Rahmen der nichtmedikamentösen
Hochdrucktherapie?*

Die Gewichtung von Sport als Hochdrucktherapeutikum kann nur individuell patientenbezogen erfolgen. Entscheidend für die potentiellen Effekte ist v. a. die Akzeptanz dieser Maßnahme. Ein nicht sportlich interessierter Patient wird die verordnete Bewegungstherapie als „bittere Pille" vielleicht vorübergehend akzeptieren. Die wichtigste Voraussetzung für einen längerfristigen Therapieerfolg, die Dauerhaftigkeit, wird sich jedoch nicht einstellen. Ein derart eingestellter Patient wird andere nichtmedikamentöse Maßnahmen vielleicht besser akzeptieren. Der Stellenwert des Sports im Rahmen des Therapieplanes ist für jeden Patienten individuell auszuloten.

Wodurch unterscheidet sich der Sport von anderen nichtmedikamentösen Therapiemaßnahmen?

Ein wesentliches Kriterium, das Bewegung und Sport von anderen nichtmedikamentösen Maßnahmen unterscheidet, ist die Aufforderung an den Patienten, aktiv zu werden. Ein großer Teil der anderen nichtmedikamentösen Maßnahmen basiert z.T. auf Vermeidungsstrategien. Bewegung und Sport heißt nicht etwas lassen oder vermeiden, sondern etwas aktiv tun. Sport als Therapie bietet zudem die Möglichkeit, daß die Sekundärmotivation, etwas gegen seine Krankheit zu tun, abgelöst wird durch eine Primärmotivation, etwas für sich aus Spaß und Freude zu tun.

Die gesundheitlichen Auswirkungen werden so zum positiven Nebeneffekt. Eine derartige Umschichtung der Motivationslage wäre die beste Voraussetzung für eine dauerhafte Integration des Sports in den Lebensplan eines Patienten. Bei der Verordnung der Sporttherapie sollte man bedenken, daß ein zusätzlicher, zeitlicher Aufwand zur Durchführung des Sports notwendig ist. Die Einnahme von Tabletten kostet nur wenige Sekunden; sein Ernährungsverhalten zu ändern, heißt ein tagtäglich notwendiges Verhalten zu modifizieren. Sport zu treiben bedeutet zusätzlichen „nicht lebensnotwendigen" Zeitaufwand. Bei einer therapeutischen Minimaldosis erfordert dies 2- bis 3mal pro Woche 20–30 min. Mit Umziehen, Vorbereitung und Duschen ist jeweils ein Zeitaufwand von ca. 1 h zu veranschlagen. Bei ungünstiger Wohnlage, etwa im Innenstadtbereich, kann durch die Anfahrtswege der Zeitaufwand noch deutlich größer werden. Auch diese Aspekte sollten bei der Verordnung mitbedacht werden und mit dem Patienten besprochen werden.

Als Motivationshilfe sollte man den Patienten neben den positiven gesundheitlichen Auswirkungen auch auf den emotionalen sowie funktionellen Zugewinn hinweisen. Eine gesteigerte Leistungsfähigkeit ermöglicht in vielen Fällen eine Erweiterung des Handlungsspielraums. Nach der Alltagsbelastung bleibt noch Kraft für zusätzliche Aktivitäten. Die zeitliche Investition für ein sportliches/ therapeutisches Training ist also kein Zeitverlust, sondern ein Zeitgewinn.

Sport und medikamentöse Therapie – ein Widerspruch?

Medikamentöse Therapie und Bewegungs- und Sporttherapie sind keine konkurrierenden, sondern sich ergänzenden Maßnahmen.

Bei milder Hypertonie sollte der erste, zeitlich begrenzte Therapieversuch mit nichtmedikamentösen Maßnahmen durchgeführt werden, bevor man eine medikamentöse Therapie in Erwägung zieht. Sport ist eine dieser Maßnahmen.

Bei mittelschweren und schweren Hypertonieformen steht vor der Bewegungs- und Sporttherapie zunächst die suffiziente medikamentöse Einstellung des Hypertonikers.

Da es u.U. Interferenzen zwischen medikamentöser Therapie und Sport geben kann, seien hier kurz für die Basistherapeutika einige Aspekte erwähnt.

Die deutlichste und zuverlässigste Blutdrucksenkung unter Belastung weisen die β-Rezeptorenblocker auf. Kalziumantagonisten und ACE-Hemmer zeigen ebenfalls eine Wirkung auf den Blutdruck unter Belastung. Das Ausmaß liegt häufig jedoch unter dem der β-Rezeptorenblockade. Die blutdrucksenkenden Effekte von Diuretika sind häufig nur in Ruhe und kaum unter Belastung ausgeprägt [5, 26, 34].

β-Rezeptorenblocker interferieren mit dem Energiestoffwechsel, indem sie die belastungsinduzierte Glykogenolyse und Lipolyse hemmen [4, 18]. Dies führt bei intensiver Sportausübung nicht selten zu Muskelmißempfindungen und Leistungseinbußen. β-Blocker werden daher von intensiv ausdauersporttreibenden Patienten schlecht toleriert. – Es sei ausdrücklich darauf hingewiesen, daß Freizeitsportler, die 1- bis 2mal pro Woche mit geringem Aufwand Sport treiben, häufig von derartigen Symptomen nicht betroffen sind. – Bei Ausdauersportlern sollte mitbedacht werden, daß die β-Blockade durch die Frequenzreduktion eine deutliche Schlagvolumenvergrößerung erzwingt [27]. Ob diesem Faktor langfristig eine pathophysiologische Bedeutung zukommt, ist unklar. Bei diabetischer Stoffwechsellage kann es v. a. unter nicht kardioselektiven β-Rezeptorenblockern bei langer Belastung zu hypoglykämischen Zuständen kommen [11, 16].

Kalziumantagonisten und ACE-Hemmer interferieren nicht mit dem muskulären Energiestoffwechsel und erzeugen daher auch keine Einschränkungen der Leistungsfähigkeit [3, 13, 34]. Sportler mit geschulter Körperwahrnehmung reagieren jedoch häufig sensibler auf die Nebenwirkungen wie Flush oder Ödeme bei den Kalziumantagonisten oder das Husten bei den ACE-Hemmern.

Bei der Diuretikatherapie sollte bedacht werden, daß zu dem medikamentbedingten Elektrolytverlust ein mehr oder minder ausgeprägter Elektrolytverlust durch den Schweiß beim Sport hinzukommen kann.

In Analogie zur medikamentösen Therapie sollte der Sport für jeden Patienten individuell dosiert werden.

Sport bei bestehender Hypertonie

Welche Fragen stellen sich beim Sport mit Hypertonikern?

Jeder Hypertoniker kann Sport treiben. Die adäquate Form und Dosis richtet sich nach dem Schweregrad der Hypertonie und nach den individuellen Voraussetzungen des Patienten. Bei schwerem Bluthochdruck hat die Frage nach dem „Was" der Sportart gleichhohe Bedeutung wie die Frage nach dem „Wie" der Ausführung. Bei mittelschwerer und besonders bei den milden Formen der Hypertonie tritt die Frage nach dem „Was" in den Hintergrund, und das „Wie" hat nun eine entscheidende Bedeutung. Aus diesen Ausführungen wird offenkundig, daß man mit einer Liste von für Hypertonikern geeigneten, weniger geeigneten und nicht geeigneten Sportarten der Differenziertheit des Problems nicht gerecht wird.

Eine adäquate Patientenberatung sollte auf der Basis des Wissens um die hämodynamischen Reaktionen der sportlichen Belastung und unter Berücksichtigung des Schweregrades der Hypertonie und der individuellen Voraussetzung des Patienten erfolgen.

Wie reagiert der Blutdruck bei körperlicher Belastung?

Die hämodynamischen Reaktionen bei körperlicher Belastung werden von einer Vielzahl von Faktoren beeinflußt. Zwei der konstituierenden Elemente sind der Anteil an Volumenarbeit bzw. der Anteil an Druckarbeit [28]. Sie kommen in verschiedenen Sportarten in den unterschiedlichsten Mischungsverhältnissen vor. Zum Grundverständnis der hämodynamischen Reaktion sollen sie daher im folgenden isoliert erörtert werden. Als hämodynamisches Zusatzphänomen, das bei hohen Intensitäten bei beiden Arbeitsformen die Kreislaufreaktion überlagert, soll die Preßatmung dargestellt werden. Der Übersichtlichkeit halber beschränkt sich die Darstellung der hämodynamischen Reaktion vorwiegend auf die Veränderungen des Blutdrucks.

Wie reagiert der Blutdruck bei dynamischer Volumenarbeit?

Ziel der Kreislaufveränderung bei dynamischer Arbeit (Laufen, Radfahren usw.) ist die Steigerung der O_2-Aufnahme. Im Vordergrund steht dabei die Steigerung des Herzzeitvolumens. Trotz einer Senkung des peripheren Widerstands kommt es zu einem Anstieg des Blutdrucks mit zunehmender Belastungsintensität. Bei dynnamischr Arbeit mit geringem Kraftanteil, etwa beim Laufen, manifestiert sich die Blutdrucksteigerung überwiegend in einem systolischen Blutdruckanstieg, während die diastolischen Blutdruckwerte weitgehend konstant bleiben [27, 28].

Der für die Größenordnung der Herzarbeit relevante, arterielle Mitteldruck steigt nur geringfügig an. Rechnerisch läßt sich der Mitteldruck nach folgender Formel bestimmen: diastolischer Blutdruck plus ⅓ der Amplitude zwischen dem systolischen und dem diastolischen Blutdruck.

Dynamische Belastungsformen führen mit steigender Belastungsintensität zu einem relativ moderaten und kalkulierbaren Anstieg des systolischen Blutdrucks.

Wie reagiert der Blutdruck bei statischer Druckarbeit?

Die Steigerung des Herzzeitvolumens bei statischer Arbeit (Haltearbeit) dient ebenfalls der Deckung des gesteigerten O_2-Bedarfs der arbeitenden Muskulatur. Eine Reduzierung des peripheren Widerstandes ist jedoch nicht zu beobachten. Die Durchflußverhältnisse der arbeitenden Muskulatur verschlechtern sich mit zunehmender Belastungsintensität. Bei bis zu ca. 15% der individuellen Maximalkraft bleibt die Durchblutung unbeeinflußt. Darüber hinaus kommt es zu einer zunehmenden Einengung der Durchblutung. Bei ca. 60% der Maximalkraft sistiert die Durchblutung völlig, und der Muskel kann nur noch anaerob arbeiten. Diese Kreislaufverhältnisse lassen bei statischer Arbeit den systolischen wie den diastolischen Blutdruck nahezu parallel ansteigen. Entsprechend der oben dargestellten Formel kommt es bei statischer Kraftbeanspruchung zu deutlicheren Steigerungen des arteriellen Mitteldrucks und damit der Herzarbeit [7, 27, 28].

Statische Arbeit führt bei steigender Belastungsintensität zu deutlichen Steigerungen des systolischen und diastolischen Blutdrucks.

Wie reagiert der Blutdruck bei Preßatmung?

Eine Preßatmung kann bei statischer Kraftbeanspruchung ab ca. 80% der Maximalkraft, aber auch bei dynamischer Belastung mit hohem Kraftanteil beobachtet werden. Der physiologische Sinn der Preßatmung ist eine Stabilisierung des Rumpfes durch Erhöhung des intrathorakalen Drucks. Dies ermöglicht den Einsatz zusätzlicher Muskelgruppen.

Mit Beginn der Preßatmung pflanzt sich der intrathorakal erzeugte Druck auf den Ausgangsdruck auf. Der Blutdruck steigt steil an. Der hohe intrathorakale Druck behindert den venösen Bluteinstrom, so daß es zu einer Abnahme des Herzzeitvolumens beim Absinken des Drucks kommt. Das Blutvolumen im Thorax und der Blutnachschub aus dem Bauchraum verhindern ein Leerschlagen des Herzens. Gegenregulatorisch kommt es zu einer Sympathikusaktivierung mit konsekutivem, langsamem Blutdruckanstieg. Mit der Ausatmung fällt durch die Druckentlastung der Blutdruck steil ab. Diesem Abfall folgt unmittelbar ein erneut überschießender Druckanstieg. Er ist die Folge des erhöhten Herzzeitvolumens durch das rückgestaute Blut bei noch nicht abgeklungener sympathikusbedingter Vasokonstriktion. Erst mit dem Abklingen der Vasokonstriktion normalisiert sich der Blutdruck allmählich. Der Überschußdruck in der Nachbelastungsphase führt über die Druckrezeptoren im Karotissinus und Aortenbogen zu einer deutlichen Herzfrequenzreduktion. Dieses Phänomen wird als postpressorische Bradykardie bezeichnet [2, 27, 28, 41].

Die Preßatmung beinhaltet folgende Gefahrenmomente, die v. a. beim Sport von Herz-Kreislauf-Vorgeschädigten beachtet werden sollen [27]:
- Jede Preßatmung beinhaltet 2 steile Druckspitzen mit der Gefahr von Gefäßrupturen. Durch zusätzliche Fremdlasten (Gewichte) können systolische Werte von 300 mmHg und mehr erreicht werden.
- Die Abnahme des Herzzeitvolumens beim Preßvorgang führt zu einer Abnahme der Koronardurchblutung.
- Der Vagusreiz in der postpressorischen Phase kann zu Beeinträchtigungen des Herzrhythmus führen.
- Der venöse Stau trägt die Gefahr perivasaler Blutung v. a. im zerebralen Bereich in sich.

Wie unterscheidet sich die Blutdruckreaktion von Normotonikern
und Hypertonikern?

Die Blutdruckreaktionen von Normotonikern und Hypertonikern auf unterschiedliche Belastungsformen sind prinzipiell gleichartig. Bei manifester Hypertonie sind alle Reaktionen um den Betrag der Hypertonie zu höheren Werten hin parallel verschoben. Eine besondere Gruppe stellen die Belastungshypertoniker dar. Bei normalen bis grenzwertigen Ausgangswerten zeigen sie unter fahrradergometrischer Belastung einen überschießenden Blutdruckanstieg [5, 32]. Bei steilem Blutdruckanstieg ist die Blutdruckreaktion auf sportliche Belastung eher der von Hypertonikern als der von Normotonikern vergleichbar.

Läßt sich die Blutdruckreaktion beim Sport durch Testung im Labor vorhersagen?

Kein Labortest, weder der dynamische Fahrradergometertest noch ein statischer Test wie Handgrip o. ä., kann die Blutdruckreaktion beim Sport simulieren [40]. Bei bekannter, manifester Hypertonie ist die ergometrische Untersuchung zur Beurteilung der Blutdruckreaktion nicht unbedingt indiziert. Aufgrund der Parallelverschiebung ist sie vorhersagbar. Trotzdem empfiehlt sich v. a. bei älteren Hypertonikern eine Belastungsuntersuchung vor Aufnahme eines körperlichen Trainings. Die Hypertonie zählt zu den Risikofaktoren für die Entwicklung kardiovaskulärer Erkrankungen. Die kardiale Belastbarkeit sollte vor Trainingsaufnahme geprüft werden [3, 33].

Bei Belastungshypertonikern und Hypertonikern kann die Beurteilung des Blutdrucks beim Fahrradergometertest wichtige Hinweise liefern. Die absoluten Werte der Ergometeruntersuchung sind nicht auf die sportliche Belastung übertragbar. Die sich im steilen Blutdruckanstieg ausdrückende, erhöhte Reaktivität läßt Rückschlüsse auf die Blutdruckanstiege bei sportlicher Aktivität zu [35].

Gefährdet der hohe Blutdruckanstieg beim Sport den Hypertoniker?

Der hohe arterielle Mitteldruck im Tagesmittel wird als Ursache für die Entwicklung von hypertoniebedingten Organschäden angesehen [25]. Die zeitlich relativ kurzfristigen Blutdruckanstiege beim Sport werden i. allg. als zu kurz erachtet, um signifikant zur Organschädigung beitragen zu können [15]. Einzelne Autoren sprechen jedoch auch den Blutdruckspitzen eine pathogenetische Wirkung zu [22].

Plötzliche, extreme Blutdruckspitzen beim Sport bergen bei vorgeschädigten Gefäßen eine nicht unerhebliche Gefahr von Gefäßrupturen in sich.

Die koronare Herzkrankheit ist nach retrospektiven Untersuchungen [3] die häufigste Ursache für plötzliche Todesfälle beim Sport. Bei einem Drittel der Betroffenen lag gleichzeitig eine Hypertonie vor. Die Hochdruckinzidenz lag damit über dem altersentsprechenden Erwartungswert.

Welche Kriterien bestimmen die Eignung einer Sportart für den Hypertoniker?

Aus der Charakteristik der unterschiedlichen hämodynamischen Reaktionen läßt sich unschwer schließen, daß die Volumenarbeit günstiger einzustufen ist als die Druckarbeit. In verschiedenen Sportarten kommen die beiden Arbeitsformen in den unterschiedlichsten Mischungsverhältnissen vor. Darüber hinaus bestimmen weitere Faktoren die Blutdruckreaktion beim Sport entscheidend mit.

Die Eignung einer Sportart für den Hypertoniker hängt von folgenden Kriterien ab [20]:
- Art der Belastung,
- Kraftanteil,
- Belastungsintensität,
- Belastungsdauer,
- psychische Beanspruchung,
- individuelle motorische Vorerfahrungen.

Welche Art von Belastung ist günstig?

Die Art der Beanspruchung, ob statisch oder dynamisch, wurde bei den hämodynamischen Reaktionen ausführlich erörtert. Dynamische Beanspruchungen sind
für Hypertoniker günstiger zu werten als statische Beanspruchungen.

Welche Rolle spielt der Kraftanteil?

Die Größe des Kraftanteils einer Sportart bestimmt wesentlich die absolute Höhe
des Blutdruckanstiegs. Bei maximaler statischer Haltearbeit steigt der Blutdruck
um so höher, je größer die aufgebrachte Kraft, also auch je größer die eingesetzte
Muskelgruppe ist. Bei gleicher Belastungsintensität ist die Blutdruckreaktion bei
einer kleinen Muskelgruppe, etwa beim Handgrip, nicht zu vergleichen mit dem
Einsatz der gesamten Rumpfmuskulatur.

Einzelne Maximalkrafteinsätze unterscheiden sich in der Höhe des Blutdruckanstiegs nicht wesentlich von Serien mit 90–95% der Maximalkraft. So
konnte bei Bodybuildern bei der Beinpresse systolische Drücke von über 400
mmHg und diastolische Werte von über 300 mmHg intraarteriell gemessen werden
[19].

Dynamische Belastungen büßen an Wertigkeit ein, wenn der Kraftanteil dieser
Bewegung zu groß ist. Rudern, sonst eine klassische Ausdauersportart, hat wegen
des hohen Kraftanteils für Hypertoniker eine ungünstige Wirkung. Steigt durch
äußere Umstände der Kraftanteil, so liegt auch das Blutdruckniveau deutlich
höher [28].

Die geringe Kraftkomponente beim Laufen, Fahrradfahren oder Skilanglaufen
in der Ebene nimmt steil zu, wenn es bergauf geht. Der Blutdruck steigt also um so
höher, je steiler der Geländeanstieg ist.

Eine hohe Kraftkomponente bei dynamischer Belastung läßt auch den diastolischen Blutdruck deutlich ansteigen.

Welche Rolle spielt die Belastungsintensität?

Eine der wichtigsten Determinanten des Blutdruckanstiegs unter Belastung ist die
Intensität. Statische Beanspruchungen mit geringer bis mittlerer Intensität sind,
was die Blutdruckreaktion betrifft, häufig eher vertretbar als dynamische Bela-
stungen mit hoher Intensität. Selbst Sportarten mit hohem Kraftaufwand, wie
Rudern, können bei guter Bewegungstechnik mit geringer Intensität, etwa als
Wanderrudern, für einige Hypertoniker erlaubt werden.

Ein guter Parameter, der in Verbindung mit dem systolischen Blutdruck den
Einfluß der Intensität auf die Herzarbeit charakterisiert, ist das Druck-Frequenz-
Produkt. Eine hohe Intensität mit hoher Herzfrequenz bei relativ niedrigem
Blutdruck kann ein höheres Produkt ergeben als ein relativ hoher Blutdruck bei
geringer Intensität, sprich Herzfrequenz [41].

Intensitätsangaben sind stets individuelle Angaben, die auf den einzelnen bezogen sind. Äußere Vorgaben, wie Kilometerzeiten beim Radfahren oder beim
Laufen oder Streckenangaben beim Schwimmen oder Wandern, können nicht die

individuellen Wirkungsgradunterschiede berücksichtigen. 50-m-Schwimmen in 1 min ist für einen geübten Schwimmer keine Anstrengung, für manchen Breitensportler jedoch eine Leistung, die nur mit maximalem Einsatz erreicht werden kann [38]. Vorgaben in Metern oder Minuten können die spezifischen Umstände, wie das Gelände, die Witterung o. ä., auch nicht berücksichtigen.

Die Belastungsintensität sollte sich daher an internen Parametern orientieren, die im physiologischen Zusammenhang mit der Belastungsintensität stehen. Für die ausdauerbetonten Sportarten bieten sich die Pulsfrequenz oder die Atemfrequenz an. Die Faustformel für den Trainingspuls lautet: 180 minus Lebensalter und ist eine gute Orientierungshilfe [7].

Unter medikamentöser Therapie, besonders bei β-Rezeptorenblockade, verliert diese Formel durch den frequenzdepressorischen Effekt des β-Blockers an Gültigkeit. Ein normatives Abziehen einer bestimmten Zahl von Herzschlägen ist nicht möglich. Der Effekt auf die Herzfrequenz ist nicht nur von β-Blocker zu β-Blocker unterschiedlich, sondern zudem von der Dosis abhängig.

Ein alternatives, internes Kontrollkriterium ist die Atemfrequenz. Wenn eine Unterhaltung mit einem Partner noch möglich ist, ohne die Sätze zur Einatmung unterbrechen zu müssen, liegt die Intensität im vertretbaren, mittleren Bereich. Für das Laufen läßt sich diese Empfehlung dahingehend operationalisieren, daß versucht wird, auf 4 Schritte einzuatmen und auf 4 Schritte auszuatmen, ohne daß dabei Atemnot auftritt [12].

Welche Rolle spielt die Belastungsdauer?

Die Belastungsdauer hat bei statischer Belastung eine direkte Auswirkung auf den Blutdruck. Mit zunehmender Haltedauer führt die Ischämie in der arbeitenden Muskulatur zu einer zunehmenden Sympathikusaktivierung. Der Blutdruck steigt bis zum Erreichen eines individuellen Maximums an. Weiter zum Druckanstieg trägt die vermehrte Rekrutierung von Hilfsmuskulatur bei, die häufig erst lange Haltedauern ermöglicht. Der Blutdruck eines Hypertonikers mit einem Ausgangswert von ca. 180/100 mmHg steigt beim Tragen eines Koffers allmählich auf Grenzwerte von 300/190 mmHg [40].

Die Dauer einer einzelnen Trainingseinheit, aber auch die Gesamtheit der Belastung im Laufe einer Woche, sind aus einem anderen Aspekt von Interesse. Jede Art von Belastung führt zu einer Ermüdung und zu einer Herabsetzung des Funktionsniveaus des Gesamtsystems. Die Regeneration und z. T. die Rekonstruktion beanspruchter Strukturen benötigen Zeit. Die Regenerationszeit ist um so länger, je weniger der Organismus an derartige Belastungen gewöhnt ist, also je geringer der Trainingszustand ist.

Die Gesamtbelastung ist das Produkt aus Intensität und Belastungsdauer. Selbst bei adäquater Intensität kann ein Zuviel an Belastungsdauer die Gesamtbelastung zu hoch werden lassen. Die anabole Kapazität reicht nicht aus, um in kurzer Zeit die vollständige Regeneration zu gewährleisten. Der nächste Belastungsreiz trifft auf ein noch reduziertes Funktionsniveau und schöpft die Reserven noch tiefer aus. Folgen mehrere derartige, überzogene Belastungen aufeinander, so entwikkelt sich ein Überlastungssyndrom. Neben einer deutlich wahrnehmbaren Leistungseinbuße stellt sich eine Reihe von negativen, vegetativen Symptomen ein, häufig im Sinne einer übersteigerten Sympathikotonie.

Besonders untrainierte Personen sollten bei Beginn der sportlichen Aktivität dem Organismus genügend Zeit zur Regeneration geben. Für den Sportanfänger sind 2–3 Einheiten pro Woche von 15–20 min Dauer ein ausreichender Reiz. Erst mit verbessertem Trainingszustand kann die Belastungsdauer auf 30 min oder mehr gesteigert werden. Ambitionierte Sportler mit gutem Leistungsniveau können 3- bis 5mal mit Umfängen von 40–60 min und mehr trainieren.

Jede Trainingsprogression sollte sich mehr im Laufe von Monaten als im Laufe von Wochen vollziehen. Bei jeder Belastungseinheit gilt es, die Gesamtbelastung im Auge zu haben. Ist die Belastungsintensität hoch, sollte der Umfang gering sein. Ist die Intensität gering, kann der Umfang entsprechend größer sein.

Bei der Trainingsprogression im gesundheitlich orientierten Sport sollte immer die Steigerung der Belastungsdauer und der Trainingshäufigkeit Vorrang haben vor der Steigerung der Belastungsintensität.

Wie interferiert die psychische Belastung?

Psychische Belastungen allein sind schon in der Lage, deutliche Blutdruckreaktionen auszulösen. Der Hypertoniker reagiert auf psychische Stimuli analog zu physischen Stimuli ausgeprägter als der Normotoniker [35].

Dynamische Ausdauerbelastungen mit mittlerer Intensität vermögen Streßsituationen abzubauen. Sie können als kausales Streßtherapeutikum angesehen werden. Die Streßreaktion als Urreaktion ist ein Mechanismus, der den Körper auf Aktionen vorbereitet. Bei derartigen Belastungen spielt ab einer mittleren Intensität der psychische Stimulus für die Blutdruckreaktion keine wesentliche Rolle mehr. Die Höhe des Blutdrucks wird über den physischen Stimulus bestimmt.

Eine Reihe von Sportarten sind eher dazu geeignet, Streß zu fördern als ihn abzubauen. Dies gilt für viele Kampfsportarten (Boxen, Ringen, Judo usw.), Spielsportarten (Handball, Fußball, Basketball, Volleyball usw.) und auch Rückschlagspiele (Badminton, Tennis, Squash usw). Übertriebener Ehrgeiz, Kampfgeist und u. U. auch Aggressionen führen zu maximalem Krafteinsatz mit maximalen Blutdruckanstiegen. Eine Trennung in psychisch und physisch induzierte Anteile ist hierbei nicht möglich.

Bei distanzierter Einstellung, wenn also das Miteinander im Sport vor dem Gegeneinander steht, läßt sich die negative Beurteilung für einige Sportarten revidieren. Wenn aber übertriebene Leistungsorientierung und Wettkampf um jeden Preis ein integraler Bestandteil des Sportverständnisses eines Hypertonikers sind, sind Sportarten, die diese Situationen fördern, für ihn ungeeignet.

Welche Rolle spielt die individuelle motorische Vorerfahrung?

Eine Bewegung wird um so ökonomischer, je besser sie koordiniert ist. Je ökonomischer eine Bewegung ist, um so geringer ist der Anstrengungsgrad und um so geringer sind die hämodynamischen Reaktionen.

Die gute Koordination in einer Sportart ist ein Lernprozeß. Je nach Komplexität der Bewegung und je nach Übungsgrad kann ein solcher Prozeß Jahre dauern. Bei hohen koordinativen Sportarten wie etwa Tennis oder Skilauf kann es bei einmaligem Training pro Woche oder bei nur kurzen Trainingsperioden im Winter Jahre dauern, bis ein vertretbarer koordinativer Status erreicht wird. Dieser ist dann häufig weit entfernt von der idealtypischen Bewegung der Spitzenkönner. Je besser die Koordinationsfähigkeit, also je größer die motorische Vorerfahrung ist, um so größer werden die Abstufungsmöglichkeiten der Sportart. Gute Koordination erweitert v. a. das Abstufungsspektrum nach unten, also zur geringeren Intensität. Dies erklärt, warum Sportarten, die von ihrer Struktur her für den Hypertoniker ungeeignet erscheinen, z. B. das Rudern, unter den Voraussetzungen guter motorischer Vorerfahrung bei geringer Intensität z. B. als Wanderrudern im Individualfall noch vertretbar sein können.

Bei koordinativ anspruchsvollen Sportarten spielt also der Faktor der individuellen motorischen Vorerfahrung bei der Beurteilung der Eignung einer Sportart für den Hypertoniker eine entscheidende Rolle.

Punktsystem zur Beurteilung von Sportarten

Die Vielzahl der bei der Beurteilung einer Sportart zu berücksichtigenden Einzelfaktoren erschwert die Beratung des Hypertonikers. Zur Operationalisierung des Entscheidungsprozesses sei ein Punktsystem vorgestellt, das die wesentlichen Kriterien berücksichtigt (Tabelle 1). Diese Tabelle ist v. a. für den Patienten mit milder Hypertonie gedacht.

Tabelle 1 verdeutlicht, daß nicht nur sportartbezogene Faktoren, sondern auch patientenbezogene Aspekte bei der Beurteilung einer Sportart zu berücksichtigen sind. Die Bewertung kann also nie pauschal, sondern stets nur individuell erfolgen.

Laufen als lockeres Joggen ist als dynamische Belastung (1 Punkt) mit geringem Krafteinsatz (1 Punkt), geringer Belastungsintensität (1 Punkt), in adäquatem Belastungsumfang (1 Punkt), mit entsprechend lockerer Einstellung (1 Punkt), bei vertretbarem Übungsstand (2 Punkte) betrieben eine für Hypertoniker nahezu ideale Sportart (7 Punkte). In hügeligem Gelände (hoher Kraftanteil, 3 Punkte), intensiv (hohe Belastungsintensität, 3 Punkte) und mit viel Ehrgeiz betrieben (3 Punkte) wird diese Sportart mit 13 Punkten für Hypertoniker ungeeignet.

Krafttraining als Bodybuilding mit dynamischen Übungen mit beträchtlichem statischem Anteil (2 Punkte), hohem Kraftanteil (3 Punkte), hoher Intensität (3 Punkte), ausgiebig betrieben (3 Punkte), mit hohem psychischem Einsatz (3 Punkte) ist selbst bei guter Technik (1 Punkt) mit 15 Punkten für Hypertoniker ungeeignet. Ein leichtes Kraftausdauertraining im Rahmen eines Fitneßtrainings mit dynamischen Übungen (1 Punkt), mittlerer Kraftbeanspruchung (2 Punkte), geringer bis mittlerer Intensität (2 Punkte), adäquatem Umfang (1 Punkt), locker durchgeführt (1 Punkt) ist selbst bei nur mittlerer koordinativer Vorerfahrung (2 Punkte) mit 9 Punkten für einen Hypertoniker noch vertretbar.

Tabelle 1 kann auch bei der Formulierung von Richtlinien für Hypertoniker hilfreich sein. Fragt ein Hypertoniker etwa danach, ob er rudern darf, so ist bei

Tabelle 1. Punktetabelle zur Bewertung von Sportarten bezüglich ihrer Eignung für Hypertoniker. 6–9 Punkte: Sportart für Hypertoniker geeignet, 10–11 Punkte: Sportart bedingt für Hypertoniker geeignet, 12 und mehr Punkte: Sportart für Hypertoniker nicht geeignet

		mittel			
Art der Belastung:	dynamisch	1	2	3	statisch
Kraftanteil:	gering	1	2	3	hoch
Belastungsintensität:	gering	1	2	3	hoch
Belastungsdauer:	adäquat	1	2	3	inadäquat
Psychische Beanspruchung:	gering	1	2	3	hoch
Motorische Vorerfahrung:	gut	1	2	3	gering

dem Anteil an statischer Arbeit (2 Punkte) und dem hohen Kraftaufwand (3 Punkte) dieser Sportart die Ausübung nur dann zu vertreten (maximal 9 Punkte), wenn die Intensität gering (1 Punkt), die Belastungsdauer angepaßt (1 Punkt), ohne Ehrgeiz ausgeübt (1 Punkt) und der Patient über eine gute motorische Vorerfahrung (1 Punkt) verfügt.

Einzelaspekte verschiedener Sportarten und Sportartengruppen

Ausdauersportarten

Die Ausdauersportarten sind sowohl, was die hämodynamischen Reaktionen betrifft, als auch aus der Sicht des therapeutischen Effekts die am meisten geeigneten Sportarten für Hypertoniker. Die Wertigkeit richtet sich nach der Größe des Kraftanteils und nimmt in folgender Richtung ab: Wandern, Laufen, Skilanglauf, Schwimmen, Radfahren, Rudern.

Zusätzliche Aspekte können diese Reihung leicht verändern. Zuerst wäre hier die Neigung des Patienten zu nennen. Man sollte keinen Patienten zum Laufen zwingen, wenn er lieber schwimmen möchte. Ein weiterer Aspekt liegt in den körperlichen Voraussetzungen. Übergewicht erhöht die Belastung beim Wandern, Laufen und Skilanglaufen. Hier sind die „gewichtsneutralen" Sportarten Radfahren und Schwimmen besser geeignet. Nicht zuletzt sollte auch an die äußeren Geländegegebenheiten gedacht werden. Radfahren in der Ebene ist gut dosierbar, beim Radfahren bergauf steigt die Kraftkomponente erheblich an, und zwar um so steiler, je größer das Körpergewicht und je steiler der Anstieg ist. Ähnliches gilt für das Laufen und Skilanglaufen.

Kraftsportarten

Von Kraftsportarten wie Gewichtheben oder Bodybuilding, aber auch von Kampfsportarten wie Boxen, Ringen, Judo usw., sollte man dem Hypertoniker pauschal abraten. Die hohen statischen Kraftbeanspruchungen, die häufig den Einsatz von Preßatmung erfordern, sind, was die Blutdruckreaktion betrifft, extreme, nicht kalkulierbare Belastungen.

Die Ablehnung der Kraftsportarten bedeutet jedoch keine vollständige Ablehnung von Krafttraining. Kraft ist die motorische Hauptbeanspruchungsform, die im Alter am häufigsten vonnöten ist. Man denke nur an das Heben und Tragen von Wasser- oder Bierkästen, die Gartenarbeit, das Schneeschieben oder das Anschieben des Autos im Winter, um nur einige Beispiele zu nennen.

Der Kraftstatus ist aufgrund mangelnder Anforderungen im Berufsleben relativ gering und nimmt zudem mit dem Alter ab. Je geringer die Kraft, um so größer der prozentuale Einsatz der Muskulatur, um eine gegebene Kraft zu erbringen. Größere prozentuale Krafteinsätze bedeuten höhere Belastungsintensitäten, diese bewirken ihrerseits höhere Blutdruckreaktionen. Die Erhaltung eines ausreichenden Kraftniveaus ist daher ein Schutz vor Überlastungen.

Der Hypertoniker sollte ein Kraftausdauertraining mit 40–60% der individuellen Maximalkraft und Wiederholungszahlen zwischen 12 und 40 durchführen. Derartige Intensitäten sind ohne Preßatmung zu realisieren und in ihren Blutdruckreaktionen vertretbar. Ein solches Training ist im Rahmen von Gymnastikübungen mit dem eigenen Körpergewicht durchführbar und benötigt keine Fremdgewichte. Unter sachkundiger Anleitung ist es jedoch durchaus auch in einem Fitneßstudio an Maschinen denkbar.

Als Kontrollkriterium für die Belastungsintensität bietet sich die Atmung an. Alle Übungen, die Preßatmung erfordern, sind in ihrer Belastungsintensität zu hoch. Dies gilt auch für die letzten Wiederholungen einer Serie.

Spielsportarten/Rückschlagspiele

Schnelle Antritte und Stoppbewegungen sind die Charakteristika, die allen Spielsportarten gemeinsam sind. Hinzu kommen noch ruckartige Schuß-, Wurf- oder Schlagbewegungen und eine häufig nicht unerhebliche psychische Anspannung. Die azyklischen, schnellkräftigen Bewegungselemente lassen steile Blutdruckspitzen entstehen. Nahezu alle großen Sportspiele wie Fußball, Handball, Basketball und Volleyball und auch alle Rückschlagspiele wie Badminton, Tennis, Tischtennis und Squash sind daher für Hypertoniker bedenkenswerte, hämodynamische Belastungen, besonders dann, wenn sie als Wettkampfsport auf hohem Leistungsniveau betrieben werden.

Die freizeitsportlichen Varianten einiger Spielsportarten sind auch für den Hypertoniker vertretbar, so das Federballspiel oder das Ping-Pong-Spiel.

Kritisch sollte man den Äußerungen von Spielern mit Hypertonie gegenüber stehen, die angeben, sich im Spiel zurückzuhalten. Spiele lassen sich in ihrer Intensität nicht kontrollieren. Der gute Vorsatz ist schnell vergessen, wenn es darum geht, zu gewinnen.

Literatur

1. Amecke F, Rost R (1984) Prognostic significance of an overshooting exercise blood pressure as an indicator of subsequent manifestation of hypertension. In: Löllgen H, Mellerowics H (eds) Progress in ergometry. Springer, Berlin Heidelberg New York Tokyo, pp 121
2. Bolt W, Michel M, Valentin H, Venrath H (1955) Über die Druckverhältnisse im kleinen Kreislauf, rechten Herzen und in den dem rechten Herzen vorgelagerten Venen unter den Bedingungen der Burger'schen Preßdruckprobe. Z Kreislaufforsch 44:2

3. Fagard R (1987) Sport und Hochdruck. In: Rost R, Webering F (Hrsg) Kardiologie im Sport. Deutscher Ärzte-Verlag, Köln, S 42–52
4. Franz J (1982) Ergometrie bei Hochdruckkranken, Springer, Berlin Heidelberg New York Tokyo
5. Franz J, Lohmann F (1979) Der Einfluß einer chronischen sog. kardioselektiven und nicht selektiven β-Rezeptorenblockade auf den Blutdruck, die O_2-Aufnahme und den Kohlenhydratstoffwechsel. Z Kardiol 68:503
6. Hartley L, Grimby G, Kilbom A et al. (1969), Physical training in sedentary middle-aged and older men. Scand J Clin Lab Invest 24:335
7. Hollmann W, Hettinger T (1980) Sportmedizin – Arbeits- und Trainingsgrundlagen. Schattauer, Stuttgart New York
8. Hollmann W, Rost R, Dufaux B, Liesen H (1983) Prävention und Rehabilitation von Herz-Kreislaufkrankheiten durch körperliches Training. Hippokrates, Stuttgart
9. Hollmann W, Liesen H, Rost R, Heck H, Satomi J (1985) Präventive Kardiologie: Bewegungsmangel und körperliches Training aus epidemiologischer und experimenteller Sicht. Z Kardiol 74:46–54
10. Hollmann W, Liesen H, Rost R, Heck H, Mader A, Völker K, Lagerstroem D (1987) Bewegungsmangel – kritisch betrachtet. Sportunterricht 2
11. Holm G, Herlitz J, Smith U (1981) Severe hypoglycaemia during physical exercise and treatment with betablockers. Br Med J 282:1360
12. Jablonski D, Liesen H, Kraus I, Mödder H (1985) Intensitätssteuerung und Leistungsbeurteilung beim Jogging. Fortschr Med 103/4:47–50
13. Kindermann W (1987) Kalziumantagonisten beim Sporttreiben. In: Rost R, Webering F (Hrsg) Kardiologie im Sport. Deutscher Ärzte-Verlag, Köln, S230–239
14. Kindermann W, Schmitt W, Stengele E (1985) Einfluß von Calcium-Antagonisten auf die körperliche Leistungsfähigkeit und den Metabolismus. Dtsch Med Wochenschr 110:1657–1661
15. Klaus D (1987) Differentialtherapie der Belastungshypertonie. Herz 12/2:146–155
16. Koebe P, Rost R, Reinke A, Nagel N, Merten U (1985) Der Einfluß unterschiedlicher β-Rezeptorenblocker auf Stoffwechsel- und Kreislaufparameter während körperlicher Belastung. Arzneimittelforschung 35:522
17. Landry F, Pozvin R, Cassier R, Bouchard C (1973) Effects of a short term individualized exercise program on coronary prone subjects. In: Reindell H (Hrsg) Das chronisch kranke Herz. Schattauer, Stuttgart, S 72–76
18. Lohmann F (1981) Betarezeptorenblockade – Metabolische Wirkungen und Konsequenzen für die Therapie. MMW 123:1795
19. MacDougall JD, Tuxen D, Sale DG, Moroz JR (1985) Arterial blood pressure response to heavy resistance exercise. J Appl Physiol 58/3:785–790
20. Middeke M, Pospisil E, Völker K (1989) Bluthochdruck senken ohne Medikamente. TRIAS (Thieme Hippokrates Enke), Stuttgart
21. Morris JN, Everitt MG, Pollard R, Chave SPW, Semenche AM (1980) Vogorous exercise in leisure-time: protection against coronary heart disease. Lancet II:1207
22. Nathwani D, Reeves RA, Marquez-Julio A, Leener FH (1985) Left venticular hypertrophy in mild hypertension: Correlation with exercise blood pressure. Am Heart J 104:386–387
23. Opaschowski HW (1987) Sport in der Freizeit. Acta Letterbauer, Hamburg (BAT-Freizeit-Forschungsinstitut, Bd 8)
24. Pfaffenberger RS, Hyde RT (1984) Exercise in the prevention of coronary heart disease. Prev Med 13:23–36
25. Pickering T, Devereux B (1988) Prognose kardiovaskulärer Morbidität mit Hilfe der ambulanten Blutdruckaufzeichnung. In: Meyer-Sabellek W, Gotzen R (Hrsg) Indirekte 24-Stunden-Blutdruckmessung – Methodik und klinische Bedeutung. Steinkopff, Darmstadt S 233–240
26. Reinke A, Rost R, Droese K, de Meirleir K (1985) Untersuchungen zum Einfluß von β-Rezeptorenblockern, Calciumantagonisten und Diuretika auf die Belastbarkeit des Hypertonikers. In: Franz JW (Hrsg) Training und Sport zur Prävention und Rehabilitation in der technisierten Umwelt. Springer, Berlin Heidelberg New York Tokyo, S 751–756

27. Rost R (1979) Kreislaufreaktion und -adaptation unter körperlicher Belastung. Osang, Bonn
28. Rost R (1984) Herz und Sport. Perimed, Erlangen
29. Rost R (1985) Hochdruck und Sport. Herz Sport Gesundheit 2–4/2
30. Rost R (1986) Allgemeinmaßnahmen bei Hypertonie (I + II). Werk-Verlag, Gräfeling
31. Rost R (1986) Hochdruck und Sport. Herz Sport Gesundheit 1–2/3
32. Rost R, Heck H (1987) Belastungshypertonie – Bedeutung aus der Sicht sportlicher Aktivität. Herz 12/2:125–133
33. Rost R, Hollmann W, Liesen H (1976) Körperliches Training mit Hochdruckpatienten, Ziele und Probleme. Herz Kreisl 12/8:680–686
34. Rost R, Reinke A, de Meirleir K, Droese K (1985) Der Stellenwert unterschiedlicher antihypertensiver Pharmaka in der Behandlung des Hochdrucks unter körperlicher Belastung. Cardiol Bull 4:6–14
35. Schmieder R, Rüddel H, Langewitz W, Neus J, Wagner O, Eiff AW von (1985) The influence of monotherapy with oxprenolol and nitrendipine on ambulatory blood pressure in hypertensives. Clin Theory Pract A7/2–3:445–454
36. Stegemann J, Kenner T (1974) A theory on heart control by muscular metabolic receptors. Arch Kreislaufforsch 64:185
37. Völker K (1986) Abnehmen durch Sport? Herz Sport Gesundheit 1 Ausgabe C:15
38. Völker K, Madsen O, Lagerstroem D (1983) Fit durch Schwimmen. Perimed, Erlangen
39. Völker K, Lagerstroem D, Matheis L (1985) Einfluß einer 8wöchigen Bewegungstherapie auf die Gewichtsabnahme und die Leistungsfähigkeit adipöser Frauen und Männer. Med Welt 36:72–76
40. Zerzawy R (1981) Telemetrie von arteriellem Druck und Herzfrequenz unter alltäglichen und sportlichen Belastungen im Vergleich zur Fahrradergometrie. In: Franz I (Hrsg) Belastungsblutdruck bei Hochdruckkranken: Ausmaß, Bedeutung und Konsequenzen für die Praxis. Springer, Berlin Heidelberg New York S 161–170
41. Zerzawy R (1987) Hämodynamische Reaktionen unter verschiedenen Belastungsformen. In: Rost R, Webering F (1987) Kardiologie im Sport. Deutscher Ärzte-Verlag, Köln S 29–41

Sachverzeichnis